传染病

中医药防治与康复25讲

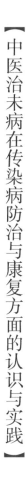

【中医治未病在传染病防治与康复方面的认识与实践】

李　峰——主编

王　琦　苟天林

任廷革——顾问

上海科学技术文献出版社

Shanghai Scientific and Technological Literature Press

图书在版编目（CIP）数据

传染病中医药防治与康复 25 讲 / 李峰主编 . —上海：
上海科学技术文献出版社，2020.3
ISBN 978-7-5439-7600-9

Ⅰ . ①传… Ⅱ . ①李… Ⅲ . ①传染病 – 中医治疗法
Ⅳ . ① R259.1

中国版本图书馆 CIP 数据核字 (2020) 第 031720 号

策划编辑：张　树
责任编辑：王　珺　付婷婷
封面设计：留白文化

传染病中医药防治与康复 25 讲
CHUANRANBING ZHONGYIYAO FANGZHI YU KANGFU 25 JIANG
李　峰　主编　王　琦　苟天林　任廷革　顾问
出版发行：上海科学技术文献出版社
地　　址：上海市长乐路 746 号
邮政编码：200040
经　　销：全国新华书店
印　　刷：常熟市人民印刷有限公司
开　　本：710×1000　1/16
印　　张：19.25
字　　数：240 000
版　　次：2020 年 4 月第 1 版　2020 年 4 月第 1 次印刷
书　　号：ISBN 978-7-5439-7600-9
定　　价：58.00 元
http://www.sstlp.com

▌顾问简介

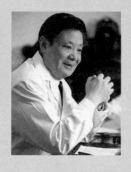

王琦，中国工程院院士，国医大师。北京中医药大学一级教授、主任医师、研究员、博士生导师，北京中医药大学国家中医体质与治未病研究院院长。

国家中医药管理局应对新型冠状病毒肺炎疫情联防联控工作专家组顾问，北京中医药大学新型冠状病毒肺炎防控医学专家组组长。

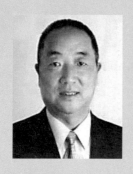

苟天林，长期从事党的理论、文化、新闻、宣传思想工作，曾任西藏自治区党委常委、宣传部部长；《光明日报》总编辑；全国人民代表大会专业委员会委员，现为北京中医药大学高级访问学者。曾策划、审编、责编图书近百种；撰写理论、散文、调查报告等各类文章数百篇。现承担2014年度国家社会科学基金特别委托项目"中医药与中华文明"。

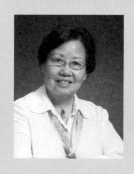

任廷革，研究员，博士生导师。曾任北京中医药大学中医学院中医学信息研究室主任。同时主持"任应秋名家研究室"建设工作。先后主持和承担各级科研项目20余项，在核心期刊发表学术论文40余篇，主编出版了《任应秋医学全集》《川派中医药名家系列丛书——任应秋》《任应秋讲黄帝内经（素问）》《任应秋讲黄帝内经（灵枢）》《任应秋临证心验》《任应秋运气学说六讲》等多部著作。

目录

·下　篇·
传染病中医药防治与康复应用荟萃

今天，新型冠状病毒肺炎疫情实时动态数据显示：截至2020年3月20日19时，全国累计报告确诊病例81 300例，累计死亡病例3 253例。这暴发的疫情再次把传染病防治的重要性摆到我们面前，举国上下响应习近平总书记"坚决打赢疫情防控阻击战"的号召，投身到这场没有硝烟的战争中，而我们的武器，首先就是传染病防治和康复的知识。

这场战争，也把中医推上了前线。对于中医药在传染病防控中的作用，周围人有期盼、有不解，甚至还有诋毁。其实，中国有文字记载的疫情历史至少已有3 500多年。商代的甲骨文中就有"疫"的描述；春秋至清朝2 681年间，共有669年被记载是有疫灾之年，平均疫灾发生频度25%，即平均每4年就有一年发生疫灾。在这些疫情防控中，中医一直是华夏战场上的主力军。中医先贤们在面临亲朋百姓生死和国家民族存亡的关键时刻，义无反顾地投身于对抗疫情的战斗中，爆发出惊人的智慧，创造出六经辨证、卫气营血辨证、三焦辨证和病因辨证等许多理论和方法。如东汉末年的瘟疫流行与《伤寒杂病论》的诞生、明清时期的瘟疫流行与温病学派的诞生，可以说中医在保家卫国的同时，也大大地促进了中医学理论和诊疗康复方法的发展。

目前，现代医学把预防的思想和康复理念渗透到传染病干预的全过程，这种认识与中医"治未病"的思想理念殊途同归。"治未病"思想的形成受到先秦诸子百家思想的影响，经过长期医疗实践的总结，形成了中医学特有的理论体系和方法。尤其在与传染病做斗争过程中形成的独到理论框架以及丰富的实践经验，体现着中医学的特色和优势，并对当今传染病的防治和康复有重要价值。

作为国家社科基金特别委托项目"中医药与中华文明"的子项目"中医治未病与中华文明"研究团队，2014年以来在负责人苟天林老师和团队成员的指导与大力支持下，基于建设"健康中国"的时代背景，立足于中医药学是打开中华文明宝库的钥匙的理念，突出创造性转化和创新性发展，梳理了治未病理论和方法的形成与发展，总结了"治未病"的理论认识和实践技术。同时作为任应秋名家研究室的成员，认真学习了任应秋老师对相关理论和实践的论述，受益匪浅，在此基础上，本书拟进一步整理挖掘治未病在传染病防治和康复中的理论体系及具体实践应用。

上篇着重梳理了治未病理论和方法在传染病防治和康复方面的形成与发展。探讨了中医基于"五运六气，天人相应""六淫疫疠，审证求因"等理论思想对传染病发病及其防治康复的认识，并研究了"未病先防，隔断传染""既病防变，截断传变""治病防损，阻断病损"和"病愈防复，促进康复"等中医治未病具体措施在传染病防治和康复方面的认识与应用，同时通过对中医相关文告的研究探讨了中医治未病在传染病群防群控、防控管理方面的认识与实践。

中篇主要探讨了中医方药、食疗、针灸推拿、刮痧拔罐、放血疗法、芳香辟秽、传统保健体育、心理调摄和体质调理等中医治未病具体方法在传染病预防和康复方面的认识与实践。

下篇重点介绍了治未病理论和方法在流感、新冠肺炎，肺结核、水痘、痢疾、传染性肝炎、流行性乙型脑炎、尖锐湿疣和艾滋病等常见传染病的防治和康复方面的应用。

希望通过本书相关理论知识和方法的分享，让我们远离传染病伤害，共享健康人生。

衷心感谢北京中医药大学高级访问学者（原《光明日报》总编）苟天林先生基于健康中国和中华文明及优秀传统文化的高度，对本书的创作视角、目的和内容给予的精心指导、审阅和作序；衷心感谢出版社的领导和编辑们的精心组织、大力支持；衷心感谢本项目成员的认真研究和著述。应当指出，由于本书基于中医治未病与中华文明所倡导的健康生活方式、养生康复措施在传染病防控方面的应用尚处于研究探索阶段，尽管参加研究和编写的专家与出版社的编辑都本着对读者高度负责的态度反复推敲、严格把关，但也难免有疏漏或欠妥之处，敬请广大读者共同研究，多提宝贵意见，以促进中医治未病理论和方法在传染病防治与康复方面的应用更加完善。

国家社科基金特别委托项目"中医药与中华文明"

子项目"中医治未病与中华文明"课题组

北京中医药大学中医学院2020年度重大传染病防治应急攻关项目

"中医治未病在传染病预防方面的理论与实践研究"课题组

任应秋名家研究室

2020年03月20日

上篇 — 传染病的中医药防治与康复的理论和实践溯源

［第一讲］
传承精华，抗击疫病

　　突如其来的新型冠状病毒肺炎疫情，让我们不得不霍然面对传染病对人类的威胁。新型冠状病毒肺炎（Novel coronavirus pneumonia, NCP）简称"新冠肺炎"，又称2019冠状病毒疾病（coronavirus disease 2019, COVID-19）。当我们关注它时，不难发现，传染病对人类生命甚至种族生存的威胁从未消失过。历史上的每次传染病大暴发都给人类历史留下了惨痛的记忆。公元541年暴发的鼠疫，曾使君士坦丁堡四成居民丧生，这场可怕的传染病持续了半个世纪，吞噬了四分之一的罗马人口。14世纪中叶，黑死病一度横扫欧洲、中东、北非和印度等地区，1/3～1/2的人口因此丧生。1918年"西班牙流感"导致了2 000～4 000万人死亡。在历史的漫漫长河中，中华民族也是历经磨难，多次遭遇瘟疫的袭击，最终又一次次转危为安，人口不断增加，文明得以传承，不难想象中医药在其中发挥了多么重要的作用。正如唐代著名诗人刘禹锡的诗句所说：沉舟侧畔千帆过，病树前头万木春。中华民族习惯了在一次次灾难过后的涅槃重生，像春天一样，万物复苏，欣欣向荣。但是追溯历史、挖掘瑰宝、传承精华、抗击疫病，对于现在乃至今后的传染病防治和康复仍具有重要的价值。

　　对瘟疫记载和概念的形成始于殷商时期。距今3 000余年前，以商为中心的黄河流域文明日渐发达，随着生产力的提高、人口的增加，部落间流动性增加，为瘟疫的流行提供了便利条件。疫病的特点也很早就被认识并有了相关文字的记载。《说文解字》云："疫，民皆病也"。司马光《类篇》疒部"疫"下注引《字林》云："病流行也"。《大乘大集地藏十轮经》"疫疠"下注云："人病相注曰疫疠"。《论衡·命义篇》云："温气疫疠，千户灭门"。曹植《说疫气》云："建安二十二年，厉气流行，家家有僵尸之痛，室室有号泣之哀，或阖门而殪，或覆族而丧"。

因为幅员辽阔，地理气候环境复杂，加上农耕文明相对密集的人口，瘟疫在中国古代历史上频发。据中国中医科学院出版的《中国疫病史鉴》中的不完全统计，从西汉到清末，我国至少发生过321次大型瘟疫，而这还不包括地方府志记载的疫情。

先看一组春秋战国时代的数据：

公元前674年，惠王三年，丁未年，齐国传染病流行（《公羊传》庄二十年）。

公元前655年，惠王二十二年，丙寅年，赵国大疫流行（《史记·赵世家》）。

公元前544年，景王元年，丁巳年，真霍乱流行（《公羊义疏》引《考异邮》）。

公元前369年，烈王七年，壬子年，秦国大疫（《史记·六国年表》）。

再看一组清朝同治年间的记载：

同治元年（1862）正月，常山大疫。四月，望都、蠡县大疫。六月，江陵大疫，东平大疫，日照大疫，静海大疫。秋，清苑大疫；灤（滦）州大疫；宁津大疫；曲阳、东光大疫；临榆、抚宁大疫；莘县大疫；临朐大疫；登州府属大疫，死者无算。(《清史稿》)秋，即墨瘟疫流行(《即墨县志》)。江西安义秋大疫，死者数千人(同治《安义县志》卷16)。

同治二年(1863)六月，皋兰大疫，江山大疫。八月，蓝田大疫，三原大疫。(《清史稿》)。

同治三年(1864)夏，应山大疫，江山大疫，崇仁大疫。秋，公安大疫。(《清史稿》)。

同治四年(1865)上杭县四乡乱后，继以大疫，稻熟无人收获(《上杭县志》)。

同治五年(1866)五月，永昌大疫(《清史稿》)。

同治六年(1867)二月，黄县大疫。七月，曹县大疫。九月，通州疫，泰安大疫。(《清史稿》)秋，瘟疫流行，民多死伤(《通渭县志》)。

同治七年(1868)战乱、瘟疫，民大饥，死者甚众(《通渭县志》)。

同治八年(1869)六月，宁远、秦州大疫。七月，麻城大疫。(《清史稿》)。

同治九年(1870)秋，麻城大疫。冬，无极大疫。(《清史稿》)。

同治十年(1871)五月，孝义疫。六月，麻城大疫。(《清史稿》)。

同治十一年(1872)夏，新城大疫，武昌县大疫。(《清史稿》)。

从以上两个时期对瘟疫的历史记载可以看出，瘟疫的发作频次是由少到多，当然也不能排除与早期文字记载不充分有一定关系。还有一个特点就是瘟疫的发生大多控制在了局部地区，而非像黑死病那样跨洲流行。这也得益于我们对瘟疫的防控。

《周礼·天官·冢宰》记载："疾医掌养万民之疾病，四时皆有疠疾"。《吕氏春秋·季春纪》记载："季春行夏令，则民多疾疫"。说明当时人们对瘟疫的认识已经达到了一定水平，认为瘟疫一年四季皆可发生，原因之一是时令之气的不正常，是由"非时之气"造成的。

《说文》云："疫，民皆病也"。中国古代殷墟甲骨文已有虫、蛊、疟疾、疾年等文字的记载。"疠"字可见于《尚书》《山海经》和《左传》。《黄帝内经》中对瘟疫的认知已进入理论层面，汉代的《伤寒杂病论》更是在长期对抗瘟疫的实践中诞生的。中医史上还有《瘟疫论》《温病条辨》等瘟病八大名著。包括上述名著在内的大量的著作再现了历史上中医与疫病斗争的艰难历程，记载了医家的临床经验和认识，也构架了传染病的中医学防治和康复的理论体系与具体方法。这些闪耀着先贤智慧的书籍以及青史留名的作者、医家为中华民族的生存繁衍、中华文明的传承发展起到了至关重要的作用。这些理论和方法至今仍然在临床上发挥着重要作用，其中不少内容值得我们中西医医学同道共同关注。

一、预防截断——中医治未病思想
在瘟疫防治与康复中的具体应用

基于整体观念和天人相应的思想，中医学认为，人体自身各个部分是一个整体，人与自然环境也是一个整体，机体内部各个部分在正常情况下生理功能会相互关联，发生疾病会相互影响，而这一过程都会受到自然环境变化的影响。因此，疾病的发生和发展都有规律可循，包括瘟疫的发生。

"五运六气"是中国古人研究日月星辰运动引起天气和气候变化的规律及其与人体健康和疾病关系的学说，在瘟疫的预测中独具特色。《黄帝内经》认为，瘟疫源于天地间上下气运位置相错，所谓"地不奉天"，导致气候异常而生。"五运六气学说"可以指导人们根据疾病发生的季节、地理、天文、气象、节候等自然生态环境变化，来预估瘟

疫的流行时间，帮助疫病防控，同时判断病因病机转归以及治疗时机与手段。

中医学认为瘟疫病情的发展是有迹可循的，因此，中医先贤在对抗疫病过程中创造了"六经辨证""卫气营血辨证"和"三焦辨证"等方法，借以把握疫病发展的规律，有预见性地辨证施治，对疾病发展进行阶段扭转，促进治疗和康复。

二、养内避外——中医治未病思想 在瘟疫预防中的核心体现

《山海经》中有与防疫相关的记载，如："其中多箴鱼……食之无疫疾""有鸟焉……名曰青耕，可以御疫"，体现了古人在防疫方面的尝试。公元3世纪，晋代葛洪在《肘后备急方》中曾指出"疗狂犬咬人方，仍杀所咬犬，取脑敷之"。他还列举了数首"辟瘟疫""辟天行疫病"的方剂，这是我国历史记载中最早出现的预防与治疗疫病的专方。

由于长期与瘟疫的斗争，中国古人很早就对疫病防控有了比较系统的认知。除了以药物治疗传染病，还总结出隔离检疫、消毒、未病先防、保持良好的环境和个人卫生等经验，以应对疫病的蔓延。

春秋战国时期，我国就有了隔离控制瘟疫传播的制度，还有运用艾草、蒿草、醋、石灰等消毒的措施，重视治未病和对疫病防控。公元3世纪的《伤寒杂病论》就有了对多种传染性疾病防治的方法，不少方法沿用至今，其灵活多变的辨证施治方法奠定了中医实践的基石。在如今的新冠疫情中，中医也继续发挥着重要作用。

《黄帝内经》言："正气存内，邪不可干，邪之所凑，其气必虚"。这里所指的正气是人体的机能活动和抗病能力，是身体的"守卫"，是保障人体健康的根本所在。邪就是指邪气，即致病原因、致病条件等。

人食五谷杂粮，吸收食物营养之精华，接受着自然界风、寒、暑、湿、燥、火等邪气的侵袭。如果人体自身正气不足，则抗病能力低下，邪气乘虚而入就会生病。正气其实也是人体整个机能的统一体现，正气在内，气血充足，就算有外邪来犯，也不会发病，将病邪消灭于无形中。

因此，人体感染传染病的前提是正气不足，导致抗病能力差，邪气相对"胜"而发病。由此可见，正气虚是发病重要原因之一。想要保持健康不生病就得提升人体正气，就要注重养生以防病。在中医发展史上，治未病的理念在瘟疫的预防中始终发挥着重大的作用，先辈们也因此积累了丰富而宝贵的经验。尽管古代的科学技术很不发达，没有发现细菌、病毒等病原体，但古代先贤们群防群治中的许多创见还是值得当今借鉴的。

我国现存最早的中医古籍《黄帝内经》中也有相关论述。《素问·刺法论》记载："黄帝曰：余闻五疫之至，皆相染易，无问大小，病状相似，不施救疗，如何可得不相移易者？岐伯曰：不相染者，正气存内，邪不可干，避其毒气，天牝从来，复得其往"。其中扶正祛邪思想基本奠定了后世防治疫病的两大基本原则：养内和避外，即一方面增强体质，巩固正气，使外邪无法侵入；另一方面避开疫气，不受其毒。

三、预防瘟疫的其他方法

在浩如烟海的中医古籍中，记载了很多预防瘟疫的方法。两汉时期，人们就已经采取了很多措施应对瘟疫。比如隔离治疗，阻断传染：汉元始二年（2）就已采取了隔离措施，并设立"临时时疫医院"，以隔离传染源。此后历代效仿，至今仍是传染病防治工作中的根本措施。颁布医方，群防群治：在村口路旁树立指示牌，张贴便于操作的强体避疫的药方引导群众服用，以增强机体抵抗力，控制疫病蔓延，切断疫病的传播途径。开仓放粮，减免租税：这些措施让百姓能得到休息，并且稳定社会环境。巡视散药，赐棺埋瘗：未感染者送药预防；一旦死亡，政府免费制棺深埋，以防疫病的进一步扩散。

隋代巢元方所著《诸病源候论》中把"一岁之中，病无少长，率相似者"归属伤寒病、时气病、热病、温病、疫疠病中，其中伤寒病、时气病、温病都有"令不相染易候"。唐代孙思邈做过一些用疫病患者的脓汁、血清进行接种以防治疣、疵的尝试。他所著的《备急千金要方》中还载有近二十首辟疫方，在药物的使用方式上，除佩戴香囊外，还有口服、粉身、纳鼻、浴体等。药物剂型有丸、散、汤、膏等。药物以辛香味厚者为主，其中雄黄、雌黄、细辛、川芎、蜀椒、白芷等药的出现频次较高，为后人预防瘟疫提供了药物参考。

明代李时珍的《本草纲目》中有载，常食大蒜可预防疫痢、霍乱等传染病；胡正心在《简易备验方》中提出了蒸汽消毒法；张景岳的《景岳全书》中记载了用"福建茶饼"进行口腔消毒以防病从口入。明代中期，预防天花的人痘接种术在民间出现，后来一些外国使臣也来学习，并把这一技术带到了欧洲，英国医学家琴纳在此基础上发明牛痘接种术，为最终全球消灭烈性传染病天花奠定了基础。

吴又可是明末清初的传染病学家，他的《温疫论》开我国传染病研究之先河。他以毕生的治疫经验和体会，大胆提出"疠气"治病之学说，这在世界传染病学史上也是一个伟大的创举。吴氏认为，温疫之为病，是"非风、非寒、非暑、非湿，乃天地间别有一种异气所感"，即"戾气"。它从口鼻而入，造成"遍于一方，延门阖户，众人相等"的疫情，其性毒烈，不同于六淫。吴氏认为，温疫病的发生与否，除了与戾气的强弱等外因有关外，更重要的是取决于人体正气的盛衰。

到了清代，温病学已形成体系。以叶天士、薛生白、吴鞠通、王孟英为代表的四大温病学家出现，其显著标志是叶天士擅长治疗时疫与痧痘，著作有《温热论》等，在温病学的基础上，起到了承上启下的作用，为温病学理论体系的形成奠定了基础。对于温疫，吴鞠通说："温疫者，厉气流行，多兼秽浊，家家如是，若役使然也。"即瘟疫是具有传染性和流行性的温病。陈修园认为，避疫之法，唯在节欲、节劳，仍勿忍饥，以受其气。胆为中正之官，胆气壮，则十一脏之气赖以俱壮，邪不能入。其在《医学三字经》中载有以方剂预防温疫，后人据其功效拟方名为神圣避瘟丹，另以羌活、独活、白芷、香附、大黄、甘松、山奈、赤箭、雄黄各等分，苍术倍用，上为末，面糊为丸弹子大，黄丹为衣，晒干，正月初一清晨，焚一炷避瘟。熊立品在《治疫全书》中提出瘟疫流行时节"四不要"原则：瘟疫盛行，递相传染之际……毋近病人床榻，染其秽污；毋凭死者尸棺，触其臭恶；毋食病家时菜；毋拾死人衣物。刘奎的《松峰说疫》记载了用屠苏酒方、麻豆投井方、苍术、贯众、赤小豆等进行饮用水的消毒。书中还载有避瘟方六十五方，有内服、纳鼻、取嚏等不同使用方法，其中不少预防疫病的方剂为其自创，这些方剂对现代传染病的预防仍有非常好的借鉴意义。

瘟疫是伴随人类文明的发展而存在的，可以说，中华五千年的文明史也是与瘟疫抗争的历史。而在千百年来人类与之抗争的过程中，中医发挥了巨大的作用，为中华民族的繁衍传承做出了不可磨灭的贡献。其中治未病的理念和方法在传染病防治和康复中早已为先人所用，其核心思想是养内避外、道术并重、多法配合、促进康复。同时，中医也随之不断发展，继伤寒学派之后，还形成了温病学派，完善了中医学理论并初步建立了中医传染病学，极大地推动了中医学的发展，为中华民族的繁荣昌盛做出了伟大贡献。

（吴凤芝、李　峰）

[第二讲]

天人相应，五运六气

2019年6月27日，在中国中医科学院的会议上，王永炎院士说："下半年特别是冬至前后，一直延续到明年春季，要有瘟疫发生。"并建议大家重视五运六气学说。结合今年新冠肺炎的流行情况，我们不得不更加关注五运六气学说在传染病防治方面的认识与实践。

中医将具有传染性、流行性等特点的疾病统称为疫病、疫疠、时行病、瘟疫等。中医理论讲究天人相应，《黄帝内经》用了许多篇幅阐述人体的健康状况和疾病的发生发展与自然界的环境变化是密切相关的，疫病发生也是大自然的产物，是一种客观存在，是有规律可循的。而这种相关的规律经过中医在实践中的研究和总结形成了五运六气学说，并应用于对疫病的预测、预防、治疗和康复中，为中医治未病学的形成和发展奠定了重要的理论基础。而对疫病的预判方法与理论则各成体系，呈现百家争鸣的态势，其中五运六气相关的疫病预测方法颇具代表性。据记载，中医名家蒲辅周先生曾用银翘白虎汤作为乙脑防治方，取得良效。但是第二年乙脑疫情出现时，继用是方，疗效却不令人满意。蒲老根据临床症状和运气推算，于方中加用苍术，则又获良效。这也是五运六气与瘟疫的发生和发展相关联的典型例证。

但是，在很多人眼中，五运六气这几个字仿佛总是蒙着一层神秘的面纱，给人以玄妙之感。而实际上，五运六气是中国古人研究日月星辰运动引起天气变化的规律及其与人体健康和疾病关系的学说，在中医学中占有比较重要的地位。有很多人对五运六气不太了解，认为这是迷信，其实五运六气是非常科学的自然规律。

运气学说涉及天文、地理、历法、医学等各方面的知识。从中医学的角度来讲，五运六气是在整体观念的指导下，以阴阳五行学说为基础，运用天干地支等符号作为演绎工具，来推论气候变化规律及其对人体健康和疾病的影响。《黄帝内经》就有对五运六气的详细论述，比如其中的天元纪大论、五运行大论、六微旨大论、气交变大论、五常政大论、六元正纪大论、至真要大论等七篇。此外如六节脏象论，《黄帝内经素问遗篇》的刺法论、本病论等也有论述。

具体而言，五运即五行，"运"和"行"都是运动变化的意思。五运首先是一年中不同时段的五类气息的表达，后来衍生为对自然界五种运动变化状态和性质的概括。比如，古人发现，在春天入夜以后，北斗七星的斗柄指向东方，二十八宿的苍龙七宿出现在天空的东部，东风频吹，气候转温，大地复苏，万象更新，草木开始发芽、长出绿叶，呈现青绿之色，自然界充满了生机。于是，古人把春天—东方—温风—青色—生气等联系在一起，用"木"作为代表符号，就是"木行"或"木运"。（也可以用"角"来代表，那么五运六气的主运就是"太角"或"少角"。）如果将"木"取象比类于人体，就有了《黄帝内经》中的论述："东方生风，风生木，木生酸，酸生肝，肝生筋，筋生心，肝主目。其在天为风，在地为木，在体为筋，在藏为肝，在色为苍，在音为角，在声为呼，在变动为握，在窍为目，在味为酸，在志为怒。"火、土、金、水的描述也相应而来了。所以说，五行是一年中五个时段的气息特征，木、火、土、金、水五种象为符号，对自然界万事万物进行取象比类而构建的五大系统。[1]

　　"六气"说的形成源于阴阳开、阖、枢运动产生的三阴三阳，代表了阴阳气化运动的六个时空方位。《黄帝内经》中论述阴阳开阖的专篇《素问·阴阳离合论篇》将阴阳气的运动变化过程描述为开、阖、枢三个阶段："圣人南面而立，前曰广明，后曰太冲，太冲之地，名曰少阴，少阴之上，名曰太阳……广明之下，名曰太阴；太阴之前，名曰阳明……厥阴之表，名曰少阳。是故三阳之离合也，太阳为开，阳明为阖，少阳为枢……三阴之离合也，太阴为开，厥阴为阖，少阴为枢。"阴阳各有开、阖、枢，就产生了三阴三阳"六气"。

　　古人在长期的探索实践中发现五运和六气不仅反映一年的阴阳变化规律，也同样广泛存在于更长和更短的时间周期内。宇宙存在着节律性周期变化，各种自然变化的周期性节律主要表现为五运周期和六气周期，五六周期的结合又产生了六十花甲的周期。

　　中医学重视人与自然的整体联系，在《黄帝内经》中就确立了"天人相应"的思想，强调人的疾病与气候环境的密切相关，并将自然变化的五运六气规律联系到人体的健康和疾病。五运六气的理论模式依据古代的天文历法知识。天干地支是古人记录天体运动周期变化的符号。十天干与十二地支搭配，组成六十干支，用以记年、月、日、时。五运六气学说以古代天文历法的时间周期为基础，也应用到天干地支这一计时标志和运算符号。

　　五运六气疫病预测思路以预知病原病机规律、确立辨证思路为原则，倾向于推演型预测，以降低病邪损害、提高防治措施针对性为目标，与现代传染病的监测型预测有所区别。五运六气预测疫病的方法是通过五运主岁之太过不及、六气司天在泉及主客气变迁、运气加临以及胜复、郁发等格局推演，结合气候、物候、藏象、病候的特征描述，判断出自然应时之气、非时之气盛衰及其对人体脏腑之气的影响，形成有关疫病的流行趋势、证候特点和防治原则的推论，进而结合实际气候、物候、脉象、症状表现及辨证论治、三因制宜的符合情况修正完善，以趋利避害、纠偏补虚，尽可能地降低疫病发生与流行，减少对人类和社会的损害。

具体来讲，五运六气理论首先以纪年干支确定岁运的太过不及、六气的司天在泉，各年对应的气候、病候详载于《素问》。五运六气为天地阴阳之理，先立其年以明其气。《宋太医局诸科程文格》解释："运则有五，随其化而统于年；气则有六，因其岁而纪其步，分司天、在泉之殊，别左右间气之异。"平和则物阜民康，乖异则物衰民病。

五运六气理论再以六气的主气、客气分别阐述自然的正常变化与异常变化。主气为常，客气为变，次依客主之气立六气治法。以"正月朔日"为初之气，六气依次轮替。"天气运动而不息则为之客，地气应静而守位故为之主"。主气为常，静而守位，应节候分布，依次为木、君火、相火、土、金、水位；客气随司天而递迁，且司天应于三之气动而不息，依厥阴风木、少阴君火、太阴湿土、少阳相火、阳明燥金、太阳寒水之序递迁。气候异常（非时之气）与民病流行随客气而变化，治六气之药各依客气立法。如《素问·六元正纪大论》云，庚寅："初之气，地气迁，风胜乃摇，寒乃去，候乃大温，草木早荣，寒来不杀，温病乃起，其病气怫于上，血溢目赤，咳逆头痛，血崩胁满，肤腠中疮。"等。[2]

"气运虽有定数，犹有变焉"。在运用五运六气格局推演疫病流行趋势时还需结合具体情况因时、因地、因人辨证制宜，若因循于单一的分析模式或偏颇的理论解读，不懂得知常达变，则难免预测偏差。

五运六气理论对于瘟疫的预测和解释，还可以更好地帮助我们理解一些中医理论学说的产生。如李东垣的脾胃学说成形于1232年的壬辰大疫，往前推三年为己丑年。《黄帝内经》记载："甲己失守，后三年化成土疫"。因此，李东垣遇到的恰为土疫，为李东垣的与脾胃相关的理论思考提供了更多临床实践机会，在一定程度上也促进了脾胃学说的形成。

明代学术通人宁王朱权在《乾坤生意》中说："运气证治者，所以参天地阴阳之理，明五行衰旺之机。考气候之寒温，察民病之凶吉，推加临补泻之法，施寒热温凉之剂。古人云：治时病不知运气，如涉海问津，诚哉言也"。这段话精辟地概括了五运六气的医学价值。[3]

以五运六气为基础的流行病预测，以预知病原病机规律、确立辨治思路为原则，对天地之气、脏腑证候变化规律的预判，有助于提升中医对流行病的防治能力。因此王永炎院士强调，中医人要"观天地之象，观万物生灵之象，观疾病健康之象"，以更好地对传染病进行预防和治疗。但是，流行病预测的复杂性、干扰因素的多变性均影响理论预测的精准程度，仍需不断创新，古为今用，才能更好地发挥五运六气在传染病预防方面的积极作用。

（吴凤芝）

参考文献

［1］ 顾植山.五运六气疫病预测的科学态度和方法［C］.全国五运六气高级培训班疫病预测多学科研讨会讲稿论文集汇编.中华中医药学会：中华中医药学会，2010：4-26.

［2］ 杨威，王国为，冯茗渲，等.五运六气疫病预测思路与方法探讨［J］.中国中医基础医学杂志，2018，24（1）：21-23.

［3］ 孟庆云.五运六气在中医学术史上的地位［J］.中医杂志，2008，49（12）：1061-1064.

［第三讲］
未病先防，隔断传染

相传，魏文王在问扁鹊三兄弟谁医术最好时，扁鹊回答："长兄最佳，仲兄次之"，因为其长兄是在病证还未表现之时就进行治疗，祛病于无形。可见"未病先防"被认为是医者的最高境界。对于传染病而言，"未病先防"无论是从患者的角度还是社会、经济、医疗资源角度，都是最为经济、有效的防控方式。从《黄帝内经》开始，"未病先防"的思想就很好地体现在历代经典医著之中，其中有关预防瘟疫的论述也是卷帙浩繁。

早在周朝时期，就有过瘟疫流行的记载，也有用中药煮水喷洒消毒预防的记载。在历次瘟疫暴发时，中医前辈先贤都会不断更新完善已有的传统医药理论，在留下行之有效的解决方案的同时，对于疫病的传染途径、传播方式、预防方法等认识也不断加深，"未病先防"成为中华医药护佑百姓的重要力量。

一、中医经典论著中的"未病先防"思想

（一）《黄帝内经》

《黄帝内经》作为中医思想体系的本源，中医理论之渊薮，提出了著名的"治未病"思想，直至今日，这个重要理论仍指导着我们的生活与临床实践。细读《黄帝内经》，不难发现，有关瘟疫的篇章虽不

多，但在预防疾病、指导临床用药等方面，为我们提供了宝贵的经验。

《刺法论》提出了五疫致病的概念，"余闻五疫之至，皆相染易，无问大小，病状相似"，并对如何防治做出了解答，"不相染者，正气存内，邪不可干，避其毒气，天牝从来，复得其往，气出于脑，即不邪干"。"养正气与避毒气"至今仍是中医预防传染病的纲领。

❶ 养正气

中医理论指出了瘟疫预防的根本在于养护正气和规避邪气。"正气存内，邪不可干"，就是说要通过充足的运动、睡眠、摄取营养等方法，使正气存内，也就是现代所提倡的"提高自身免疫力，抵抗疾病"。《刺法论》中提到的方法有内服丹药、针刺、导引等。

（1）服用丹药

《刺法论》中还载有小金丹方的炼制方法及服用方法："辰砂二两，水磨雄黄一两，叶子雌黄一两，紫金半两，同入合中……每日望东吸日华气一口，冰水一下丸，和气咽之，服十粒，无疫干也。"即是将辰砂、雄黄、雌黄、金箔四味药材研细，置于盒中，外用盐泥密封，放在约一尺深的坑中，封以薄土，烧其地面七日，至第八日，候冷，将药取出，置于另一罐中，埋于地下七日，再取出研细，炼蜜为丸，如桐子大。每天太阳刚升起时，面向东方吸气，用冷水和气送下一丸，共服十粒，能使疫疠无法侵袭人体。

（2）饮食情志与导引术

《刺法论》还提出，人在感受疠气时，应该从饮食、情绪上进行调整，以避其害。如：土疠为害时，需注意个人清洁，应清静斋戒，忌夜行及远行；水疠为害时，慎其大喜欲情于中，令静七日，忌思虑；金疫为害时，静神七日，忌大怒；木疫为害时，忌大醉歌乐、饱食、久坐，食忌太酸、忌食生物，强调要吃熟食，食宜甘淡；火疫为害时，宜静神七日，忌大悲。[1]这也是我们现代饮食情志养生之雏形。

❷ 避毒气

"天牝从来，复得其往"，讲的是避毒气的方法。"牝"为鼻，受天之气，故称天牝。这句话启示我们：鼻窍是感邪的关键，要守住鼻窍，以御邪于外，开启了传染病的物理防护之门，后世的取嚏之法就是由此而来。如宋代庞安石在《伤寒总病论》中提道，"入温家令不相染，研雄黄并嚏法"，可使疫气不能入，甚至能达到"与病患同床亦不相染"的效果。除雄黄外，常用的取嚏药物还有苍术、麻油、米醋等。

此外，根据五运六气推算瘟疫暴发时间及对应的针刺治疗也是其推崇的防病途径。"天地气逆，化成民病，以法刺之，预可平疴。"根据运气推算时令、年运有无异常，若反常则会引起瘟疫的暴发，依据推算，及早正确应用五腧穴及背俞穴进行补泻，可起到防治疫病的作用。[2]《刺法论》中提出，瘟疫为"升降不前，气交有变"所致，即五运六气升降失常为疫病发生的原因，针灸治疗的总则为"折郁扶运，补弱全真，写盛蠲余"，创造性地阐述了4种针灸预防瘟疫的刺法，明代张景岳在《类经·二十八卷·运气类》中将之概括为升降不前须穷刺法、司天不迁正不退位之刺、刚柔失守三年化疫之刺、十二脏神失守位邪鬼外干之刺，为后世医家针灸预防瘟疫提供了重要的理论参考。

（二）葛洪与《肘后备急方》

晋代葛洪所著之《肘后备急方》（以下简称《肘后方》）虽非瘟疫专著，但在疫病的认识及预防方法上颇有建树。他在"治尸注鬼注方第七"一章中讲："尸注、鬼注病者，即是五尸之中尸注，又挟诸鬼邪为害也……以至于死。死后复传之旁人，乃至灭门"。强调人患疫病死后，尸体仍具有传染性，为瘟疫期间正确处理尸体、防止疫情扩散，提供了理论依据。

另外，葛洪还在书中立"治瘴气疫疠温毒诸方"一章，收录若干避瘟之方，如老君神明白散、赤散方、太乙流金方等，为后世医家所推崇。此章还有应用吞麻子、小豆为井水消毒的记载："正月朔旦及七月，吞麻子、小豆各二七枚。又，各二七枚，投井中。"笔者经考证认为，吞麻子应指苘麻子，具有清热解毒、利湿、退翳之效；小豆应指赤小豆，具有利水消肿、解毒排脓之功。以二者投井，使井水不受疫毒侵袭，共奏解毒利水之效。

书中还运用了现今较为常用的"香佩法"，即将中药制成香囊，悬挂于门户，置于床头，或佩戴在身上，以预防传染病。如太乙流金方用雄黄三两，雌黄二两，矾石、鬼箭各一两半，羚羊角二两，捣为散，置于香囊中，悬挂在门户上，通过持续散发的药物气味防止疫病。又如"二月一日，取东行桑根，大如指悬门户上，又人人带之"。悬挂桑枝以防疫，对后世"香佩法"的发展起到了积极的推动作用。

（三）孙思邈与《千金要方》

唐代"药王"孙思邈在《千金要方》中，把广义伤寒具体为外感热病的统称，认为其包括天行温疫、瘴气、发黄、温毒等急、烈性传染病。他在《千金要方·卷九·伤寒》中立"辟温"一章，共载辟温方36首，收录了《肘后方》中的部分预防方剂，运用蒸馏、佩挂、服药等丰富的方法对传染病进行预防。[3]

书中载有著名酒方"屠苏酒"，谓之有"一人饮，一家无疫，一家饮，一里无疫"的非凡功效。《本草纲目》也称其有"辟疫疠一切不正之气"的功效。

此外，书中还记载了雄黄丸也具有避除疫病的功效："汉建宁二年，太岁在酉，疫气流行，死者极众……见患疫疠者颇多，遂于囊中出药，人各惠之一丸。灵药沾唇，疾无不瘥……此方药带之入山能辟虎狼虫蛇，入水能除水怪蛟蜃"。虽有夸张的成分，但用雄黄防瘟疫，在很长一段历史中，都是民间非常实用的预防传染病之法。

此外，孙思邈首倡艾灸防治传染病。在"灸例第六篇"中提道：

"凡入吴蜀地游宦，体上常须三两处灸之，勿令疮暂瘥，则瘴疠温疟毒瓦斯不能着人也，故吴蜀多行灸法"。这就是流传至今的通过艾灸足三里补益正气的方法，使疠毒不能侵害人体。

（四）李时珍与《本草纲目》

明代医家李时珍认为苍术是很好的避瘟药物，"能除恶气，古今病疫及岁旦，人家往往烧苍术以辟邪气"。这是一种行之有效的空气消毒法。现代研究表明：通过燃烧苍术，能明显降低空气中的含菌量，在室内相对湿度40%～50%的常温下，与紫外线具有同等的杀菌作用，可以达到给空气消毒的目的，有效预防瘟疫。[4]除苍术之外，《本草纲目》还论述了燃烧其他芳香辟秽之药，如艾纳香、兜纳香、蜘蛛香、沉香、蜜香、檀香、降真香、苏合香、安息香、詹糖香、樟脑、返魂香、兜木香、皂荚、古厕木等，也可以起到防御瘟疫的作用。[5]

对于"天行瘟疫"，李时珍还提出应"取出病人的衣服，于甑上蒸过，则一家不染"，倡导对疾患衣服进行高温消毒，虽受条件限制有些病毒无法杀灭，却对后世有很好的启示作用，与现代消毒理念不谋而合。

（五）王孟英与《随息居重订霍乱论》

清代温病四大家之一的王孟英论述防疫之法最为完备。他在《随息居重订霍乱论·卷上·治法篇第二》中专立"守险"一节，详细论述了防治"霍乱"的方法。现代对于霍乱的定义是一种因感染霍乱弧菌而引起的急性腹泻性传染病，病发高峰期在夏季，常为摄入污染的食物或饮水所导致，在我国属于甲类传染病。王孟英对于霍乱的认识及预防措施在当时是先进且正确的。他认为最易暴发霍乱之地，有人口密集、地气湿热的特点："人烟稠密之区，疫疠时行，以地气既热，秽气亦盛也。"而根据我国流行病学调查发现，东南沿海是我国霍乱最易暴发的地方，而该地区确实兼具以上两个特点。他还特别强调了水源洁净的重要性："必湖池广而水清，井泉多而甘洌，可藉以消弭几分，否则必成燎原之势。"并提倡"疏浚河道，毋使积污，或广凿井泉，毋使饮浊"，提出可用白矾、雄精解水毒。这些措施对于霍乱的防治十分关键。

此外，他还提倡室内勤于通风，"住房不论大小，必要开爽通气，扫除洁净"。若处于潮湿之地，可用大黄、茵陈、艾叶等药物熏蒸除秽。在饮食方面，他主张节制饮食："近人腹负者多，厚味腊毒，脏腑先以不清，故秽浊之邪，易得而乘之，同气相求，势所必然事。"饮食过多，食物壅滞肠胃会导致脾胃运化功能受损，正气充养不足，易伤正气，因此不但膏粱宜屏，饭食也需较平时减量，且无虚证者，不可妄服人参等补益之剂，不可妄食龙眼、莲子等腻滞之物，还应禁食鳗鳝、瓜果等凉物。他还倡导节制饮酒，认为酒性烈而味辛，夏月到南方必须忌酒，因南方地热，酒性亦热，二者同气相求，会引发大的疾患。

（六）刘奎与《松峰说疫》

清代医家刘奎潜心研习前人之论，熟读《黄帝内经》，广收民间效方，写就《松峰说疫》一书，其有关瘟疫的预防集中在《卷五·诸方·避瘟方》一章中，共载69首避瘟方，所用药物大多易取易得，且疗效明显。由他首创三疫学说，对中医后世医家预防治疗疫病提供了较为完善的理论基础，是研究治疗瘟疫病的重要参考书之一，值得后人深入研究。刘奎上承《黄帝内经》之观点，提出了应调畅情志、减少忧虑、抵御疫气，"家中传染者，得家有患者，旦夕忧患，饮食少进则气馁，感其病气，从口鼻而入"。

刘奎注意到瘟疫会在健康人与染病者之间传播，特别强调未染病者应与患者严密隔离，"凡有疫之家不得以衣服、饮食、器皿送于无疫之家，而无疫之家亦不得受有疫之家之衣服、饮食、器皿"。他对于疫病的病因有自己独特见解："凡凶年饥岁，僵尸遍野，臭气腾空，人受其熏触，已莫能堪……又洋洋而莫可御矣。"指出疫病的发生常与饥荒有关。

此外，他还特别注意到，蚊蝇可作为传染病传播媒介，"凡瘟疫之流行，皆有秽恶气……入瘟疫之乡，是处动有青蝇"，因此相应提出了"逐蝇祛疫法"，通过趋避蚊蝇以防疫。这种切断传染途径的做法值得我们重视及学习。

二、中医"未病先防"在传染病防治中的应用

预防传染病的主要环节就是远离传染源、切断传染途径、改善易感体质。根据上文提到的"未病先防理论"，其实就是中医所讲的"避邪气、养正气"，辟邪气是针对前两个环节，养正气是针对易感人群。著名中医学者任应秋说过："回溯中医亦有如是之消毒法耶。曰有：如肘后方之六味薰衣香，衣服消毒法也；千金翼之小金牙散，鼻腔消毒法也；外台之辟瘟病粉身散雄黄散等，皮肤消毒法也；景岳全书之福建香茶饼，口腔消毒法也。今为中医者反置之不讲，而让西医之专美独步，惜哉""未病先防"中最常见的方法如下。

（一）清洁空气，芳香辟秽

❶ 熏烧法

熏烧法是古代较为常用的一种消毒方法，即通过燃烧药物释放的气体及味道来规避邪气，常用的药物有苍术、艾叶、雄黄等。直至今日，燃烧苍术及艾叶仍常被用以消毒杀菌。这种方法消毒效果较好，对人体无毒害作用，对器械无腐蚀性，且操作简便，取材方便，价格低廉。北京大学深圳医院在"非典"防控期间采用的"苍术烟熏空气消毒"与其他化学、物理方法配合，达到"非典"期间"无一例院内

感染"的优秀成绩。

❷悬佩法

悬佩法即将具有辟秽化浊功效的药物，制作成药袋、香囊，通过悬挂或随身佩戴的方法，吸收药物的气味以辟温邪。常用药物有雄黄、雌黄、艾叶、薄荷、降香、桑根、川椒等，常用的方剂有辟毒丹、太乙流金散、避疫香粉等。推荐药材：艾叶、佩兰、藿香、苍术、石菖蒲、羌活各10g。用法：打碎（60目），均分2份，入无纺布袋内，佩戴香囊袋用。

现代研究表明，由艾叶、冰片、藿香、佩兰、薄荷等芳香辟秽之药制成的香囊，其挥发类成分能够抑制病毒、细菌等多种病原微生，对机体免疫功能也有一定的调节作用。有实验证明，通过观察幼儿园118例幼儿，发现该香囊可明显降低流感发病率，[6]证明了香佩法确有一定的防疫功效。

（二）化浊祛邪，维护屏障

❶粉身法及药浴法

粉身法及药浴法都是通过皮肤吸收药物，以防治瘟疫。《肘后方》中所载"姚大夫辟温病粉身方"是以上述三物等分磨粉，遍涂于身，除用皮肤吸收药物外，还有使邪气无法自腠理而入之功效。《松峰说疫》记载避瘟方："于谷雨以后，用川芎、苍术、白芷、藁本、零陵香各等分，煎水沐浴三次，以泄其汗，汗出臭者无病"。

现代临床常用的药物有川芎、白芷、藁本、藿香、艾叶、佩兰等。用法：取适量各药物，煮水之后，兑于浴缸之中，冷却至40℃为宜，每日沐浴10分钟左右。注意患有高血压、身体皮肤有溃破者不宜使用。年老体弱者宜适当减少沐浴时间。

❷纳鼻法及取嚏法

纳鼻法及取嚏法皆是由《黄帝内经》中"天牝从来，复得其往"

发展而来，以鼻气通天、疫气易从鼻入为理论依据，将药物通过塞鼻防止邪气入鼻，或通过刺激鼻腔，令人打喷嚏的方式，将吸入的邪气排出体外。常用的药物有白芷、细辛、牙皂、川芎、雄黄等。

（三）规律生活，颐养神形

《素问·上古天真论》言："上古之人，其知道者，法于阴阳，和于术数，食饮有节，起居有常，不妄作劳，故能形与神俱，而尽终其天年，度百岁乃去。"节饮食、避寒暑、畅情志，降低消耗，增强人体自身的抗病能力原本就是我们预防疾病的首选方法。今日，新冠肺炎暴发期间，就有医生提到："最好的预防方法就是能够让大家吃得好、睡得香、心情好。"虽然直白，却道出了中医预防疾病的一个重要法门。

❶ 科学饮食

《素问·脏气法时论》提出"五谷为养、五果为助、五畜为益、五菜为充，气味合而服之，以补精益气"的饮食原则。传染病流行期间，中医提倡饮食宜清淡、规律；不宜大鱼大肉，过食荤腥，增加脾胃负担；避免因营养不均衡破坏人体内环境，导致抵抗力下降而对防疫不利。同时，也提示我们在预防疾病时，不可过用猛药（寒凉、温热太过均不可行），以保证脾胃的正常功能。

此外，清代著名温病学家王孟英提倡以食代药，认为食物与药物相比更易获得，且食物偏性较小，人人皆可服用，功效良好，适合长期服用，对身体不会有损害。他在《随息居饮食谱》中详细论述了食疗的思想，称赞梨汁为天生甘露饮、西瓜为天生白虎汤，向我们提供了诸如雪羹汤之类的食疗之方，防治疾病；提示我们在传染病的预防中应合理选用食物，重视食物天然特性，有针对性饮食，调节体内气血阴阳，帮助人体抵御外邪。

❷ 规律作息

现代人尤其是年轻人，往往有严重的睡眠拖延症和手机依赖症，挑灯夜战劳作游戏也如家常便饭。中医推崇合理的作息时间，成人每日睡眠应保证7小时以上。儿童更应晚上9点之前睡觉，不适合与成年人同样作息。中医所提倡的"节制"节律即"规律性"的思想，对于保持人身体的阴平阳秘有重要的指导意义，是预防传染病的重要途径。

❸ 重视运动

"流水不腐，户枢不蠹"。适当的运动对于保持健康的体魄非常重要。常见的中医养生功法有太极拳、八段锦、五禽戏等。坚持练习会起到强身健体的作用。有研究表明，健身气功可以改善神经体液调节功能、加强血液循环，对腹腔脏器有柔和的按摩作用，对神经系统、心血管系统等都有很好的保护作用。

❹ 调畅情志

传染病流行期间，不免人心惶惶，心理压力较大。此时，更应做到怡情怡性，选择合适的方法，舒缓心情。预防因情志抑郁，影响人体气机运行，从而给病毒以可乘之机。比如可以听一些适合的音乐，放松身心。《黄帝内经》云："天有五音，人有五脏；天有六律，人有六腑。"宫为土音通于脾、商为金音通于肺、角为木音通于肝、徵为火音通于心、羽为水音通于肾。可见，合适的音乐，确实可以帮助放松身心、减轻压力。

（四）食药结合，扶正避邪

❶ 中药茶包

中药茶包，即代茶饮是最常见的疾病预防方法，是指以中药替代香茗，用热水浸泡后服用。这种方法可使药效不至于过于猛烈，可以长期服用，适用于疾病的预防，是中医特色服药方式。王孟英在《随息居重订霍乱论》中提倡常年服用枇杷叶："无论老少强弱之人，虚实寒热之体，常以枇杷叶汤代茗，可杜一切外感时邪。"在现代，医生根据患者体质差异，化裁出不同的代茶饮处方以预防较轻微的瘟疫，体质偏阴虚易化热者，常用白茅根、北沙参等滋阴清热之药代茶；体质较虚弱者，常以玉屏风散等补益剂加减代茶，对于普通流感的预防有着很好的疗效。本次新冠肺炎暴发期间，各地专家及医疗机构都针对疫情，给出了代茶饮方，如由《人民日报》发布的由湖北中医药大学校长、曾是非典专家组成员的吕文亮教授的预防代茶饮方：方一，生黄芪10 g，沙参10 g，桔梗10 g，生甘草10 g，连翘10 g，苍术10 g，可煮汤代茶；方二，苏叶6 g，藿香叶6 g，陈皮9 g，草果6 g，生姜片3～6片煮汤代茶。

❷ 养身药膳

药膳并不是食物与中药的简单相加，而是在中医辨证配膳理论指导下，由药物、食物和调料三者精制而成的一种既有药物功效，又有食品美味，同时可用以防病治病、强身益寿的特殊食品。[7]

在传染病的预防中，根据个人体质和身体的状况，选择性味平和、疗效得当的药物，借食物之味，得中药之力，互相配合，相得益彰。如《饮膳正要》所记载的"桂沉浆"具有祛湿逐饮、生津止渴、利尿顺气的功效。其制法是：紫苏叶一两，锉；沉香三钱，锉；乌梅一两，取肉；砂糖六两。以上四味，用水五六碗，熬至三碗，滤去渣，入桂浆一升，合和作浆饮之。[8]适用于平素常为湿邪所扰，易感外邪之人。在传染病流行期间服用，可以起到祛湿生津、预防疾病的效果。

❸ 服用药物

古人常在瘟疫暴发时临时服用药物，药物的剂型以丸剂和汤剂多见，如小金丹方、辟天行疫疠、苍术汤等，服用的方药最初常以雄黄、雌黄、朱砂等矿物药为主。古人认为这些药材有辟秽祛邪的作用，由于雄黄、雌黄等内服有毒，不宜久服，到后来逐渐转变为以藿香、苍术、薄荷等芳香辟秽药物为主。由于现代社会交通便利，人员交流频繁，瘟疫传播愈加迅速。地域、气候、环境不同，疫病的病机也不同，中医药的预防必须针对病因病机及不同地域易感人群的体质辨证论治，灵活用药，做到因人、因地、因时而异，切不可一方以蔽之。比如，本次新冠肺炎暴发期间，各地的预防方药就各有不同。北方气候干燥，且室内暖气温度较高，如感外邪，往往容易外寒而内热。因此所选方药，常常在益气润燥的基础上，加入少量清热解毒之品。如北京中医药大学东直门医院姜良铎教授所开的预防方药，即用：生黄芪9g，北沙参9g、知母9g，配伍了连翘、桔梗。同时针对本次疫毒湿邪为患的特质，还加上苍术以化湿。而两广之地，气候多湿热，其所推荐的方剂，则以化湿和中为重，以广西荐方为例，藿香15g、苍术10g、厚朴10g、紫苏叶10g、陈皮6g、桔梗6g、茯苓15g、五指毛桃30g、砂仁5g、甘草6g。针对相同疾病，不同地区推荐药方竟有如此大的差异，中医药方的地域特征可见一斑。

预防传染病时，将传染病截断于未病之时，做到"未病先防，御邪于外"，能将其危害降至最低。中医学所提倡的很多传统防治方法如粉身、沐浴、佩挂等皆可为法。同时，还应做到情志调畅，合理饮食，适当运动，如此多管齐下，方能使"正气存内，邪不可干"。

（毛　萌）

参考文献

[1] 黄龙祥.论《素问》遗篇"刺法论"的针法学术价值［J］.针灸临床杂志，1996（04）：1-3.

[2] 李宝，张立志，樊莉，等.《素问·刺法论》刺法思路探析［J］.中华中医药杂志，2018，33（04）：1275-1278.

[3] 高明明.中国古代消毒与防疫方法简述［J］.安徽中医学院学报，1995（03）：8-9.

［4］ 罗彭，陆慧燕.壮药苍术的空气消毒熏蒸应用、挥发油成分和抑菌活性研究进展［J］.中国民族医药杂志，2009，15（11）：68-70.

［5］ 林慧，梅全喜.《肘后备急方》香佩法的应用及其对后世的影响［J］.今日药学，2014，24（07）：546-548.

［6］ 刘龙，岳小强，王丽娜，等.辟秽防感香囊预防流行性感冒的疗效及其免疫调节机制［J］.中西医结合学报，2010，8（10）：949-954.

［7］ 王保小.中药药膳食疗在临床营养治疗中的应用［J］.世界最新医学信息文摘,2018,18（56）：169-170.

［8］ 俞仑辰，叶慧玲，邵天祥，等.《饮膳正要》祛湿类药膳整理研究［J］.亚太传统医药，2019，15（11）：190-191.

[第四讲]

既病防变，截断传变

中医在临床实践中发现，疾病在发生发展过程中多具有明显的变化发展的规律，尤其是疫病，发病突然，症状相似。因此古代医家用传变等概念来形容这种现象。

所谓传变，即感邪发病后病邪传移或病情演变的过程和规律，又称传化。人体是一个有机的整体，其表里、上下及脏腑组织之间有经络气血相互沟通，因而一旦有病邪侵入或体内发生病变，即可随经络气血发生传移与演变。根据这一临床现象，结合中医理论和实践经验的积累，中医形成了一个很特殊的理论叫传变理论。古代医家在实践中将疾病尤其是外感病和疫病的主要传变方式总结为以下几种形式：

一是六经传变，指风寒之邪沿太阳、阳明、少阳、太阴、少阴、厥阴依次相传，病情渐重；

二是卫气营血传变，指温热邪气由呼吸感受，按卫分、气分、营分、血分相传移；

三是三焦传变，指湿热之邪依上、中、下三焦相传。

根据疾病的六经传变、卫气营血传变和三焦传变的规律，中医创造出六经辨证、卫气营血辨证和三焦辨证等方法，这也是我们中医学在疫病治疗时辨别证候、分析病变机转与趋向、判断预后的重要手段，在指导临床治疗、遏制疾病恶化等方面有重要意义。通过回顾非典型性肺炎即严重急性呼吸综合征（severe acute respiratory syndrome, SARS）的治疗也可以发现，如果中医介入得当，能够针对SARS的发病和规律，有针对性和预见性地进行治疗，很可能把更多的患者截留在早期或中期，不会发展到需要呼吸机的危重阶段。

此外，在内科疾病或疫病发展过程中也会出现其他一些传变规律，主要表现为气血阴阳、脏腑经络等之间的相互传变，其特点是影响到脏腑气血阴阳的变化，形式多样而复杂，病情发展多表现为缓慢的过程。

疾病是否传变一般由人体正气的强弱、病邪的性质、治疗和护理是否得当、有无旧病与新邪相结合等因素所决定。中医疾病传变的理论，在临床上主要用于早期诊断、早期治疗。

基于传变理论，既然疫病等疾患存在传变的变化规律，也就是说，传染病在发病过程中可以按照六经传变、卫气营血传变、三焦等规律或路径传变，如果我们有针对性地采取措施将其截断，病情就有可能不会发展到危重的程度。因此，在治未病理论和思想指导下，中医形成了截断疗法。例如大家都知道青蒿素的产生起源于葛洪《肘后方》的记载，其中有"青蒿截疟"的表述。"截疟"这个概念就包含针对疾病发展规律，通过截断来治疗的一个概念。再如姜春华老中医治病，善用也推崇截断，只要临床辨证准确，遣方用药精当，就能迅速有效地控制病情和症状。姜老不仅主张提倡在瘟疫治疗时用截断疗法，对某些杂病也注重辨病与辨证结合，及早截断，解除患者疾苦。

截断疗法的应用，不是简单的辨证论治，而是具有精准的针对性，更是强调在治未病理论和思想指导下，对疾病变化规律把握的预见性。如叶天士的"入营犹可透热转气"观点指出了热在营分要用透转的方法扭转截断病情的深入，以防热邪进一步耗血、动血。因此，可以"直须凉血散血"，可以预防性地先行凉血散血以截断扭转病情。在疫病等治疗中，需要注意以下几方面。

一、辨病和辨证相结合

中医认为，病是对疾病发展全过程及其规律的概括，可以反映疾病发展变化的轨迹；而证则是中医依据诊法得到的机体相关信息，经过综合分析，对某一时刻下疾病的病因、病位、病性、病势和预后的综合概括，是疾病发展变化轨迹上某一阶段或时刻点的疾病状态和病机的综合反映。依据这样的疾病情报，我们不但可以了解当下的病情，还可以预判疾病下一刻的可能状态和变化趋势，从而有针对性地予以预防性治疗。如流行性乙型脑炎发病急骤，变化迅速，根据这个特点和该病的发展变化规律，针对高热、昏迷、抽搐三大危重症，抓住热、痰、风这三个相应的病机，早施清热、早施下法、早用息风可提高临床疗效，减少后遗症。

二、祛邪不忘扶正

疫病等疾患邪实明显，急当攻伐，但是治疗中一定要顾护正气。医圣张仲景在《金匮要略·脏腑经络先后病脉证》中依据未病先防的理论提出了"见肝之病，知肝传脾，当先实脾"。叶天士又进一步提出"先安未受邪之地"，即先予扶正，阻止传变。由于温邪在疾病后期易于伤津耗气，故顾护正气的思想应贯穿温病治疗的全过程，这既是治未病思想的体现，同时又为"截断法"增加了筹码。

三、因 人 制 宜

首先，我们辨证论治的核心是因人制宜。不同的人，基础条件和疾病可能传变的路径不一样。例如在此次新冠肺炎暴发前期，中老年人的发病率或病重率偏高，这时因为老年人相对体质较弱，正气不足，免疫力偏低，因此易感；同时老年人通常会有一些脏腑本身的薄弱环节，还有一些基础的病。当新冠肺炎发生，除了要关注老年人在新冠肺炎本身的变化规律和当时的病情，还要关注老年人的易感性和基础病，防止旧病和并发症同时发作，甚至出现危重症突然发作的情况。

此外，不同体质的人群对于疫病的易感性和感邪之后的传变规律也有可能不一样，因此要辨病、辨证和辨体质相结合。例如气虚体质的人对疫病的易感性明显偏高；阳热体质在疫病发病后容易从阳化热，产生热证；痰湿体质之痰易与热邪相互交结，因此若不早期祛除，有闭阻心包的危险。叶天士曰："平素心虚有痰，外热一陷，里络就闭。"提示平素有痰者，感受疫邪后应提前化痰，以防痰热内闭心包。

总之，中医在治疗过程中强调病证结合，可以说既治人也治病。所以我们要根据疫病的传变规律有预见性地进行治疗，截断病情向危重发展的趋势，这是中医在治疗过程中一个很独特的思路，强调综合性对患者进行适时调理，把病情控制在较轻的阶段，把疫病发展趋势截断在早、中阶段，尽量减少传变为危重症的情况，同时可以减少后遗症的发生。

（李傅尧、徐旻灏）

治病防损，护理调养

在新冠肺炎肆虐荆州大地时，全国29个省、市、自治区医护人员和解放军，共有4.2万余人驰援湖北，其中有护理人员2.86万名，占医护人员总数的68%。这足以证明护理工作在临床工作，尤其是在此次抗击新冠肺炎疫情中的重要性。而从事护理工作的主体——护士，在我们心目中的形象往往是"一袭飘然的白大褂，一顶别致的护士帽"，人们喜欢称护士为"白衣天使"。天使是传说中神仙的使者，是幸福和温暖的象征，这一称呼反映了人们对护士形象美和内在美的深情赞誉。

中医有"三分治，七分养"的说法，这里也包含了护理调养。那么，护理二字是什么意思呢？"护"的最早解释是"救视也"，其造字原义是指小鸟不小心掉在草丛里，幼鸟父母一边呼唤一边到草丛里"救视"它。"护"字被简化后的意思是指人用手来护卫家庭及其成员。"理"的本义是指玉石上的纹理。大自然中每一块玉石的纹理都不尽相同，就像每一个生命个体都是独一无二的。然而，古往今来，高明的雕塑家从来都会最大限度地利用天然玉石的自然纹理（包括色泽）雕塑出最好的精品，这就是顺应自然。著名中医学者任应秋认为："《素问》上已有辟疫室之。无论其设备如何，而合于现在之隔离疗法一也。病室必须宽阔，阳光空气均应留意，病室周围力求静肃，缘杂音可为发热时幻觉之基。经过略久者，常注意发生褥疮，苟一不慎，则接近床褥部之营养障碍而起变化，甚则侵及深部之肌肉及骨组织，更有病可愈而疮不可愈者，亦数见不鲜。预防之法，除留意病者褥被之柔软清洁而外，患者身体尤应保持清洁；与床褥接触之皮肤，每日用酒精拂拭二次；患者之卧位，亦须常时变换，以避同一皮肤面之压迫也；患者之口腔，日必以生理盐水或普通净水之含漱数次，以保持清洁，匪独可防其口腔炎、腮腺炎等疾患，亦足以减轻其臭气也。此固皆为西医之常法，而吾人应采用者。"

一、中医护理的原则

在传染病的防治中，护理调养可以起到治病防损、阻断病损的作用，是治未病在传染病防治中的重要体现。中医理论指导下的护理更是独具特色，其原则有以下几点。

❶ 扶正祛邪

是指通过各种护理手段达到扶助正气、祛除病邪的目的，根据不同病情采用扶正为主或祛邪为主的护理措施。

❷ 标本同护

"标"与"本"是相对而言，根据病情的主次轻重，护理上遵循"急则护其标，缓则护其本"的原则，在标本并重的情况下，可采用"标本同护"的方法。

❸ 同病异护、异病同护

同一种病，在病程发展的不同阶段、出现不同证候时应采取不同的护理措施称为同病异护；而不同疾病在病程某一阶段出现相同证候时，采取相同的护理措施称为异病同护。

❹ 正护与反护

正护与反护是根据临床治则（正治与反治）为依据所采取的护理措施。

❺ 三因制宜

根据时令、气候、地理环境的不同及患者年龄、性别和体质的不同，而分别采取相应的因人、因时或因地制宜的护理措施。

❻ 预防为主

在传染病的护理中，以"未病先防"和"既病防变"为原则，掌握传变途径，防止并发症，在疾病康复期防止病情反复。突出了中医在探究病因、观察病情、诊断、治疗、护理、预防中的整体观和现代"社会—生物—心理"医学模式特点。

二、中医护理的内容及在传染病防治中的认识和实践

❶ 预防护理

中医非常重视对传染病的预防，因此中医护理时会提醒患者在传染病暴发之前，注意个人卫生。日常生活中，保持生活环境的清洁，注意环境消毒，定时开窗通风、换气，如咳嗽应当用两层餐巾纸、手帕或者口罩将口鼻捂住，防止病毒或细菌传播；使用过的餐具、杯具等，也需要严格地使用含氯溶液进行消毒。[1]

❷ 生活护理

指导患者戒烟戒酒，保持健康的生活习惯，对于伴随基础疾病的患者，还需要关注基础疾病的生活护理。要做好口腔护理，加强预防措施；对使用的床单以及衣物等及时更换。病房内注意保持良好通风，病房内部空气应当与露天空气相互交换，切勿排向病区走廊。护理人员每天需采用含氯消毒溶液 500 mg/L 对病房内部进行消毒，且采用有效含氯消毒溶液 250～500 mg/L 对药杯、餐具、饮具等进行 10 分钟浸泡后清洁，之后再煮沸 30 分钟进行消毒。

❸ 情志护理

中医认为，一个人的健康水平，往往与其情志状态存在一定的关

系。因此，有必要同时开展对患者的情志护理。中医独特的护理方法，能够使患者身心统一。护理人员需要加强和患者之间的交流，对患者的心理状况予以了解并进行心理疏导，帮助患者保持平和的心态，树立战胜疾病的信心。对于一些慢性传染病患者，如结核病患者，因病程较长，同时担心病症不能彻底治愈，再加上沉重的经济负担以及身体不适，心理会产生焦虑、抑郁、紧张、不安等问题。[1] 所以患者入院之后，首先需综合评估患者的心理状态，并加以疏导和缓解，帮助患者保持良好的心态接受临床治疗和护理。另外在护理实施之前，还需对患者的性格特征以及家庭背景进行详细了解，学会揣摩患者的情绪变化以及心理变化，以便能够采取针对性的措施对患者进行情志护理。

❹ 膳食护理

药王孙思邈在《备急千金方》里说："安身之本，必资于食。"中医认为药食同源、药食同用、药食同理，中药和食物有着水乳交融的难解之缘，有防病治病的重要功能。中医在选择适宜的食物进行合理膳食方面，积累了丰富的经验，有一整套食疗的方法及理论。同时中医饮食护理强调辨证配膳。如气阴两虚者需进食养阴而益气的药膳；气虚者需要进食活血益气的药膳；阴阳俱虚者需进食滋阴和补阳的药膳；燥热阴虚者需进食润燥及养阴的药膳。而对于病情复杂的患者，比如结核病合并糖尿病患者，需要考虑到结核病对患者的消耗较大，需要充足补充营养、能量，但同时糖尿病又需要严格控制患者的血糖水平。基于此，必须要根据患者的个人情况，为其制订科学、合理、均衡的膳食计划：一方面要确保营养、能量的充足供应，另一方面又要降低患者血糖。[2]

❺ 运动护理

"生命在于运动"是中医治疗、养生的一个基本准则，所以在中医护理中多有指导患者根据自身的活动能力情况，选择合理的运动项目进行锻炼，如太极拳、八段锦等。从小的运动量开始，循序而渐进，且同时要做好运动时的安全保护，[2]以通过运动来提高患者的身体健康素质，促进病情的治疗。但是对于存在结核中毒症状、血糖比较高等有运动禁忌的患者则需要注意避免运动。在此次新冠肺炎的临床诊疗中，我们欣喜地看到中医国家医疗队组织了患者练习八段锦和太极拳等中医特色护理行动，这对患者的康复起到很大的帮助。

❻独特的护理技术

中医护理有一套异于现代护理学独特的技术与方法。运用于临床，经济实用、效果好，受到患者的广泛欢迎。诸如脐疗、针灸术、拔罐术、推拿术、刮痧术、贴药术、熏洗术、坐药术、吹药术、药捻术、温熨法等保健技术。在结核病患者的护理中采用的中医按摩护理法，就是使用中医按摩的点、按、拿、揉、推等手法对患者腹部予以按摩，对患者的肾经、任脉和脾经等腹部穴位予以点揉，每次按摩10—15分钟，每天按摩1～2次。

❼临症施护

针对患者的不同症状，应采取相应的中医护理技术，改善临床症状，缓解焦虑心情，促进患者康复。比如对于伴随失眠的传染病患者，可以采用耳穴埋豆法，通过耳部穴位压豆来刺激特定耳位如神门、心、额、脑干、胃、肝等，以缓解患者精神紧张状态，促进睡眠。对于结核病患者胁痛的症状，可以采用砭石刮痧法，穴位以大椎、大杼、膏肓、神堂为主，配刮期门、太冲、足三里、内关、行间、阳陵泉等经穴部位。对于乙肝患者出现腹胀，可以采用荷叶中药封包治疗，以中药饮片粉碎后用赋形剂调和成糊状，加温后敷于肝胆区，以荷叶覆盖，青色腹带固定保留4—6小时，可疏肝理气、缓解腹胀；若出现便溏则采用雷火灸法，选择加入木香、乳香、香附、高良姜等药物的艾条，灸神阙、天枢、大横、关元、气海、大肠俞、脾俞等穴位，每穴灸3分钟，每次治疗30分钟。[3]

❽ 音乐护理

《黄帝内经》中指出，五音（角、徵、宫、商、羽）与五行（木、火、土、金、水）相应；与五脏（肝、心、脾、肺、肾）、五志（怒、喜、思、忧、恐）相连。角、徵、宫、商、羽五种不同音调的音乐可以健运脏腑、调理气血、舒畅情志，从而起到促进身心健康的作用。[4]心理学实验表明，音乐属于良性刺激，可焕发良好的情绪，如喜欢、愉悦、欣快、安全感、满足感、荣誉感等。从现代医学角度分析，声波使机体各器官的振动系统产生有益共振，激发神经的兴奋部位，通过神经体液的调节，恢复体内的平衡状态，使患者在最佳的心理状态下接受治疗。角调音乐属木，能防治气的内郁；宫调音乐属土，以利防治气的升降紊乱；羽调音乐属水，利于防治气的上逆或过分上炎。这就是五行音乐能影响人体气机运化、平秘阴阳、调理气血、保持体内气机动态平衡、保持良好情绪和身体健康的原因所在。

由于病毒侵扰，致使肝的疏泄功能太过或不及，乙肝患者容易产生急躁、焦虑或抑郁的情绪。从中医角度出发，有针对性地采取中医音乐护理，可以有效防治乙肝引起的情绪障碍。角调式音乐可调和肝胆的疏泄，达到调神舒缓情绪的良好作用。有学者根据中医五音配五脏理论，采用辨证施音，选取符合角调的音乐，对肝气郁结型慢性乙肝患者进行护理干预后，用汉密尔顿抑郁量表测评，结果显示良好的辨证施音护理干预能有效降低乙型病毒性肝炎患者抑郁的发生率。

"三分治，七分养"是中医治病的一个重要原则，这里的养包括改善患者的休养环境和心态，加强营养调理，注重动、静结合的体质锻炼等，这些都是中医辨证施护的精华。中医的护理技术和方法在护理工作中逐渐成为护理的特色和优势，实施中西医结合护理，将使中医护理学在传染病防治中发挥更大作用。

（吴凤芝）

参考文献

［1］ 曹绪娥.糖尿病合并肺结核病患者应用中医护理及人性化护理的临床分析［J］.中国中医药现代远程教育，2017，15（20）：130-131.

［2］ 闫桂萍.肺结核合并糖尿病患者中医护理效果观察［J］.继续医学教，2019，33（07）：95-97.

［3］ 陈茜，赵文霞.中医护理干预对慢性乙型病毒性肝炎患者心理问题的影响［J］.河南中医，2019，39（12）：1882-1885.

［4］ 王小珍，肖春玲，罗小华，等.辨证施音护理干预在病毒性肝炎病人治疗中的应用［J］.护理研究，2014，28（17）：2099-2100.

病愈防复，促进康复

据说，李嘉诚在15岁的时候感染了当时被视为"白色瘟疫"的结核病，他通过一年多的鱼汁等营养补充配合呼吸新鲜空气等方法奇迹般地痊愈了。但是此后由于过度劳累，18岁的时候又复发了。其实类似的例子还有许多，这提示我们瘥后防复的重要性。

对于传染病而言，当我们通过治疗，人体免疫力增加到一定程度时，体内相关的病理生理过程基本终止。这时患者的相关症状和体征逐渐消失，身体状况如体力和食欲也在逐渐恢复，如果此时检测血清中抗体效价亦呈现逐渐上升并达到最高水平，据此我们认为患者进入了恢复期。对于某些进入恢复期后的传染病患者，由于各种因素导致潜伏于体内的病原体再度繁殖至一定程度，初发病的症状再度出现，我们称之为复发。但是如果当病情进入恢复期时，体温尚未稳定恢复至正常，又再发热称为再燃，这可能与体内病原体尚未完全清除有关。对于上述现象中医称之为瘥后复发，认为与治疗调理不当有关。中医在长期与传染病做斗争的过程中发现患者经过治疗达到临床痊愈时，往往身体正气尚未完全恢复，有时还会存在余邪未尽的情况，如果不重视调理保养，很容易导致疾病死灰复燃。

东汉名医张仲景在临床诊疗实践中就发现疾病瘥后调护的重要性，强调疾病瘥后往往阴阳未调、气血未复或余邪不尽，如果调理不当，容易导致复发。他在《伤寒杂病论》中提到的瘥后复证有阴阳复、劳复、更发热、食复等情况，更在《伤寒论·辨阴阳易差后劳复病脉证并治篇》中阐述了治疗瘥后劳复诸病的方法，从理论和临床实践等角度完善了"瘥后防复"这一中医治未病的重要组成部分。同时，尽管许多传染病在临床检测上达到了治愈的标准，但由于传染病的伤害，有可能给患者留下后遗症或功能损伤。尤其是从中医学的视角来看，多有脏腑气血阴阳的失衡或痰饮瘀血的阻滞，因此更要及时调理，促进康复。

一、瘥后防复

（一）预防重（chóng）感

中医认为患者经过治疗几近痊愈时，往往是邪气虽去，正气已伤，这时身体状况虽然趋于平稳，但是正气已有损伤，抵抗力大大下降，甚至还有余邪未尽。这个时候如果不注意护理调摄，如过食荤腥影响脾胃，或形寒饮冷影响肺卫防护，往往会引起抵抗力下降、邪气重燃，病情骤然加重，老百姓多称之为重感。因此，传染病的治疗过程中一定要注意瘥后防复，预防重感。例如此时患者多体虚、免疫力下降、易出汗，因此开窗通风一定要让患者回避，或等患者汗净身凉的时候，避免汗出当风；患者外出时也要等外面暖和无风雨的时候，注意保暖，并且不要到人多的地方；平时也要注意足部保暖，多喝水，多休息。

（二）预防食复

中医学很早就发现在传染病的治疗过程中，由于治疗药物的损伤和疾病的影响，会导致脾胃多有损伤，因此还有"留得一分胃气，保得一分生机"之说。待到传染病新愈，此时邪气虽去，但胃气尚未完全恢复，如果不注意饮食禁忌和护理，容易导致疾病复发或变生他症。

❶ 损伤正气

正如《素问·热论》中所说："病热当何禁之？病热少愈，食肉则复，多食则遗，此其禁也。"这里强调了（发热类传染病）热病恢复期的调理与饮食禁忌，食用肉类等荤腥油腻之物或饮食过饱，容易引起正气亏损、抵抗力下降，导致疾病复发或缠绵难愈等后果。

❷ 变生邪气

张仲景在《金匮要略·果实菜谷禁忌并治》中也提出"时病瘥未健，食生菜，手足必肿"，强调病后初愈，脾胃往往虚弱，功能不足，过食生冷多导致脾胃运化失司，水湿潴留，从而引起手足浮肿。

所以，发热类传染病由于热邪耗气以及在治疗过程中的寒凉药物伤脾等因素，多在后期出现脾胃气虚、运化不足等现象。如《伤寒论》第391条有"吐利发汗，脉平，小烦者，以新虚不胜谷气故也"，提出病后脾胃虚弱，不能消化食物，应注意饮食调理，以防复病。因此，应注意保护脾胃功能，少食生冷油腻等影响脾胃功能且不好消化的食品。

（三）预防劳复

中医认为，大病初愈，正气未复，或有余热未清，脾胃未调，从事过度体力或脑力劳动，都可能导致疾病复发，此称为劳复。如《三因极一病证方论·劳复证治》中提到："伤寒新瘥后，不能将摄，因忧愁思虑，劳神而复，或梳沐洗浴，作劳而复，并谓之劳复。"而《伤寒论》393条："大病瘥后，劳复者，枳实栀子豉汤主之。"此中"劳复"，就是指因过劳而复发者。有些传染病如结核病、乙肝等，更要注意在一段时间内不要过度劳累，使身体得以慢慢康复。

传染病治愈之后，要注意合理起居、适当调理，逐渐加大活动量，预防瘥后劳复。

二、促 进 康 复

（一）食疗康复

《素问·五常政大论》云："大毒治病，十去其六；常毒治病，十去其七；小毒治病，十去其八；无毒治病，十去其九；谷肉果菜，食养尽之。"可见食疗在传染病康复中的重要性。正如《金匮要略·脏腑经络先后病脉证》中所强调的："五脏病各有得者愈，五脏病各有所恶，各随其所不喜者为病。"即在患者的身体痊愈以后，应当根据患者身体情况，随五脏所喜，避其所恶，辨证施食，通过中医食疗，注意饮食宜忌，有针对性地进行护理和调摄。

❶ 调理脾胃

传染病新愈调理，尤其要注意不能饮食过饱，再伤脾胃。如《伤寒论》第398条强调："病人脉已解，而日暮微烦，以病新瘥，人强与谷，脾胃气尚弱，不能消谷，故令微烦，损谷则愈。"此时可以取法医圣张仲景，采取"糜粥自养"的方法先以粥养，循序渐进，再逐渐给予营养丰富的饮食，也可以辅以一些健脾开胃的食品调理，如山楂、白萝卜等。有些传染病如乙肝等，要特别注意饮食卫生，同时注意饮食不要过于油腻，应以清淡为主。

❷ 滋养肺胃

发热类传染病由于热邪伤津以及在治疗过程中的发汗伤阴等因素，多在后期出现肺胃阴津亏损的现象，此时应注意肺胃喜润恶燥，切莫过食辣椒、胡椒等辛辣伤阴之品，可以给予荸荠、百合等甘润之品。

（二）方药康复

中医在几千年的临床实践中积累了丰富的针对传染病进行康复治疗的经验，并形成了理论体系。根据中医药理论和临床实践经验，可以采用中医方药有针对性地进行康复治疗，祛除痰饮瘀血的阻滞，调畅气机，通调血脉，调理脏腑经络、气血阴阳，达到恢复机体功能的效果。

（三）针灸放血和拔罐刮痧等经络康复

依据中医经络理论，针灸放血和拔罐刮痧等经络康复手段很早就被应用到传染病的康复治疗中，通过刺激和疏通经络，调整相应的脏腑气血功能，达到促进康复的效果。如乙脑患者可能出现的神经方面的后遗症可以通过针灸等方法进行康复。

（四）运动康复

传染病新愈时，患者多存在气虚血弱、阴阳失衡、精神疲惫，长期卧床还会导致患者痰饮瘀血阻滞或经络不畅，需要通过适当的运动进行调理。中医学基于"形神统一"的认识，强调形神同调，通过一定的运动和导引使经气流行，充养形体，促进机体康复。尤其是导引可以活经通络，畅通人体气、血、津液运行的通道，调和五脏六腑的生理功能，加之中医保健运动方式简单易学，要求条件较少，轻柔缓慢，适宜新愈患者实施。如新冠肺炎患者病愈后，有一些会遗留有肺损伤，通过腹式呼吸和六字诀的练习，会有较好的康复效果。

（五）情志康复

中医在临床实践中发现精神状态对病情预后有很大影响，正如《黄帝内经》所云："恬淡虚无，真气从之，精神内守，病安从来？"而《红楼梦》中对林黛玉病情加重的描述就与情志饮食密切相关。传染病在恢复阶段，往往邪气渐去，身心俱疲，心理承受力也比较差，因此一定要重视病后的心理调摄，避免不良情绪导致疾病加重或反复。例如经历了突发传染病侵袭的患者容易因过度应急导致情绪紧张、焦虑、惊恐，甚至夜难成寐。此时要注意有针对性地对患者进行心理辅导，也可用沉香精油、檀香精油、香橙精油或薰衣草精油按照适当比例调和，在患者附近进行睡前熏香，可以起到缓解紧张焦虑、解郁安神的效果。

　　同时，不同的传染病带来的心理影响也有所不同，例如结核病患者多阴虚体质，易多愁善感，宜注意采用轻松快乐的心理疏导方法，按照中医藏象理论，忧愁这类情绪与肺更为密切，五行属金，可以用属于心火的快乐去克制，即以喜胜忧。

　　俗话说得好，"病走如抽丝"，在传染病的防治中，一定要注意根据患者身体状况，注意缓进平调，循序渐进，在饮食、起居和情志等方面综合调理，避免重感、食复和劳复，同时加强食疗、药疗、针灸以及运动、心理等康复，促进机体恢复健康。

（李　峰）

[第七讲]

示告大众，群防群策

2019年底，突如其来的新冠肺炎在中国大地上肆虐，面对来势汹汹的疫情，以习近平总书记为核心的党中央领导全党全军全国各族人民打响这场疫情防控阻击战。在抗疫过程中，不仅是国家政府、医生护士站在抗疫最前沿，而且全国各行各业的劳动者都参与到了这次疫情的防控之中。2020年2月6日，《人民日报》就发表了题目为《凝聚众志成城抗击疫情的磅礴力量》的文章。文中，习近平总书记强调："在中国共产党的坚强领导下，充分发挥中国特色社会主义制度优势，紧紧依靠人民群众，坚定信心、同舟共济、科学防治、精准施策，我们完全有信心、有能力打赢这场疫情防控阻击战。"全国上下各行各业已铸成了"万众一心，众志成城"的抗疫长城。

纵观历史，在中国历史上突发的各种疫病、传染性疾病的防控过程中，也多有政府、机构和各阶层民众不同程度地参与，动员越广泛，抗疫效果越好。正是因为群防群策，加之以传统中医药手段，我们一次又一次地战胜了肆虐的疫情，并积累了诸多可供借鉴的经验。

一、严守隔离，防疫首务

自秦代开始，国家逐渐将"隔离"作为国家传染病防治的一项律法制度。1975年，湖北云梦睡虎地十一号墓出土的珍贵的秦代竹简中就出现了世界上最早的麻风病隔离所的记录，即"疠迁所"。当时将麻风病患者统一移送到"疠迁所"进行隔离。

汉代时期，国家则根据疾病发展设置隔离医治场所。《汉书·平帝纪》对此有相关记载。

晋朝时期，《晋书·王传附弟子彪之传》中描述了对感染者的限制，证明在当时政府已形成了染疫者隔离制度。

南朝时期，政府设立了专门的染疫者隔离机构——"六疾馆"，以隔离收治患病之人。

唐朝时期则一直沿用"疠迁所"制度，设置专门安置感染者的封闭性场所——"疠人坊"。同时，启用寺院开设"乞丐养病坊"，收治传染病患者并加以隔离。

从宋代开始，官办医疗机构成为当时防治传染性疾病的主要场所，需隔离的患者均安置其中。宋真宗大中祥符二年（1009）"初置养病院"。宋仁宗景祐四年（1037），沿用唐制，设立"悲田养病坊"，多以僧人等宗教人士为医，救助患者并推广到地方州郡。《元丰类稿·越州赵公救灾记》中载熙宁九年（1076）越州"大疫，为病坊，处疾病"，赵汴创立"病坊"。《续资治通鉴长编》记载元祐四年（1089）苏轼"哀集羡缗"，在杭州众安桥建设立疫病收治机构"安乐坊"。北宋末年，各地方政府广泛开设"安济坊"，以专门收治隔离患者。如《宋史》中记载宋徽宗崇宁元年（1102）京师"置安济坊养民之贫病者，仍令诸郡县并置"。同时，安济坊首次将患者按病情的轻重分室居住，重病患者还要加以隔离，病危将亡者则要隔离在"将埋院"。苏轼所创立的"安乐坊"也于崇宁二年（1103）收归地方政府管理，并统一改为"安济坊"。

元、明时期，官方专设药局等医疗机构安置隔离患者。同时，民间慈善机构也大量兴起，对于疾疫的隔离防控也起到了积极的作用。

清代前期，地方乡绅在"隔离"制度的施行与发展中起到了重要的推动作用，全国范围自发建立了大量救助机构，如地方药局、育婴堂、普济堂等。普通百姓也是在上述机构传播的防疫知识中，对疾疫的预防、隔离、治疗等有了一定了解，开始进行自主避疫。但是，清政府在各项措施中相对谨慎的一项也是"隔离"，尤为体现于对京师与旗人防控痘疫上。当时应对京师的痘疫所采用的隔离制度主要体现为两个方面：其一是强驱患民，其二是外番免入。这种隔离方式与中医所倡行的"病患隔离"相背离。[1]

民国期间，西方公共卫生学引入后与本土中医药防控措施相结合，使得"隔离"制度更加完善。国民政府1930年9月公布的《传染病预防条例》，具体内容有，清洁及消毒制度、隔离制度、检疫制度、报告制度，前二者即中医学防疫中的"净秽"与"隔离"。

二、群防群策，广施医物

❶ 政府管理，地区协同

宋、元时期政府在防疫过程中，拨出专项资金用于购买防疫药物。如《宋史·仁宗本纪》记录京师大疫，宋仁宗将宫中贵重药材，发放民间制作成药防治疾病。宋朝政府重点防控瘟疫易发人群，派专使和医博士在军队中宣传防疫知识，并要求按时服用防疫药物。

同时，地方政要、官吏群体，则依照国家要求赈济地方，施药于疫情患者，与政府防疫制度互为补充。京师和地方药局联动，大量制作防疫药物（中成药），以便于民众购买服用。

❷ 民众同心，举国防疫

面对疫病，仅靠政府、官方的力量是远远不够的，社会力量在救治疫病的过程中起到相当积极的作用，乡绅与普通民众在面对疫情时的作用显得尤为重要。宋朝时期寺庙的僧人经常协同抗疫，督促人们服药。

清代，参与疫病防治的社会力量以"乡贤为主导的地方富绅集团和民间社会慈善机构"为主，各种民间防疫机构及新式医院也逐步建立。清代咸丰十年（1860），兰州进士吴可读拟有《创设牛痘局启》，倡导捐款，仿照北京牛痘局模式，在兰州倡设牛痘局，为儿童接种牛痘。陈游戎创立"医院及防疫会"，在《福建台湾奏折》中亦可见闽台地区民众筹措医物防疫。

民国时期，社会团体开始转型，取而代之的是商会、清洁会等社会团体，在它们的帮助下，防疫措施更加丰富，包括施送医药物品、实施消毒隔离、清理街区垃圾、举办义诊、筹措防疫经费等。

三、示告大众，普惠大众

政府和公共机构联合中医医家参与到传染病防控之中，延医设局、施医送药等，防治过程中涌现出大量防控传染病的中医方药与方法，如"避瘟丹""艾叶熏蒸"等。在抗疫过程中为了使防控方法得以普及，地区政府以及各级社会机构更多地采取了纸媒传播的形式进行传染病宣传引导，如刊刻医书、报纸公布、发布告示等。

❶ 刊刻医书

每次大规模疫情过后，政府都会组织名医对疫情暴发的原因、流行的情况和救治经验等刊刻成书，供后世参考借鉴。医书由国家政府督导刊印，许多中医名家也将防治疫病的经验广为推广，这大大促进了中医防疫医学事业的发展。如我国明末著名的温病学家吴又可在明末大疫过程中总结经验，于1642年著成瘟疫专论之书《瘟疫论》，该书极大地丰富了我国传染病学理论，并明确指出瘟疫是由一种"疠气"造成。清代医家吴鞠通认为，疫邪之气具有强烈的流行性和传染性，并为防治指明路径。

❷ 报纸公布

报纸常以中西医相结合的方式介绍瘟疫和卫生知识，作为晚清后期的主流媒体，也在防疫过程中扮演了重要的角色，如《长沙日报》曾刊载《论防疫》一文。1902年瘟疫时期，《大公报》上刊登过《霍乱症预防法》《时疫缘起治法说》，并采用白话形式写作，普适于民众。

我们中国人，在养生的道理上，多是不肯讲究的……如今，我把西洋至浅的卫生学，稍说一说，请大家留心，也是大有益处的事情。卫生学是什么呢？就是讲保养身体的法子……人的心是总管血脉的，一呼一吸，循环周转，日夜不息的。凡是人，过于劳苦，血脉就消耗，必须用饮食赔补它。人的这出入气，顶是要紧的，比方地方脏污，房屋窄小，那些浊气最容易伤人。每天必须走个圈子，活动活动，换换清气，与人大有益处。睡觉的地方，必须要合外头通气，不然紧紧地关在一个小屋子里，那浊气一会儿工夫都满了，与人大有妨碍。

（当时报纸内容节选）

❸ 发布告示

文告，又称公告、布告，语出《史记·吕太后本纪》："刘氏所立九王，吕氏所立三王，皆大臣之议，事已布告诸侯，诸侯皆以为宜。"文告是指国家机关在向人民群众公布政策法令和重大事件，以及宣布其他需要人民群众了解、遵守和执行的事项时使用的一种公文，一般以书面或印刷的形式通告公众。

发布防疫布告，宣传疾病防治知识，这种形式受众群广，在各时期防疫过程中最为便捷，且应用广泛。"中医药文告"是国家医疗机构拟定或地方医疗机构以及个人，向政府或民众捐赠的疾病诊疗方法、效验方剂以及预防措施的文书布告，符合"文告"的属性，[2]因此，将此类中医药文献统称为"中医药文告"。其版式多为单页刻版成文，以便于记录完整的医疗提示及医家体会随笔，促进中医药知识在医者乃至民众间防控疫病过程中的使用。由于中医药文告本身具有便于誊抄与携带的特点，所以其受众除了具有普适性的社会民众外，还包含特殊人群，如军人、商旅、海员等。[3]

中医药文告内容包括疾病名称、效方名称、主要症状、适应人群、方药（药名、剂量）、随症加减法、服用方法、调护方法、记载时间、流传地点、敬献者［州县府衙、庙宇道观、药堂、善堂、个体中医从业人员（名医、游医、祖传医生）］等。[4]

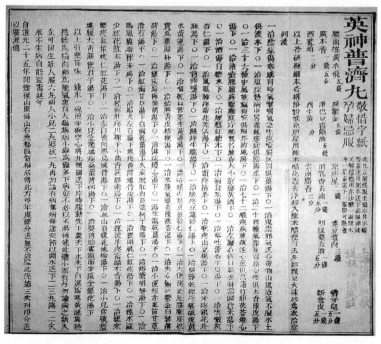

图1　中医药防疫文告《英神普济丸》图版（竹纸，24 cm×27 cm，藏于"景和斋"）

光绪三十一年（1905），京师疫病流行，开始以文告告知民众需要如何防治时疫。公共卫生史专家杜丽红研究发现，当时警厅撰就告示，遍贴各衢巷，并"请总劝学所转告内外城各宣讲所，将卫生防疫之法详细讲解"，以便家喻户晓。[5]据天津《大公报》载，宣统二年（1910），京师猩红热流行，警厅立即张贴告示，晓谕病状和预防办法，告诫众人注意。

此外，任应秋认为我国自古以来还有利用节令，推行防疫运动的传统。《荆楚岁时记》云："正月一日，长幼以次拜贺，进屠苏酒。"而屠苏酒方，载于《千金方》，为大黄十五铢，白术、桂心各十八铢，桔梗、蜀椒各五十铢，菝葜十二铢，乌头六两，据云："辟疫气，令人不染温病及伤寒"。冯萝冈《月令广义》云："五月五日，用朱砂酒辟邪解毒，余酒染额胸手足心，无虺蛇之患，又以洒墙壁门窗，以避毒虫"。元旦、端午这些节日，利用节日传统进行防疫运动，不但在古代很适合，在今日仍有利用的必要。

在防控传染性疾病的过程中，古代中医药人担当起了抗疫先锋的重任。时至今日，中、西医医护人员继续共同肩负使命，在国家政府的指挥下，与全国民众一起，利用"中医药"这把利刃，群防群策，防疫之未发，治疫之未变。

（马 捷）

参考文献

［1］ 张喆.清代前期疫灾救助研究［J］.兰台世界，2015（12）：29-30.

［2］ 马捷，李峰，白世敬，等.丝绸之路中医药古文献溯源与探究——"中医药类文告"解析［J］.第十三届世界中医药大会暨第二届"一带一路"中医药合作与协同发展研讨会，2016，11：230-232.

［3］ 马捷，李小林.从一则"丝绸之路"中医药文告看中越医药文化交流［J］.

中医药文化，2018，13（03）：35-41.

［4］ 马捷，李峰，李小林，等."中医药类文告"研究初探［J］.中医文献杂志，2017，35（06）：9-11.

［5］ 杜丽红.近代北京疫病防治机制的演变［J］.史学月刊，2014（03）：106-115.

中篇

传染病的中医药防治与康复的方法集锦

遣方用药，辨证施治

提起中医药防治传染病，有些人持怀疑态度。传染病进展那么迅速，"慢郎中"能治吗？事实上，自古以来，中医为中华民族抗击天地疫气立下过赫赫战功。电影《大明劫》讲述的就是明朝崇祯年间，一代名医吴又可在国家内忧外患之际，抗击瘟疫的故事。当时瘟疫横行，一巷百余家，无一家幸免，一门数十口，无一仅存者。吴又可意识到疫病所感邪气与伤寒不同，不可用寻常伤寒之法，遂改用他人不敢用之药，力挽狂澜，救人无数。他提出的"疠气"致病学说，在世界传染病学史上也是一个伟大的创举。由他创立的名方达原饮，在2003年抗击"非典"中再一次发挥了巨大作用。2008年汶川大地震中，中药大锅汤也有效地预防了灾后各种流行病的传播，被传为佳话。

2003年"非典"过后，很多中成药比如板蓝根、连花清瘟胶囊、金花清感颗粒等，走进了千家万户，成为"居家防病必备"，可见中医通过合理的遣方用药，是有切实疗效的。那么中医方药是如何起到防治传染病的作用，其中又有怎样的原理和使用方法呢？

一、中医方药用于传染病防治的具体认识

相信大家在前文中，已经了解到中医治未病包括未病先防、治病防变、瘥后防复。方药在传染病防治过程中也包括以下几方面。

（一）未病先防

关于传染病的预防，中医很早就有相关记载。据《山海经》的记载：防蛊药有八种，防疫四种，防五官病八种，防皮肤外科诸病八种，防脏器诸病四种，防兽病一种。《素问·刺法论》对如何防治"五疫"做出了解答："不相染者，正气存内，邪不可干，避其毒气，天牝从来，复得其往，气出于脑，即不邪干。"任应秋老总结相关资料云："唐朝孙思邈著的《千金方》载有'辟温杀鬼丸雄黄丸'等，这种丸料，既可以燃烧，又可以佩戴，又可以吞服。据载可以避'百鬼恶气，卒中恶病及时疫'，其主要药料为雄黄、雌黄、丹砂、白芷、鬼箭、芜夷等，都为杀虫灭菌的药物。"他也指出："又千金方之避瘟杀鬼圆雄黄丸等，皆为免疫良方。惜今之为医者，未能善用之也"。

❶ 针对流行邪气的性质

中医认为传染病，为疫气所感。《温疫论》中认为："温疫之为病，非风非寒，非暑非湿，乃天地之间别有一种异气所感"。其性猛烈，其性秽浊，所以常用一些芳香化浊辟秽或者重镇辟秽杀毒之品，如藿香、佩兰、苍术、银花、雄黄等。

宋代庞安石在《伤寒总病论》中提到："入温家令不相染，研雄黄并嚏法。"葛洪在《肘后备急方》中立"治瘴气疫疠温毒诸方"一章，收录若干避瘟之方，如太乙流金方用雄黄三两，雌黄二两，矾石、鬼箭各一两半，羚羊角二两，捣为散，置于香囊中，悬挂在门户上，通过持续散发的药物气味防止疫病；又如《外台秘要》所载的辟温粉（川芎、苍术、白芷、藁本、零陵香）都是以芳香辟秽化浊药物防疫抗疫的典范。在新型冠状病毒肺炎防治中，国医大师、南京中医药大学周仲英教授也以芳香辟秽、化浊解毒为法，给出"防疫香囊"配方。

"防疫香囊"配方

选药思路：重在芳香辟秽、化浊解毒。

建议处方：藿香10 g，苍术10 g，白芷10 g，草果10 g，菖蒲10 g，艾叶10 g，冰片5 g。

用法：共研细末，制成香囊，佩挂胸前，作为普通大众的预防方。

《本草纲目》有载，苍术是很好的避瘟药物。"能除恶气，古今病疫及岁旦，人家往往烧苍术以辟邪气"，提倡在瘟疫流行时通过燃烧苍术以避邪气。现代研究表明：通过燃烧苍术，能明显降低空气中的含菌量，在室内相对湿度 40%～50%的常温下，与紫外线相较具有同等杀菌作用，可以达到给空气消毒的目的，有效预防瘟疫。[1]

❷ 针对易感人群

"正气存内，邪不可干"，若平素正气偏虚，则容易感受虚邪贼风。因此，提高人体正气是抵抗传染病非常重要的方法。

古人有饮屠苏酒的习俗，《千金要方》谓之："一人饮，一家无疫，一家饮，一里无疫"。该方由大黄、白术、肉桂、桔梗、蜀椒、乌头、菝葜七味药组成；以药泡酒，除夕进饮，具有健脾益气、温阳活血之效；通过提高人体防病机能，帮助人们抵御邪气。此外《延年秘录》中所记载的豉汤方，主辟温疫疾恶气，令不相染易；用豆豉、伏龙肝、童便配伍，据载此方在军营中使用广泛。

此外，每每在季节交替或者有四时不正之气时，临床医师常推荐一种中成药，日常服用可预防疾病，这就是《丹溪心法》之玉屏风散。该方用黄芪、白术益气固表止汗，配伍防风既走表祛风邪，防止风邪乘虚而入，又可使黄芪、白术固表而不留邪。现在此药常常用作预防感冒等疾病的家庭常备药物。

现代社会，人民生活水平大幅度提高，素体虚弱之人逐渐变少，人们多食肥甘厚味，易生痰湿。因此，针对这一类人群要使正气存内，往往还需要用一些健脾化痰祛湿之法。比如，在本次新型冠状病毒肺炎暴发后，多位中医专家给出的预防方剂大都在扶正的基础上，不同程度地配伍了苍术、藿香、冬瓜仁等去痰化湿、消食化积之品。

（二）既病防变

传染病发生后，因其感受邪气的特殊性，必须尽快用药，截断其发展，"先安未感邪之地"就是说照顾未病之脏腑，防止其蔓延为患。

❶ 针对所感传染病的传变规律

《素问·阴阳应象大论》云："善治者治皮毛，其次治肌肤，其次治筋脉，其次治六腑，其次治五脏。治五脏者，半死半生也。"即中医会根据疾病传变的基本规律进行治疗，在疾病不同发展阶段，采用不同的药物配伍截断其传变的途径，以防止疾病进一步转化。中医理论中，疾病传变的方式主要有伤寒六经传变、温病卫气营血途径传变、脏腑五行生克制化传变等。在方剂配伍中，也常常体现着不同的既病防变思想。

❷ 防邪气随经传变

《伤寒杂病论》构建了外感热病六经传变的理论框架，其中很多条文都明确表述了疾病传变的过程，同时提出相应的防止传变的方法。在其方剂配伍中，也无不体现这种思想，如在《太阳病篇》中有载："伤寒，阳脉涩，脉弦，法当腹中急痛，先与小建中汤；不差者，小柴胡汤主之"。即在太阳病阶段，可予小建中汤，防止邪气入内引起腹痛等症状。又临床在治疗发热类疾病，证见反复发热（寒热往来），西医退热药物疗效不佳时，可选用小柴胡汤。该方重用柴胡透散少阳之邪，舒畅少阳经气之郁滞，同时用黄芩清泄热邪，两药合用，共解少阳半表半里之邪，又防邪热不解内传阳明。配伍生姜、半夏降逆止呕；人参、甘草、大枣益气健脾，扶正助祛邪，同时防止邪气内陷。正如《医方考》中所述："然邪之伤人，常乘其虚，用人参、甘草者，欲中气不虚，邪不得传入里耳。"

❸ 防疾病按脏腑五行生克制化关系传变

《素问·玉机真脏论》云："五脏相通，移皆有次，五脏有病，则各传其所胜。"五行生克制化的规律是"夫治未病者，见肝之病，知肝传脾，当先实脾"。根据该理论，医圣张仲景在肝虚病治疗过程中进一步阐释，"夫肝之病，补用酸，助用焦苦，益用甘味之药调之。酸入肝，焦苦入心，甘入脾，脾能伤肾，肾气微弱，则水不行；水不行，则心火气盛，则伤肺；肺被伤，则金气不行，金气不行，则肝气盛。故实脾，则肝自愈，此治肝补脾之要妙也。"唐容川释其义曰："助心益脾，扶土制水，水弱则火旺，火旺则制金，金被制，则木不受邪，而肝病自愈矣。隔二隔三，真治未病之上工也"。[2] 酸枣仁汤、逍遥散等都体现了"治肝之病，当先实脾"的思想。在乙肝等传染病的中医治疗中，常常体现这种治法。

❹ "先安未受邪之地"防温病传变

温病是除外感风寒邪气之外，几乎所有外感热病的总称。大多数传染病尤其是呼吸系统传染病都属于中医温病范畴。清代温病学派根据温病的发病特点，形成了独特的温病卫气营血辨证理论，代表医家叶天士在其著作《温热论》中，首次提出"先安未受邪之地"的观点，是对中医"治未病"理念的重要补充。在诸多方剂中，均能体现其治未病思想。其原文为"肾水素亏，虽未及下焦，先自彷徨矣，必验之于舌，如甘寒之中加入咸寒，务在先安未受邪之地，恐其陷入易易耳"，意思是临床中需要通过对舌象的解读，正确判断肾水素亏或不亏。若舌象提示存在肾水不足，即使未见有肾阴被灼的征象，也当在甘寒之中加入咸寒之品，滋补肾阴，肾阴充足则邪热无传入之机。此即"先安未受邪之地"，有方如玉女煎。

《临证指南医案》中记载一则验案："僧（五二）近日温上受，寸口脉独大，肺受热灼，声出不扬，先与辛凉，清上，当薄味调养旬日。

牛蒡子、薄荷、杏仁、象贝母、冬桑叶、大沙参、南花粉、黑山栀皮。"本医案中患者，风热病邪上犯，肺受热灼，喑哑、咳嗽是已病；邪热内陷、阴液受损乃未病。方中以桑叶、薄荷、牛蒡子辛凉解表，杏仁、象贝止咳化痰，山栀清热除烦，治疗已病；用桑叶、沙参润肺养阴清肺，防治未病；大量辛凉轻清之品，以透邪外出，防上焦之邪犯于中焦，解表养阴同用以防阴液损伤。

吴鞠通《温病条辨》继承和发扬了叶天士的"治未病"思想。以其"上焦篇"第一方，用于治疗温病初起之"辛凉平剂"银翘散为例。该方用银花、连翘疏散风热、清热解毒，其味芳香，可辟秽化浊，防疫病秽浊之气，同时配伍薄荷、牛蒡子疏散风热，荆芥穗、淡豆豉进一步解表散邪，同时防寒凉伤胃；芦根清热生津，防温邪伤阴。吴鞠通认为："此方之妙，预护其虚，纯然清肃上焦，不犯中下。"银翘散之配伍，一方面清肃上焦，逐邪外出，治疗已病防止病邪传变，一方面用芦根清热生津，治疗未病，顾护中焦津液。正如叶天士提出的"先安未受邪之地"。《疫疹一得》治疗上强调"热疫乃无形之毒""重用石膏，直入肺胃，先捣其窝巢之害，而十二经之患，自易平矣"。

❺ 针对患者的病情，防止病理因素互相影响

中医认为，在疾病发生发展过程所产生的病理产物如瘀血、食积、郁火、痰湿等都是互相影响的。每种病理因素的产生都很可能发展为新的病因。比如瘀血日久，会影响气机的运行，出现气机郁滞的问题；饮食停积往往容易化热、生痰，继而引发气滞的情况。因此，中医在遣方用药中，非常注重此类问题，未雨绸缪，在治疗主证的同时，适当配伍预防新病。

如《瘟疫论》中的抗疫名方——达原饮。方中槟榔能消能磨，除伏邪，为疏利之药，又除岭南瘴气；厚朴破戾气所结；草果辛烈气雄，

除伏邪盘踞；三味协力，直达其巢穴，使邪气溃败，速离膜原，是以为达原也。但邪热最易伤阴，阴液不足，往往因虚致瘀。因此，方中加知母以滋阴；同时配伍白芍以和血，而不选赤芍、当归之属，以防动血；黄芩清燥热之余；甘草为和中之用。《瘟疫论》中明确指出："以后四品，乃调和之剂，如渴与饮，非拔病之药也。"又如在本次《新型冠状病毒肺炎诊疗方案》（试行第五版）中所推荐的治疗初期方：寒湿郁肺为主证的方剂，苍术15g、陈皮10g、厚朴10g、藿香10g、草果6g、生麻黄6g、羌活10g、生姜10g、槟榔10g。用苍术苦温燥湿健脾为主，藿香、草果助其温化寒湿之邪，湿邪壅塞，最易阻滞气机，因此再配伍陈皮行气，兼以燥湿化痰、调中；厚朴燥湿行气，槟榔下气行水，进一步疏利气机，给湿邪从下而出的通路。如此配伍既治疗寒湿之已病，又预防气滞之未病。

2020年2月6日，国家卫建委、国家中医药管理局发布的《推荐在中西医结合救治新型冠状病毒肺炎中使用'清肺排毒汤'的通知》（简称《通知》，如下图所示），在已公布的资料中显示该方的有效率达90%。这个数据似乎又把中医推到风口浪尖，网络上质疑声不断，许多人不相信中医有这么好的疗效。

国中医药办医政函〔2020〕22号

各省、自治区、直辖市卫生健康委、中医药管理局，新疆生产建设兵团卫生健康委：

为贯彻落实习近平总书记1月25日在中央政治局常委会会议上的重要指示，以及党中央、国务院关于防控新型冠状病毒感染的肺炎疫情的一系列部署，国家中医药管理局积极组织一线临床医生参与筛选有效方剂。根据近期中医药临床救治及疗效观察情况，现将"清肺排毒汤"推荐各地使用。具体如下：

一、处方组合。清肺排毒汤来源于中医经典方剂组合，包括麻杏石甘汤、射干麻黄汤、小柴胡汤、五苓散，性味平和。

二、处方组成及服用方法。

麻黄 9 g	炙甘草 6 g	杏仁 9 g	生石膏 15 ~ 30 g（先煎）
桂枝 9 g	泽泻 9 g	猪苓 9 g	白术 9 g
茯苓 15 g	柴胡 16 g	黄芩 6 g	姜半夏 9 g
生姜 9 g	紫菀 9 g	冬花 9 g	射干 9 g
细辛 6 g	山药 12 g	枳实 6 g	陈皮 6 g
藿香 9 g			

经过数轮专家会诊，得出本次疫情以感染寒湿之邪为主，基于这个结论，我们试从方剂配伍的角度分析一下。该方由麻杏石甘汤、射干麻黄汤、小柴胡汤、五苓散组成，均为《伤寒杂病论》中用来治疗外感热病的经典方剂。化裁之后，将小柴胡汤中的人参改为山药，保留健脾益气之本义，且防人参滋腻，使方剂无助湿之弊；又增加藿香，可以理解为寓藿香正气散之意，增强化湿解表散寒之力；去大黄是因其苦寒之性与本病病机不符；去芍药、五味子是防酸敛邪；去大枣也是恐其有助湿之弊。

全方针对本病外有表寒、内有寒湿且或成饮犯肺的病机，用解表散寒、健脾祛湿、温肺化饮的药物进行，同时配伍石膏、柴胡、黄芩，有预防邪气入里化热之意。《通知》中，还仿桂枝汤服法，嘱每次服完药可加服大米汤半碗，舌干津液亏虚者可多服一碗，并提示患者不发热则生石膏的用量要小，发热或壮热可加大生石膏用量，是为重视顾护津液，防止寒凉冰伏邪气的调护之法。以上种种无不体现着治未病的思想。

（三）治病防损

❶针对患者的邪气损伤

吴鞠通云："温病伤人身之阴，故喜辛凉、甘寒、甘咸，以救其阴。"叶天士云："风挟温热而燥生，清窍必干，此风热劫灼其津液，治宜甘寒。"可见，当人体感受温热疫疠邪气，阴液最易受损。因此，在治疗的时候，注重及时顾护受损之阴津。

例如，外感热病初期，出现发热重、恶寒轻、口渴咽痛等症状时选用银翘散，即在清热解表药中，配伍芦根清热生津。而且，还有学者认为银翘散原方中还应配伍玄参，清热养阴，以防热邪伤阴。李畴人在《医方概要》中道："吴氏以银翘散为主，治津气内虚之人。"可见，该方充分预防温邪对人体津气的损伤。

2003年"非典型肺炎"防治过程中，国家中医药管理局组织中医药专家拟定的六首处方中，就有一首是仿银翘散方义而制。

❷针对治疗方案对机体的损伤

在瘟疫病的治疗中，往往因邪气峻烈，所选用的药物多非平和之品。电影《大明劫》中，吴又可大胆提出："此症绝非伤寒，为瘟疫初起之症，非一味猛药可以痊愈。"然后结合他之前治疗瘟疫的经验，配出含有大黄这种烈性药的药方让患者服用，使疫情逐渐得到了控制。实际上，吴又可治疗温病确实主张急证急攻，善用下发。他在《瘟疫论·发黄》中指出："是以大黄为专功，山栀次之，茵陈又其次也。"在使用这类中药的时候，往往需要时刻关注患者的病情，把握药物的用量，防止药物对机体的损伤。

在乙肝等病程较长的传染病中，前期患者表现为以湿热为主证时，临床常用甘露消毒丹、茵陈蒿汤等。这类药物性质寒凉，易损伤脾胃。从疾病发展角度来看，"见肝之病，知肝传脾，当先实脾"，所以临床中往往在治疗用药早期就会配伍健脾化湿行气之品，顾护脾胃的正常运化功能。

从传染病的临床治疗现状来看，仍然是以西医学为主导的治疗思路。治疗过程中，可能会涉及抗生素、激素的使用。根据输液后患者的临床表现，不难发现，静脉输入抗生素，容易造成寒湿水饮内停的表现。在患者治疗方案中，配合中医温化湿邪的药物，如藿香、苍术、生姜等，常可获得不错的疗效。

（四）病愈防复

❶针对传染病后的身体损伤特点进行康复

疾病初愈之人，人体正常的生理机能尚未完全恢复，常因受凉或感染诱发，使病情反复。其中最常见的表现就是肺脾气虚，患者常表现出面色不佳、乏力、纳差、食少等症状，生活质量不高。这时，可以选用参苓白术散进行治疗，该方用人参、山药健脾补气，扶助正气为君药；配伍白术、茯苓、扁豆、炒薏苡仁，健脾祛湿。扶正的同时，防君药太过滋腻，砂仁化湿醒脾、行气和胃、增强食欲，同时用桔梗宣肺力气化痰，载药上行，共同起到培土生金的功效，是呼吸道传染性疾病很好的瘥后防复药物。方中所用到的山药、薏苡仁等药物，均为药食同源之品，可以作为日常食疗防复的上佳之选。

又如《伤寒论·辨阴阳易差后劳复病脉证并治》中用于治疗伤寒解后、虚羸少气、气逆欲吐的竹叶石膏汤，就是针对在祛邪过程中，正气受损所引发的诸多问题而设。正如《医方考》所言："伤寒由汗、吐、下而瘥，必虚羸少气，虚则气热而浮，故逆而欲吐。竹叶、石膏、门冬之寒，所以清余热；人参、甘草之甘，所以补不足；半夏之辛，所以散逆气；用粳米者，恐石膏过寒损胃，用之以和中气也。"

《瘟疫论》中清燥养荣汤也是针对疫病之后患者体内残邪未祛、正气未复的特殊状态而设。吴又可认为，这类患者如果使用人参、黄芪大补元气，往往容易使余邪留伏体内，日久必生变证。但体内阴血之不足，又不可不助其恢复，因此用知母、天花粉、当归身、白芍、地黄汁清热润燥，养阴和血，使其阴血渐复而不留邪。

非典型肺炎疫情结束后，不少治愈患者生存质量较差，每每能从媒体报道中看到药物引起肺纤维化、股骨头坏死的报道。[3]有学者对以中医药为主治疗非典型肺炎患者康复一年后影像学追踪，发现中药治疗的患者，肺部残留的纤维化、股骨头缺血性坏死的发病率均明显较低。这与中医治疗后期，能根据患者的表现，及时应用养阴药和活血药密不可分。这是因为，温热类疾病后期的康复阶段，常有肺胃阴津不足的情况，选用甘寒生津，益气养阴之品，如沙参麦冬汤、生脉饮等可以帮助人体正气恢复，预防余邪损伤。同时康复期患者往往气血俱伤，络脉不通，配伍丹参、西洋参、三七等药物，益气通络，可以起到有效防止肺纤维化的产生。

❷ 针对导致传染病的邪气特点加以预防

传染病种类繁多，性质各异。因此，针对感染邪气的不同，做好瘥后防复，对于疾病的康复具有重要意义。

比如慢性传染病结核病，随着抗生素的滥用，近年来逐渐有抬头趋势。明代著名医家龚居中就以精于诊治肺痨、通晓养生闻名。龚氏认为，肺痨（肺结核）乃痰火为病，有"痰火固为恶候，治之愈与不愈，亦在人之调摄何如尔"的论断。其自创的大造丸，用紫河车大补精血为君药，全方蕴含了补肾丸、天一生水丸、固本丸、生脉散等众多名方，却能兼顾金水二脏，集中体现了龚氏辨治肺痨的基本思想，对于肺痨的康复有重要的指导价值，后来更是作为养生保健的常用方剂。

又如在乙肝的治疗中，西医认为在病情得到控制后，随着时间的推移，复发、纤维化几乎是不可避免的。中医在此疾病的康复阶段，通过补益扶正的药物，增强脏腑功能，提高机体抵御邪气的能力，同时配伍活血通络、化痰散结的药物，抑制病邪聚集而对组织产生的不良影响，能够有效地防止疾病复发，降低肝纤维化、肝硬化的风险。常用方剂包括膈下逐瘀汤、柴胡疏肝散、三甲散等传统名方，也有医生根据该病所组的新方，如益气化瘀解毒方、扶正解毒方等。常用中药有党参、白术、枸杞、姜黄、当归、地龙、丹参等。

二、临床选用中医方药防治传染病需要注意的要点

"是药三分毒"，传染病发生时，人体机能本就处于较差的水平，应用方药防治时，一定要谨记药物的偏性、深谙配伍之规律，合理配伍才能起到上文所说的防病功效。正如《圣济总录》云："经方者，本草石之寒温，量疾病之浅深，假药味之滋，因气感之宜，辨五苦六辛，致水火之齐，以通闭解结，反之于平。"

因此，我们在应用方药防治疾病时，特别要注意以下几个方面。

（一）合理纠偏，避免流弊

中药气味功效的不同，使得我们能够通过合理的遣方用药治疗疾病，但与此同时也往往因为药物的各种偏性，对人体造成不良影响。因此，中医方剂配伍中，非常重视药物之间相互制约的作用，通过配伍来纠正药物的偏颇之性，平衡方剂的性味属性，以防止药物对人体造成的不良影响，起到预防和治疗疾病的目的。

❶ 凉中有热，防苦寒败胃

多数传染性疾病性质属热，治疗时常常需要使用一些清热解毒的药物，这类药物多有苦寒的偏性。中医认为"苦寒败胃""内伤脾胃，百病由生"，即苦寒之品容易损伤胃气，影响脾胃功能。胃气的有无更是很多疾病转归的关键，有"有胃气则生，无胃气则死"之说。因此，在大量使用苦寒之品的方剂中，常常还要配伍护脾胃的药物或者少量

温热之品以防寒凉太过，郁遏邪热之气，促进疾病向愈。许多传染病会出现高热、烦渴等症状，辨证属于阳明气分热盛证，会用到白虎汤来治疗。方中重用石膏辛甘大寒为君药，以大清阳明气分之热；知母苦寒质润，清热养阴，助石膏清肺胃之热；同时配伍粳米、甘草益胃护津，防君药大寒伤中，共同起到清热生津、除烦止渴的功效。同样，临床中应用很广泛的龙胆泻肝汤（丸），也是给大量的清泄肝胆实火及清利湿热的药物如龙胆草、黄芩、栀子、车前子等，配伍甘草防苦寒败胃。

在这次新型冠状病毒肺炎疫情中，曾出现了抢购双黄连热潮。从中医理论来讲，双黄连中所配伍的金银花、黄芩、连翘，均为苦寒之物，损伤人体阳气。正常人特别是本身脾胃虚寒的人而言，在没有热证的前提下，服用该方，必然损伤脾胃功能，反而有可能损伤人体正常的免疫能力，实有"饮鸩止渴"之嫌。对于新冠肺炎患者而言，根据目前大量临床报道来看，也是以寒湿偏多，因此要慎用。部分地区有患者呈现出温热疫毒的征象，也应在专业医生的指导下，配伍应用，合理规避其有害之性。

❷ 升降相因，防升降太过

中医治病素来注重人体气机的运行状态。不同的脏腑有着不同的生理特点，如"脾气宜升、胃气宜降""肺主宣发肃降"，升发或者肃降太过均不利于疾病的治疗。因此，在方剂配伍中，医者要根据中药不同的升、降、浮、沉之性，合理配伍以调节处方的沉浮之性，诚如李时珍所云："是升降在物，亦在人也。"

例如在许多呼吸道病毒引起的传染病包括新型冠状病毒肺炎，组方中可能会用到众所周知的麻黄汤。该方用麻黄配伍杏仁，一方面可以增强止咳平喘的功效，另一方面杏仁的降气之功，也制约了麻、桂升散太过的弊端，兼顾了肺主宣发肃降的生理功能。

又如杨栗山《伤寒温疫条辨》所收录的治瘟名方：升降散。方中僵蚕为君，祛风化痰，解毒散结，其清化升阳之性能引清气上朝于口；蝉蜕为臣，疏散风热，透邪外出；姜黄为佐，行气散郁，破血通经，可消肿散结、辟疫伐恶；大黄为使，清热泻火，引热下行，且可凉血散瘀，以助消肿，正所谓"亢盛之阳，非此莫抑"。同时以黄酒为引，通行上下；蜂蜜甘平，解毒润燥。[1]全方相合，僵蚕、蝉蜕升阳中之清阳；姜黄、大黄降阴中之浊阴，一升一降，内外通和，而杂气之流毒顿消，故名升降散，[4]功在升清降浊、散风清热。此方主治温病表里三焦大热，其证不可名状者。该方原为瘟疫所设，杨栗山将其拓展为治疗温病的方剂，并将其作为治温十五方之总方，可见其认为调理气机之升降在于治疗疫病中的重要性。

❸ 扶正祛邪，各有尺度

传染病大多数属于邪气过盛的疾病，治疗时当以祛邪为主，但若一味祛邪，则易伤人正气，不利于疾病的康复。正如《素问·五常政大论》云："大毒治病，十去其六；常毒治病，十去其七；小毒治病，十去其八；无毒治病，十去其九……无使过之，伤其正也。"因此，中医在治疗这类疾病的时候，非常注重在祛邪之品中有针对性地配伍适当扶正之品。如出自《小儿药证直诀》的败毒散，本方针对小儿（后演变成为体质不够壮实之人）从扶正祛邪立法，在大量解表药中配伍少量人参，扶正助汗，使祛邪不伤正，同时还能预防邪气复入，可谓治未病的典范。

另外，众所周知的防风通圣丸，也是祛邪不忘扶正的典型方剂。方中既有麻黄、荆芥等解表散邪，又有黄芩、石膏、大黄等清泄里热，配合当归、芍药、川芎养血；白术、甘草益气和中，"集汗下、清、利、补四法于一方"。民间有"有病无病，防风通圣"的说法，正是基于本方祛邪不伤正的特点。在本次抗击新型冠状病毒肺炎的过程中，所推行的第五版诊疗方案中，也将该方推荐为可选中成药。

传染病后期，往往有正气虚损不足的病机，在清理余邪的时候，顾护阴液尤为重要。比如《温病条辨》之青蒿鳖甲汤，则是清热养阴并进的典型配伍。

（二）重视气血阴阳关系

❶ 燮理阴阳，以达太和

《素问·阴阳应象大论》云："阴在内，阳之守也；阳在外，阴之使也"。阴阳之间是互根互用、互相促进、相互制约的关系。因此，临床中如果存在阴阳一方出现虚损不足的情况，在进行调补的时候，一定不能忽略其互根互用的关系，懂得"孤阴不生、孤阳不长""阳中求阴、阴中求阳"才能获得满意的疗效。

"火神派"应该是该方面的典型代表，其在临床上立法处方始终抓住三个重点：一是肾中真阳，二是太和之气，三是五行生克制化协调。此派认为太和之气充满全身则百体安康；太和之气亏损则诸疾蜂起；太和之气充盈人则能安康长寿。未病时应注重顾护阳气，使太和之气充盈。治病时，常人身立命在于"以火立极，以火消阴"，临床用桂枝法、四逆法、附子法等，对于既病防变、瘥后防复，都有着积极意义。[5]

又如左归丸、右归丸亦是比较典型的方剂。左归丸是滋阴补肾的代表方剂，主治真阴不足之证。方中在滋阴补肾之品中，用了龟鹿二胶，一阴一阳，即是有阳中求阴之意，同时可以防止阴损及阳。而右归丸，更是认为肾中元阳，必须"阴中求阳"，在温补肾阳的肉桂、附子、鹿角胶中加入了大量滋阴补肾的药物。

❷ 调和气血，以固根本

气为血之帅，血为气之母。《素问·调经论》云："血气不和，百病乃变化而生。"气血是我们人体最重要的基本生命物质。临床中，治疗气虚的方剂多配伍补血行血之品，治疗血虚、血瘀的方剂内亦常见补气行气之品。

如治疗卒中后遗症的补阳还五汤，就是重用黄芪为君，大补脾胃之元气，使气旺以促血行，祛瘀而不伤正。补气名方补中益气汤也是以补气之品配伍当归养血和血，既能增强补气之功，又可防血瘀之弊。

又如王清任用来治疗"胸中血府血瘀"诸证的血府逐瘀汤，则是活血化瘀为主，配以养血行气之品，具有活血化瘀而不伤血、理气而不耗气的特点，很好地体现了"防血病及气"的治未病特点。

此外，由明代医家汪机创立的"固本培元派"，亦强调防病治病要注重培补元气、补益脾胃，重视人体气血阴阳，着力调动自身正气的抗病、病愈能力。此派核心是以人参、黄芪为主药，其在论著《石山医案·营卫论》中曰："参芪味甘，甘能生血，非补阴而何？""参芪不惟补阳，而亦补阴"，指出了人参、黄芪不仅能补阳还能补阴的特点，同时认为，劳作、七情、六欲皆伤气，会出现气不足的情况。正如其在《石山医案·营卫论》中言："况人于日用之间，不免劳则气耗，悲则气消……喜则气缓。凡此数伤，皆伤气也。以有涯之气，而日犯此数伤，欲其不虚难矣。"因此补益脾胃、健生气血，可以有效地防止病邪入侵或阻止疾病传变。[6]

方药是中医预防和治疗疾病的主要手段之一，遣方用药是历代医家学术思想在临床中的具体体现。中医治未病思想经过历代的发展和完善，有着深厚的理论积淀，对于临床方剂的遣用有着重要的指导意义，甚至有学者认为大部分的方剂都可以用已病配伍+未病用药这样的结构去解读。[7]可见，中医治未病思想贯穿于理法方药的每个环节，并根植于临床实际。这也提示我们在传染病防治过程中，要重视辨证，缜密分析疾病的演变过程，理清病理因素的相关性，合理利用中药不同的性味功效，实现中医方药的疗效最大化。

　　可谓：中华医药防瘟疫，理论深厚有依据。

　　　　　辨证论治是前提，遣方用药是利器。

　　　　　药理药性莫忘记，治未病疗效可期！

（毛　萌）

参考文献

［1］　罗彭，陆慧燕.壮药苍术的空气消毒熏蒸应用、挥发油成分和抑菌活性研究进展［J］.中国民族医药杂志，2009，15（11）：68-70.

［2］　沈浪泳，张俊杰.《黄帝内经》"治未病"理论指导方剂配伍［J］.中国中医基础医学杂志，2011，17（05）：471-472.

［3］　钟嘉熙，陈银环，黄勇，等.中医药为主治疗"非典"患者康复一年后影像学追踪［J］.陕西中医学院学报，2005（05）：9-11，81.

［4］　李经纬.中医大词典.2版［M］.北京：人民卫生出版社，2004：325.

［5］　张前团.钦安卢氏医学理论在治未病领域中的指导作用初探［J］.中医临床研究，2019，11（10）：51-53.

［6］　赵令富，宋金香，胡明.汪机"参芪论"对治未病的意义探讨［J］.中医药临床杂志，2018，30（11）：1977-1980.

［7］　司鹏飞，李成卫.基于"治未病"理论的经方方剂结构分析［J］.中医研究，2014，27（07）：1-4.

[第九讲]

食药同源，扶正祛邪

"民以食为天"，食物除了作为营养的补充，为人体提供能量物质，起到滋养人体的作用，还有其他作用吗？《寿亲养老新书》说："主身者神，养气者精，益精者气，资气者食。食者生民之大，活人之本也。"明确指出了饮食是"精、气、神"的物质基础，是生命的根本保障，机体营养充盛，则精、气充足，神自健旺，保持健康状态。《素问·五常政大论》提出，"大毒治病，十去其六；常毒治病，十去其七；小毒治病，十去其八；无毒治病，十去其九。谷肉果菜，食养尽之。无使过之，伤其正也。不尽，行复如法。"因此当人体被感染传染病的时候，食物不仅起到扶正培元、健体强身等营养供给的作用，还可起到清热解毒、益气养阴、化痰祛湿等辨证治疗的作用。

著名中医学者任应秋指出："食疗者，藉食饮常啖之品，约而取之，以达治疗疾病之目的也。处方治病于急，食疗愈疾于渐，处方严君臣佐使之配合，如临大敌而不敢苟，食疗用庖厨烹调之饮膳，以治疾患而无苦痛。"中医饮食营养学在长期实践中积累了丰富的知识和宝贵经验，认为合理的饮食，除了提供给机体充足的营养外，还可调整人体的阴阳平衡，预防某些疾病的发生，如红枣小米粥有益气健脾之功，可预防泻痢的发生；另外，合理食疗还可抗衰防老、益寿延年。任应秋云："疾病固可用手术或其他治疗法以治之，而与饮食亦大有关系，就中因食养法适当而奏治疗之功者，为数亦殊不少。其法维何，一言以蔽之，即为保全或增进身体之营养起见，使摄取适当之食饵是也。过去中医虽不十分明白食物成分与身体体温及活力之关系，但总以食欲强者之病人，为欲愈之吉兆。故李东垣专主脾胃之说，未可厚非，盖身体营养佳良，则体力强健，食饵疗法者。即保全或补给体力之一法也，凡治愈疾病之根源力，对于病毒之抵抗力及扑灭力，不使病势增恶之力。或补给病灶部新组织新机能而使其治愈之力，皆适当之食饵疗法间接所致也。"

中医对食物的认识有其自身特点：① 食物和药物都来源于自然界的动植物，所以中药的四气五味理论同样可以用于对食物的认识。四气，又称"四性"，指寒、热、温、凉；五味指甘、酸、苦、辛、咸。不同性、味的食物有不同的作用，对脏腑的营养作用也各有侧重。《素问·至真要大论》中说："五味入胃，各归所喜，故酸先入肝，苦先入心，甘先入脾，辛先入肺，咸先入肾，久而增气，物化之常也。"② 不同食物对人体的营养作用表现在其对人体脏腑、经络、部位的选择性上，即通常所说的"归经"。如茶入肝经，梨入肺经，粳米入脾、胃经，黑豆入肾经，等等。有针对性地选择适宜的饮食，对人的营养作用更为明显。③ 中医还认为，食物有"升浮"和"沉降"两种不同的作用趋向，有补虚与泻实的作用，也可以像中药一样配伍。这是中医独特的饮食观，基于这样的认识，我们可以在传染病防治过程中有针对性地进行饮食调理，辅助治疗。

一、中医对食物的认识

（一）寒热温凉，四气调和

四气或四性是指食物所具有的寒、热、温、凉四种不同的性质和作用。其中，寒和凉为同一性质，属阴；温和热为同一性质，属阳。

而寒与凉、温与热只是程度上的不同。因此，食物的四性理论实质上是说明食物寒凉和温热两种对立的性质。另外，某些食物还标以大寒、大热、微寒、微热等，则是更进一步区别其寒或热的程度。除此之外，在四性理论上，还有一种介于寒凉与温热之间，即寒热之性不明显的，称之为平性，但习惯上仍归纳为四性。

❶ 寒凉性食物

凡属于寒凉性质的食物，多具有滋阴、清热、泻火、解毒等作用，能保护人体阴液，主要用于热性体质和热性病症，如流感、猩红热等传染病高热阶段。反之寒性体质或寒性病症慎用，如甲肝、乙肝、流感、猩红热传染病后期，有些患者会因为治疗等因素伤及脾胃而出现脾胃虚寒、便溏纳差等表现，此时过多食用寒凉的食物会加重脾胃损伤。常见的寒性食物有苦瓜、黄瓜、莲藕、荸荠、西瓜等；凉性食物有薏米、绿豆、豆腐、菱角、白萝卜、冬瓜等。

❷ 温热性食物

凡属温热性质的食物，多具有助阳、温里、散寒等作用，能够扶助人体阳气，主要用于寒性体质和寒性病症。反之热性体质或热性病症慎用，如甲肝、风疹、流感、猩红热等传染病患者会出现热邪壅盛的阶段，表现为高热、烦躁等表现，此时过多食用热性的食物会加重病情。热性食物有芥子、桂皮、辣椒、花椒等；温性食物有糯米、韭菜、小茴香、生姜、葱、大蒜、桂圆、荔枝等。

❸ 平性食物

至于平性类的食物，由于其寒热之性不明显，性质平和，适合于一般体质，不仅单味应用广泛，而且还可与寒性或热性的食物配伍，从而得到更广泛的应用。平性食物有鲤鱼、墨鱼、四季豆、土豆、枇杷等。

总之，发热、口渴、小便短赤等热性患者，在食用西瓜、黄瓜等食物以后，患者的热性表现得以减轻或消除，从而表明这种食物属于寒凉性质。反之，一个因寒凉引起脘腹冷痛、大便溏薄、小便清长等症状的寒性患者，在食用生姜、花椒、大葱等食物以后，患者的寒症可得到缓解或消除，从而表明这种食物具有温热性质。所谓"以寒治热，以热治寒"的医疗保健原则就是在此基础上建立起来的。

（二）谨和五味，阴生阳长

五味，是指食物所具有的辛、甘、酸、苦、咸五种不同的味道和作用。在实践中，五味理论还包括了淡味和涩味，但习惯上仍称之为五味。

食物的五味和四性一样，不是人为规定或通过品尝得来的，它同样是食物作用于人体所产生的作用，并经过反复验证后归纳总结得来的。

❶ 辛味食物

辛味食物具有发散、行气、行血、健胃等作用。如一些传染病患者在患病初期会出现病邪在表的阶段，如麻疹、流感，我们可以食用生姜、胡荽等用于表证的食品；乙肝等传染病患者会出现肝脾不和的表现，我们可以食用陈皮等用于气血运行不畅的行气食品。乙肝以及一些传染病有时会出现湿邪困脾的现象，表现为纳差、腹胀、舌苔厚腻等，可以适当食用辣椒、胡椒等醒脾开胃，增进食欲。

❷ 甘味食物

甘味食物具有滋养、补脾、缓急、润燥等作用。如对于体质虚弱的流感、结核病等传染病易感者或传染病后期的虚证阶段，我们可以选用山药、大枣等；对于传染病后期或痊愈后出现脾胃虚弱的患者可以选用粳米、鸡肉等；对于痢疾和肠伤寒等出现拘急腹痛等症状时，可以选用饴糖、甘草等；如果出现便秘，可以选用润肠通便的蜂蜜、甜杏仁等。

❸ 酸味食物

酸味食物具有收敛固涩和生津等作用。如对于体质虚弱的流感、结核病等传染病易感者或传染病后期的虚证阶段，多出现虚汗和口渴等症状，可以在饮品中加入酸涩的乌梅。此外在传染病治疗中因过用寒凉药物导致腹泻的，也可以用乌梅收敛固涩、涩肠止泻。

❹ 苦味食物

苦味食物具有清热、泄降、燥湿、健胃等作用。如对于流感等传染病热邪壅盛的阶段，可以食用莲子心、苦瓜等；对于乙肝等传染病患者出现湿邪偏重的时候，可以用陈皮等。

❺ 咸味食物

咸味食物具有软坚、润下、补肾、养血等作用。如流感等传染病患者热邪偏盛出现大便燥结时可以选用海蜇等；猩红热、流感等传染病患者后期会出现肾虚，可以选用补肾的淡菜、海参等；如果出现血虚，可以选用养血的乌贼、猪蹄等。

❻ 淡味食物

淡味食物具有渗湿、利尿的作用。当患者治疗过程中出现水肿、小便不利等病症，可选用茯苓、薏苡仁、冬瓜等淡味食品。

❼ 涩味食物

涩味食物具有收敛的作用，与酸味食物的作用基本相同。如莲子能收敛，可以健脾止泻、固精止遗，可用于传染病患者治疗中因过用寒凉药物导致便溏或腹泻者。

五味之外，尚有芳香味。芳香味食物大多具有醒脾、开胃、行气、化湿、化浊、爽神等作用。如胡荽、茴香等皆为芳香性食物，可用于麻疹和风疹初期透邪解表。

各种食物所具有的味可以是一种，也可以兼有几种，这表明了食物作用的多样性。至于五味的阴阳属性，则辛、甘、淡属阳，酸、苦、咸属阴。在日常生活中，甘味食物最多，咸味和酸味食物次之，辛味食物再次之，苦味食物最少。

（三）各归其经，调理五脏

"归经"也是食物性能的一个主要方面，归经显示了某种食物对人体某些脏腑、经络等部位的突出作用，它表明食物的重点选择性。如杏仁平喘、止咳而归肺经，常用于呼吸道传染病；菊花治疗目赤、眩晕而归肝经，常用于肝炎等；桂圆安神而归心经等，多用于传染病后期因心血不足、心烦失眠的患者。有的食物归数经，说明其应用范围大、选择性广，如核桃，纳气平喘、养血、健脑，归肺、肝、肾经。

食物归经理论，在生活和临床应用中是很重要的。如甘蔗、雪梨、香蕉都是性味甘寒的水果，但由于它们归经不同，因此，梨偏清肺热，甘蔗偏清胃热，香蕉偏清大肠热。《黄帝内经》讲："五味入胃，各归所喜，故酸先入肝，苦先入心，甘先入脾，辛先入肺，咸先入肾。"因此饮食配方时，对食物的分析选择，必须以五脏为根本，从食物的归经、性味着手，合理饮食。

（四）升降沉浮，气血从流

中医认为，根据食物的气味和质地的不同，它们分别具有"升浮"和"沉降"两种不同的作用趋向。

❶ 升浮

一般来说，质地轻薄、气味芳香的食物具有向上、向外的作用趋向。如有发散、宣通、开窍等功效的薄荷、姜、葱，能解表治疗感冒或流感；菊花、绿茶能清利头目，可以治疗传染病患者出现的头痛、目赤等。

❷ 沉降

质地沉实、气味浓厚的食物具有向下、向内作用趋向，具有清热、平喘、止咳、利尿、敛汗、止泻、补益等功效。如西瓜，能清热而治热病烦渴，可用于流感、猩红热等传染病患者热盛高热阶段；冬瓜利尿而治小便不通；乌梅收敛而止泻痢；龟鳖滋阴而清退虚热等，可以在传染病治疗中随证使用。

（五）补虚泻实，各从其宜

一般是泛指食物的补虚与泻实两大方面。补性食物一般具有补气、助阳、滋阴、养血、生津、填精等功效，多用于传染病后期和邪去正虚阶段；泻性食物一般具有解表、散风、清热、泻火、燥湿、利尿、祛痰、祛风湿、解毒、行气、活血、化瘀、凉血等功效，多用于传染病的初期和邪盛阶段。

总之，食物的性能概念反映了食物对人体的不同作用。从这些概念和理论出发，就能正确合理地指导日常的饮食调养。

（六）合理配伍，腠理以密

当两种以上的食物在一起应用时，就存在配伍的问题。按食物的配伍情况基本上分为协同与拮抗两方面。

❶ 协同作用

（1）相须配伍：同类食物相互配伍作用，起到相互加强的功效。如西瓜汁、番茄汁二种食物配伍在一起可加强清热解暑作用，可用于流感等传染病患者出现暑热伤津耗气，口渴乏力、头昏汗出等临床表现；马蹄与海蜇则加强清热化痰作用，可以用于呼吸道传染病痰热壅盛证，临床表现为咳痰黄稠等。

（2）相使配伍：一类食物为主，另一类食物为辅，使主要食物功效得以加强。如姜蛋汤加酒，强调了生姜温中散寒的作用。

❷ 拮抗作用

（1）相畏、相杀配伍：一种食物的副作用能被另一种食物减轻或消除。如鱼虾类（如腥或过敏）的副作用，能被生姜、醋减轻或消除。

（2）相恶配伍：一种食物能减弱或消除另一种食物的功效。如萝卜破气，会削弱人参的补气作用。

（3）相反配伍：两种食物合作可产生产不良或有害的作用，形成了食物的禁忌，如萝卜忌首乌、羊肉忌竹笋、雀肉忌猪肝等。这都是古人的经验，值得重视，但科学性尚有待进一步研究。

二、饮食对传染病的防治作用

食物与药物都有预防和治疗传染病的作用，食物每人每天都要吃，相较药物与人们的关系更密切，所以历代医家都主张"药疗"不如"食疗"。古人称能用食物治病的医生为"上工"。

食物对传染病的预防作用可以概括为三个方面，即补、泻与调养。

（一）补益气血，扶助正气

人体各种组织、器官和整体的功能低下是导致传染性疾病发生的重要原因。中医学把这种病理称为"正气虚"，针对这类患者可用血肉有情之品来滋补。如鸡汤可用于传染病后期的虚证、当归羊肉汤可用于传染病后期血虚证、牛乳饮用于传染病愈后调理、胎盘粉用于补肾强身、猪骨髓用于补脑益智，以上均可用于传染病患者后期或痊愈后相应的调理，以滋补相应的脏腑等。

❶ 常用补益类食物

常用补气食物有：粳米、糯米、小米、黄米、大麦、莜麦、红薯、大豆、马铃薯、扁豆、山药、大枣等，可用于气虚体弱的流感等传染病易感者预防食疗以及愈后调养。

常用补血养血作用的食物有：牛奶、猪肝、猪血、羊肝、乌骨鸡、猪心、猪蹄、黄鳝、菠菜、大枣、龙眼肉、莲子、桑葚、蜂蜜等，可用于传染病患者后期或痊愈后血虚的调养。

常用补阳作用的食物有：羊肉、羊肾、狗肉、鹿肉、带鱼、虾、荔枝、胡桃肉、韭菜、茴香、生姜、辣椒等，可用于传染病后期或痊愈后阳虚的调养。

常用补阴作用的食物有：莲藕、银耳、百合、雪梨、蜂蜜、甘蔗、蟹肉、海蜇、鸭肉等。阴虚较重者宜适当配伍血肉有情之品，以加强滋阴的效果，如鸡蛋、甲鱼、燕窝、海参、牡蛎、蛤蜊、乌贼、紫河车等，可用于结核病等传染病患者后期或痊愈后阴虚的调养。

❷ 补精益气，防治气阴亏虚型结核病

冬虫夏草炖老鸭（选自《福建中医药》）

组成：冬虫夏草10克，老鸭1只。

方解：冬虫夏草，具有补虚损、益精气、止咳化痰之功。老鸭，也是临床上治疗咳嗽、水肿、劳热骨蒸的食疗佳品。二物合用，共奏补虚损、益精气之功。

（二）泻实祛邪，体健身安

外部致病因素侵袭人体，或内部功能的紊乱或亢进，皆可使人体产生气滞、血瘀、痰湿、热毒等，进而发生疾病。如果病邪较盛，中医称为"邪气实"，此时要直接去除病因，即所谓"祛邪安脏"。如大蒜治痢疾、山楂消食积、薏米祛湿、藕汁治咯血、赤小豆治水肿等。

❶ 行气、活血、祛痰类食物

具有行气解郁功效的食物有：萝卜、金橘、山楂、玫瑰花、佛手、橙子、柑橘、刀豆、橘皮等，可用于乙肝等传染病患者出现肝郁气滞的调养。具有活血祛瘀作用的食物有山慈菇、山楂、桃仁、红糖、黄酒、米醋等；具有化痰祛湿作用的食物有山药、扁豆、薏苡仁、海带、海藻、芡实等，可用于乙肝等传染病患者后期出现气血瘀滞的调养。

❷ 泻实祛邪，防治脾虚痰盛型结核病

蒸萝卜糕法（《醒园录》）

组成：白萝卜500 g，糯米250 g，胡椒面、葱花、盐适量。

方解：白萝卜味辛、甘，性平，入脾、胃经，消积滞、化痰止咳、下气宽中；糯米味甘，性偏温，入脾、胃、肺经，补中益气，健脾养胃，止虚汗。二者相配，共奏健脾益胃、消积化痰之功。

（三）五脏调和，阴平阳秘

食物的调理作用主要体现在调寒热和调五脏。中医把人体内阴阳失调所出现的两种性质相反的病变状态，分别用"寒""热"来表示，根据中医"寒者热之，热者寒之"的治疗原则，饮食的寒、热、温、凉四种特性，就可以相应地调整人体的寒热状态。如阳虚的人可用温补，选牛肉、羊肉、狗肉、干姜等甘温、辛热类食品助阳气；阴虚的人当用清补，选百合、淡菜、甲鱼、海参、银耳等甘凉、咸寒类食品养阴生津。

同理，根据食物的归经可以用相应食物调理不同的脏腑，如用益脾饼调理人体的中焦脾胃，可用于肺脾气虚型肺结核。

益脾饼（《医学衷中参西录》）

组成：白术30克，干姜6克，红枣250克，鸡内金粉5克，面粉500克。

方解：益脾饼中的白术能补中益气，健脾和胃；鸡内金能健脾消食；枣肉能补脾和胃，益气生津；干姜能温中散寒。四物合用，共奏健脾消食之功。人体"后天之本"脾胃健旺，则生化有源，病得康复。

三、传染病的饮食宜忌

饮食宜忌是中医理论中独特的认识，即合理的饮食调理可以辅助疾病的治疗，而不恰当的饮食会阻碍疾病治疗。如著名中医学者任应秋指出："中医治时行感冒，必戒以素食。而于虚弱诸疾患，虽厚味无惮，意即感冒病为有余，体温上升，再进以油腻脂肪之品，徒增其发热也，故忌之。虚弱病者，脏器之营养不足，食以厚味，则足增其活力，而助药石之不逮。总之，病人食物之注意，须从疾病之种类而异"。相关这一理论包括以下几方面。

（一）因人制宜

即根据患者自身的状况进行饮食调理，包括患者的体质和饮食喜好。中医著名学者任应秋先生指出："尤须注意者，凡病人厌恶之物，虽所含滋养分极多，不能振其食欲……食物即难以消化。未经消化之滋养分，即不能吸收，仍由大便泄出。若遇嗜好之物，滋养分虽非极多，其食欲兴奋，唾液与胃液分泌旺盛，其中之滋养分尽行消化而吸收之，病人之受益反胜于富有滋养分之厌恶品"。

（二）因病制宜

即根据患者所患传染病的治疗需要进行饮食调理。任应秋指出："病中应须禁忌之食物，则切不可用。"例如伤寒容易导致肠出血等并发症，因此在整个治疗过程中，饮食是非常关键的。日常进食一些容易消化的食物，避免进食比较硬的、残渣比较多的食物，以避免肠道黏膜的损伤引起肠道出血以及肠道穿孔。

再如，猩红热患者往往会出现咽部充血红肿、吞咽不利等症状，因此避免食用含有较长纤维的口感粗糙的蔬菜和水果，如竹笋、豆芽、菠萝、雪里蕻、红薯等，可以饮用荸荠汁、山药泥等。同时饮食口味宜清淡，避免辛辣调料的食用，如辣椒、辣酱、辣油、咖喱、五香粉等。

（三）因时制宜

即根据患者所患传染病的病程进行饮食调理。如伤寒患者刚要痊愈时，饭量会大增，这时要忍耐，为免旧疾复发，应该少食多餐，且选较易消化的高蛋白食物进食，如鸡蛋羹、牛奶、肉汤、肉松等，青菜、水果、油炸物要忌食，水果要榨汁食用。

再如，猩红热患者在高热的时候不要饮用浓茶、咖啡和酒以免导致患者过度兴奋，变得烦躁不安，甚至体温升高。应该食用西瓜汁、梨汁等甘凉食品。

四、传染病饮食调理的注意事项

（一）保胃气

中医认为脾胃为后天之本，气血生化之源。《黄帝内经》说："人无胃气曰逆，逆者死。"在传染病治疗中和恢复期要注意饮食禁忌，勿过食荤腥油腻或生冷之物，也勿过饱，以免损伤脾胃，造成气血生化无源或变生痰湿伤人。

保胃气药膳方举例：大枣粥。

大枣粥（《老老恒言》）

组成：大枣10枚，粳米100克，蜂蜜或冰糖汁适量。

方解：大枣味甘、性温，归脾、胃经，补中益气、养血安神；粳米味甘、性平，入脾、胃经，健脾益胃、除烦止渴；蜂蜜味甘、性平，入脾、胃经，补气润肺、健脑益智、和胃通便。三者相配，共奏养脾和胃、润肺止嗽之功。

（二）存津液

温病大家叶天士说："存得一分津液，便有一分生机"。发热类传染病易热邪伤津，因此多在疾病后期出现肺胃阴津亏损的现象，此时勿过食大热辛辣伤阴之品如辣椒、胡椒、狗肉、鹿肉等，可适当食用藕、荸荠、百合等甘润之品。

存津液药膳方举例：鲜藕姜汁。

鲜藕姜汁（《圣济总录》）

组成：去节鲜藕500克，生姜50克。

方解：生姜辛温，解表散寒，降逆止呕；藕味涩、性凉，生者能清热、凉血、散瘀，治热病烦渴、吐血、衄血、热淋。二物合勇共奏健脾、开胃、益血、生肌、止泻之功。

（三）扶正气勿过食破气之品

中医认为，在传染病治疗中如果出现气虚的情况应用补气之品，如山药、大枣等，此时要慎用萝卜等下气、破气之品。

（四）有表证的传染病忌发物

有研究者认为，发物是具有补益、温热、发散作用，能引起口干、口腔溃疡、牙龈肿痛、便秘等轻微火热证候，而且可以加重疮疡、肿物等外科病，加重具有表证的传染病以及使过敏性疾病或宿疾复发的一类食物的总称。具有表证的传染病治疗时以透邪外出为主，因此忌用单纯的补法以及大辛大热之品。如辣椒、鱼、虾、蟹、猪头肉、牛羊肉、烟酒等，因为这些食物易聚湿生痰、助热生风，可催生本病产生。

饮食是我们每天都要面对的，中医饮食营养学通过对食物的四气、五味、归经、升降沉浮、补泻及配伍等的认识，认为饮食得当可起到补虚泻实、调节寒热、调理脏腑的作用，从而达到防治传染病的目的。

（张　煜、李　峰、刘晓峰）

参考文献

［1］　张湖德，张滨.《黄帝内经》二十四节气营养食谱［M］.北京：人民卫生出版社，2014.

［2］　张湖德，王铁民，曹启富.《黄帝内经》补法疗法宝典［M］.北京：中国科学技术出版社，2018.

［3］　张湖德，杨凤玲，张煜.《黄帝内经》饮食养生宝典［M］.北京：中国科学技术出版社，2018.

［4］　张勋，张湖德，张滨.汉方食疗养生智慧［M］.北京：中国科学技术出版社，2018.

［5］ 张煜，李婧昳，卓嘎，等.香药在变应性鼻炎诊疗中的应用［J］.中国医药导报，2018，15（10）：99-101.

［6］ 张煜，王玥琦，卓嘎，等.秋冬咳喘的中医药膳临床研究［J］，医学信息，2013，26（11）：786.

［7］ 张煜，张玉苹，李傅尧，等.小儿泄泻的药膳调理对策［J］.东方食疗与保健，2014，增刊：180-181.

［8］ 朱飞叶，谢冠群.中医饮食禁忌发物探讨［M］.中华中医药杂志，2018（33）7：3104.

[第十讲]
针灸推拿，调理经络

　　针对新冠肺炎，中国针灸学会发布了《新型冠状病毒肺炎针灸干预的指导意见》（第一版），[1]对于健康人群的预防和疑似病例的干预，建议灸足三里（双侧）、气海和中脘；对于轻型和普通型患者，建议灸神阙以及双侧合谷、太冲和足三里。其实，中医很早就认为艾叶熏燃有预防瘟疫的效果。《普济方》记载："以艾纳香，烧之，辟瘟疫时气令不相染易。"有句老话叫"通则不痛，痛则不通"，经络不通则百病由生，这既是先辈代代流传下来的养生智慧，也是中医经络理论在日常生活中最简单直接的体现。经络是运行气血、联系脏腑和体表、沟通全身各部的通道，是人体功能的综合调控系统。针灸推拿疗法正是基于经络理论，通过疏经通络、行气活血的方法，达到调节脏腑功能、防病治病的目的。[2]

　　以近日肆虐的传染病——新冠肺炎为例，虽然新型冠状病毒的传播能力极强，但对正气充足、免疫力强的人来说，感染的可能性相对较低，这也正是以扶正祛邪为治则的针灸推拿疗法优势的体现。

　　《素问·血气形志篇》说："经络不通，病生于不仁，治之以按摩醪药。"针灸推拿疗法自古就是传统医学的重要组成和宝贵遗产，更由于其"验、便、廉"的特点，在古今防治各类传染性疾病中发挥了不可取代的作用。

　　针灸推拿疗法主要由针法、灸法与按摩推拿手法组成，其防治疾病已有数千年的历史。早在石器时代有了取火法之后，人类就发明了砭石和灸焫，这就是针具与灸具的前身；而按摩推拿的起源更是可追溯至远古时期。[3] 针灸推拿防治传染病的历史几乎与针灸的历史一样悠久，各朝代的医学著作中都有对针灸治疗疫病的记载。

　　其中，针法指在体表的腧穴上进行针刺、放血等操作；灸法主要以艾绒或药物为灸材，在腧穴或病变部位进行烧灼或熏熨，产生温热刺激或药物作用；推拿则是采用各种手法在人体经穴、组织或关节进行推拿按揉，以起到推行气血、调和阴阳、疏通经络的作用。[4]

　　总的来说，中医对针灸推拿疗法的认识包括以下几个方面：① "经络学说" 理论将经络与脏腑、阴阳、表里相结合，对于人体气血运行的理解与认识全面；② 分别针对不同疾病的各阶段和证型选取适宜的针法、灸法、推拿等治疗方法，且这些疗法各有特点并相互联系；③ 各经穴的穴性不同且可相互配伍，共同起到相应补或泻的效果。基于这些认识，我们可以在传染病防治过程中有针对性地进行取穴和治疗方法的选择，以预防疾病、提高疗效。

一、针灸推拿疗法防治传染病的理论基础

（一）防治时疫，历史悠久

　　现存最早的针灸专著《足臂十一脉灸经》和《阴阳十一脉灸经》即记载了采用艾灸治疗 "热汗出" "疟" "疸" 等疫病的方法；针刺治疗疫病则首载于《黄帝内经》，如其中的《素问·刺热论》和《素问·刺疟论》篇分别提出了热病及疟症的治疗原则和选穴处方。晋代皇甫谧的《针灸甲乙经》详细列举了伤寒、霍乱、黄疸、痢疾等疫病的辨证取穴；葛洪的《肘后备急方》论述了针灸治疗霍乱、时气病、瘴气、疫疠、瘟毒等疫病危急症的治法。[5]

唐代孙思邈的《千金要方》中首次提出用灸法预防疟疾等传染病并被后世医家一直沿用。明清时期,诸多医家都在治疫的专著中记载了针灸推拿疗法在治疫方面的应用,如王孟英的《随息居霍乱论》、郭志邃的《痧胀玉衡》、罗汝兰的《鼠疫汇编》、李守中的《时疫核标蛇症治法》、张绍修的《时疫白喉捷要》、夏春农的《疫喉浅论》等。

由于明清时期疫病流行,因此诸多针灸著作中亦有对于疫病的具体处方治疗,如高武的《针灸聚英》及徐凤的《针灸大全》均详细记载了伤寒、霍乱、黄疸、疟疾、缠喉风等传染病的针灸取穴及针刺手法,清代李学川的《针灸逢源》中又增加了痧症、泻痢、疠风、大头瘟等传染病的辨证取穴。[6]可见,在历朝历代对于传染性疾病的防治中,针灸推拿疗法均发挥了重要作用,展现出其独特优势。

(二)理论充实,体系完整

针灸推拿疗法的理论基础是经络和腧穴。其中,经络由十二经脉为主干,纵横联合奇经八脉、十五络脉、十二经别、十二经筋、十二皮部等支脉,形成运行气血、联络脏腑、沟通内外、贯穿上下的通路。腧穴则是经络之气输注人体的部位,与皮、肉、筋、骨交汇,是脏腑经气运行输注、积聚出入的场所。

如果把经络比作是河流渠道,那么腧穴就相当于河流中的泉眼与闸门,而针灸推拿疗法则是疏通水道、开启要塞的钥匙。如在流感来袭时,经络之气充盈的人不易被感染;而经气虚衰的人,病邪易从肺经、膀胱经等主表的经脉入侵,并可能出现肺经鱼际、尺泽等穴异常压痛现象,通过针刺、艾灸肺经穴位可以改善流感症状。

经络的通畅与否不仅关系着气血的输布状态,更通过与阴阳、脏腑、表里的联系,成为传染病来袭时抵御时疫外邪、反映早期病症、改善预后的一道重要防线。

人体经

【头面颈部】

【上肢内侧部】

【上肢外侧部】

【胸腹部】

络 全 图

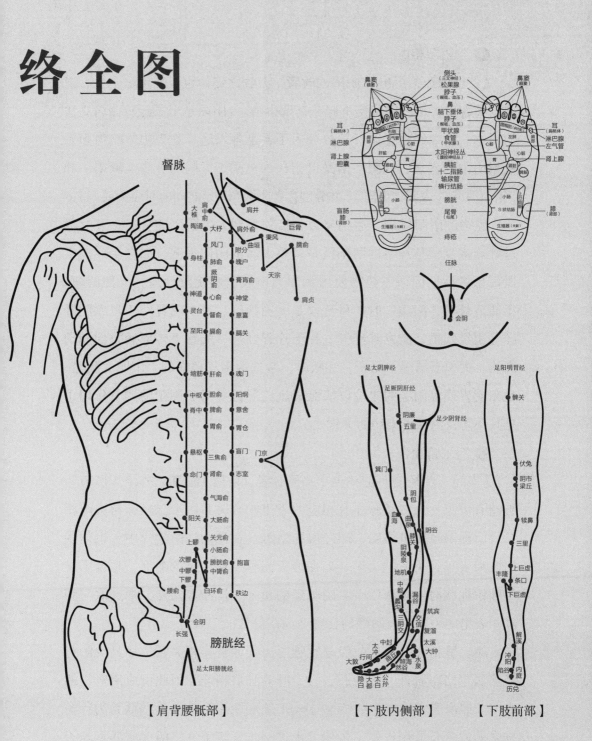

督脉

大椎
陶道　　大杼　肩中俞　肩井
身柱　　风门　肩外俞　巨骨
　　　　肺俞　附分　曲垣　秉风
　　　　厥阴俞　魄户　　　膈俞
神道　　心俞　菁肓俞　天宗
灵台　　督俞　神堂
至阳　　膈俞　意喜　肩贞
　　　　　　膈关
缩筋　　肝俞　魂门
中枢　　胆俞　阳纲
脊中　　脾俞　意舍
　　　　胃俞　胃仓
悬枢　　三焦俞　肓门　门京
命门　　肾俞　志室
　　　　气海俞
阳关　　大肠俞
　　　　关元俞
上髎　　小肠俞
次髎　　膀胱俞　胞肓
中髎　　中膂俞　秩边
下髎　　白环俞
腰俞
　　　会阴
长强　　膀胱经

足太阳膀胱经

【肩背腰骶部】

足太阴脾经　　　　　　足阳明胃经

足厥阴肝经　　　　足少阴肾经

阴廉
五里　　　　　　　　髀关
箕门
　　阴包
血海　曲泉
　　膝关　阴谷　　伏兔
　　阴陵泉　　　　阴市
　　地机　　　　　梁丘
　　中都　漏谷
　　　　　筑宾　　犊鼻
　　蠡沟　交信　　三里
　　　三阴交　复溜　上巨虚
中封　　　太溪　丰隆　条口
　　照海　水泉　　　下巨虚
大敦　太冲　太白
　行间　商丘　　　　解溪
　　大都　公孙　　　冲阳
隐白　　然谷　　　　陷谷　内庭
　　　　　　　　　　　　历兑

【下肢内侧部】　　　【下肢前部】

任脉

会阴

【足底反射区】
鼻窦（颜窦）　　侧头（三叉神经）　松果腺　脖子（脑垂、血压）　鼻　脑下垂体　脖子（脑垂、血压）　甲状腺　食管　太阳神经丛（腹腔神经丛）　胰脏　十二指肠　输尿管　横行结肠　膀胱　尾骨（仙尾）　痔疮

耳（扁桃体）　淋巴腺　肾上腺　胆囊　右肺　气管　心脏　肝脏　肾脏

盲肠　膝（膝部）　生殖器（失眠）　小肠

鼻窦（颜窦）　耳（扁桃体）　淋巴腺　左气管　心脏　肾上腺　膝（膝部）

左肺　肾脏　胰脏

生殖器（失眠）　S状结肠　小肠

❶ 与阴阳相应

《黄帝内经》提出："阴阳四时者，万物之终始也，死生之本也，逆之则灾害生，从之则苛疾不起，是谓得道。"阴阳是十二经脉命名立法的根本。十二经根据循行部位分为手、足各六经（脏为阴、腑为阳），根据阴阳的盛衰，一阴一阳又可衍化为三阴（太阴、少阴、厥阴）和三阳（阳明、太阳、少阳），并分别存在阴阳和手足之间的对应关系。[7]

经络的阴阳盛衰、通畅与否直接关系到人体阴阳的分布，及时通过针灸推拿调整经络的阴阳就是调整人体的阴阳平衡。如在治疗痢疾泄泻患者后期因寒凉药物使用及阳气虚衰引起脘腹冷痛、大便溏薄、小便清长等"阴病"时，可选取足太阴脾经、足少阴肾经、足厥阴肝经等阴经穴位，激发其经气；在治疗猩红热、流感等传染病急性期的高热、大便干结等"阳病"症状时，常选取多气多血的手阳明大肠经、足阳明胃经等阳经的穴位以清泄余热。[8]经络对于阴阳的调节作用正是其预防及治疗传染病的关键。

❷ 与脏腑相合

《素问·调经论》说："夫十二经脉者，内属于脏腑，外络于肢节"。脏腑有表里，十二经脉亦有相应的表里相合关系。十二经脉与脏腑相结合，即阴经属脏络腑，阳经属腑络脏。在传染病的治疗中，也体现出脏腑表里经关系的运用。如在治疗流感、猩红热的咽痛、呼吸困难等肺系症状时，除选取手太阴肺经的鱼际、尺泽等穴外，常选取与肺经相表里的手阳明大肠经的合谷、商阳等穴。[9]

除表里相合关系外，部分经脉还与其他脏器相关联，如足少阴肾经除属肾络膀胱外，还与肺、心、肝等脏器相连，因此可应用肾经的太溪、照海等穴治疗肺结核等与肺脏有关的疾病。[10]这些联系为针灸推拿的取穴及应用提供了依据，也进一步证实了经络的虚实盛衰与否关系到人体脏腑的状态。

❸ 交汇于腧穴

腧穴是人体脏腑经络之气血输注于体表的特殊部位，也是反映病症、接受刺激、治疗疾病的部位。《素问·小针解》说："节之交三百六十五会者，络脉灌渗诸节者也"。腧穴的局部不仅是皮肉筋骨等组织，而且与经络密切相关。

《素问·五脏生成》中有"人有大谷十二分，小溪三百五十四名……此皆卫气所留止，邪气之所客也，针石缘而去之"，即指出腧穴在病理上是邪气所客之住所，在治疗上则是针灸防治疾病的刺激点。如在大椎穴艾灸可以预防流感的发生；[11] 甲肝、乙肝患者在胆经日月、阳陵泉等穴处常有异常压痛。[12] 因此，通过给予腧穴适当的良性刺激，可以通经络、调气血、平阴阳，使脏腑恢复正常的生理功能，达到扶正祛邪、防治疫病的目的。

（三）刺灸推拿，各显其功

如果说经络腧穴是针灸推拿疗法防治疾病的理论基础，那么针灸推拿疗法就是理论与应用间的桥梁。医圣张仲景在《金匮要略·脏腑经络先后病脉证第一》中提出："若人能养慎，不令邪风干忤经络；适中经络，未流传腑脏，即医治之。四肢才觉重滞，即导引吐纳，针灸膏摩，勿令九窍闭塞"。

腧穴的功用是通过刺灸法发挥作用的，主要包括针刺、艾灸、按摩推拿法三类，不同的刺灸方法对同一腧穴的主治功效会产生较大的影响。如在细菌性痢疾的防治中，足三里穴在疾病的不同阶段宜采用不同刺灸法：在预防痢疾发生时，可以采用点按足三里穴的方法；在以高热、腹痛、脓血便症状为主的痢疾急性期，宜行足三里针刺泻法以泄热止痢；在痢疾后期出现手足厥冷、神疲乏力时，宜采用足三里灸法以健脾益气固脱。[13] 此外，在不同的疾病状态和身体情况下，最适宜的经络调理方法也有所不同。

❶ 针刺治疗，方法多样

《灵枢·九针十二原》载述："凡用针者，虚则实之，满则泻之，宛陈则除之，邪盛则虚之"。不同的针具有形状、粗细、长短的差别，可以起到不同的治疗作用。《灵枢·官针》中记载了最早用于针刺的九针，随着时代的发展，这些针具逐渐演变为不同的针刺治疗方法，如三棱针刺络法、皮内针留置法、梅花针浅刺法、火针点刺法、挑刺法、浮针疗法等。

当机体处于不同状态时，应根据病症的需要选取不同的针具和针法。如在猩红热治疗中，出现高热及咽痛时，宜以三棱针点刺法放血泄热；急性期出现皮疹时，宜以梅花针丛刺法在患处点刺；恢复期出现纳差乏力时，宜以毫针浅刺或艾灸为主以培育正气。[14]

现今最常用的针具为毫针，毫针的长短与粗细选择应根据针刺局部肌肉之厚薄、患者身体的胖瘦、强弱、穴位的深浅及病位深浅、病情的虚实不同而定。

❷ 艾灸疗法，温通补虚

艾灸疗法是运用艾绒或其他药物在体表穴位上进行烧灼、温熨，起到温通气血、扶正祛邪效果的治疗方法。《灵枢·官能》提出"针所不为，灸之所宜"，《医学入门》亦说："药之不及，针之不到，必须灸之"。与针刺法相比，艾灸以其独特的热效应和药物的刺激，激发机体的抗病能力。临床实践亦验证，艾灸具有镇痛消炎、增加抗体和预防疾病的作用[15]。

将艾灸应用于预防保健，古代记载颇多。如《医学纲目》云："若要安，三里不曾干"；《扁鹊心书》谓："保命之法，灼艾第一，丹药第二"。如常选取足三里、气海等穴进行艾条温和灸，用于日常保健及流感、结核、肝炎等常见传染病的预防。

现在通行的灸法有艾炷灸、隔姜灸、艾条灸、温针灸等。其中艾炷灸属直接灸法，需将艾绒捻成锥状直接于穴位上点燃；隔姜灸、温针灸属间接灸法，多以姜、蒜、针灸针为媒介，将艾炷置于其上点燃，借姜、蒜的药性或灸针的导热增强对穴位的有效刺激；艾条灸以间接灸为主，通过将艾条一端点燃后手持或以灸盒固定于穴位处，由于其简便易操作，且可调控热度，现较为常用。

不同的艾灸法在传染病中的应用亦不尽相同，如采用百劳、肺俞、膏肓等穴进行隔蒜灸可拔毒杀虫，有效治疗难愈性结核病；[16] 采用中脘、肝俞、足三里等穴进行艾条温和灸可以健脾利湿、温阳益气，有效改善慢性乙肝患者肝脏功能；而在关元、中脘、天枢、上巨虚等穴进行温针灸则可以有效治疗慢性细菌性痢疾。[17]

❸ 按摩推拿，安和脏腑

按摩推拿疗法是以脏腑经络学说为理论基础的一种防病治病的养生术，其运用滚、推、拿、按、摩、揉、捏、点、拍等形式多样的手法，将温和或有力的刺激由表及里，逐层深透地传入筋膜、肌肉、经络、脏腑等组织结构，达到疏通经络、推行气血、安和脏腑、调和阴阳的效果，不良反应少，操作易行，应用范围广泛。

临床研究证实，采用腹部经穴深按法结合揉捏法可以有效治疗细菌性痢疾急性发作期的腹痛、里急后重，改善大便频数的情况。[18] 对于小儿出现流感[19]、猩红热、麻疹等传染性疾病的高热症状，小儿推拿手法中的"清天河水""退六腑""打马过天河"等手法应用更为广泛。这些临床验案进一步肯定了按摩推拿在防治传染病中的重要地位。

（四）扶正祛邪，补泻得宜

疾病是在各种病因作用下，引起人体能量的生成与转化太过或不及，造成阴阳偏盛或偏衰的表现。在传染病的不同阶段，通过针灸推拿疗法的不同干预可以起到补虚泻实的作用，令阴阳平衡，使人体功能恢复正常。

❶ 穴性有补泻

中药有药性，经穴同样有穴性。中药有四气五味、升降浮沉，穴位同样具有升降、动静、补泻的不同特点。穴位大多数具有双向调节作用，同一条经络上不同穴位的治疗作用也不完全相同。如关元、气海、足三里等穴具有强健、补益的特性，可用于补虚、扶助正气，适用于治疗肺结核后期潮热盗汗、少气懒言或流感、痢疾的纳差乏力等症状；人中、少商、十宣等穴具有泻邪的特性，多用于清泻实热、疏泄病邪，适用于猩红热、流脑、乙脑等传染病发作急性期的高热、神昏、惊厥等症状。

此外，十二经穴位中有许多特定穴，包括五输穴、原穴、郄穴、八脉交会穴、下合穴、募穴、背俞穴等。不同的特定穴具有不同的特性：原穴、背俞穴适用于治疗虚证或五脏之疾；郄穴、下合穴特性适用于治疗热病、腑病及实证等。如可选取肺经的背俞穴—肺俞穴以补益肺气，治疗肺结核后期的咯血、咳嗽；选肺经的井穴—少商穴以清泻肺热，治疗猩红热的高热[20]；选大肠经下合穴—上巨虚穴以通腑利气，治疗急性痢疾[21]。

❷ 刺法分补泻

穴位和中药最大的区别在于，穴位具有双向调节的作用，同一个穴位，当针刺手法、深度、方向、留针时间不同，它的作用可能是迥然不同的。《灵枢·热病》提出治疗热病应当"寒者留之，热则疾之"，如同为足三里一穴，在治疗传染病后期因为治疗等因素出现脾胃虚寒、便溏纳差等表现时，应采用深刺、长时间留针的方法，而在治疗流感、流脑、猩红热等传染病早期的高热、大便秘结等症状时，应采用浅刺、疾出针的刺法。

历代医家在长期医疗实践中，创造和总结了许多针刺补泻的手法，如提插补泻、捻转补泻、徐疾补泻、开阖补泻法等单式补泻手法及烧山火、透天凉等复式补泻手法。

这些手法不仅可以有效改善机体反应状态，还可以产生特定的补泻效应，如针刺补法扶正补虚，可用于肺结核、痢疾等传染病后期气津两伤的情况；针刺泻法有祛邪泻实、清热解毒、解痉止痛、消坚散结的作用，可用于流脑、乙脑等传染病急性期正邪斗争剧烈的患者；针刺平补平泻法有调和阴阳、调经通络的作用，可用于传染病的预防及乙肝等传染病后期气虚血瘀等情况的调理。复式补泻手法的补泻效力更强，经研究发现，在上巨虚穴行透天凉手法可以杀灭痢疾杆菌，提高机体免疫功能。[22]

❸ 方法有专长

针刺、艾灸、推拿都是作用于经络系统的治疗方法，操作方法各异，且各有特长，如灸法偏补，针法中的三棱针放血法偏泻，推拿则以通为主，针刺法可补可泻。对于传染病的防治而言，不同疾病阶段的疗法选择也有所偏重，艾灸与推拿手法无创且便于操作、安全性高，故预防及预后康复主要以艾灸及按摩手法为主；针刺疗法起效快，疗效明显，因此传染病急性期及正邪斗争剧烈的阶段，对症治疗及预防传变主要以针刺法为主。

（五）诸穴配伍，标本兼治

针灸取穴的配伍是在辨证论治思想指导下的最佳腧穴组合和施术过程，是防治疾病的具体实施方案。不同穴位穴性不同，所蕴含的阴阳、升降、开阖属性也不同，只有根据证候精练选穴、巧妙配伍，将治标与治本相结合，才能达到效专力宏之目的。[23]如合谷与内庭穴相配，一手一足、同经相求、同气相求可清热解毒，治疗寒疟；肺俞与中府相配，一前一后、一阴一阳，俞募相合，宣肺散邪，可治疗肺结核、病毒性肺炎等传染病引起的咳嗽、气喘。

人体在与疾病斗争的过程中，机体状态也处在不断变化中，因此，不同阶段适宜的针灸推拿方法往往也有所不同。此外，腧穴处方只有在施用合理的针灸技术以后，才能产生相应的温、清、补、泻等作用，达到预期的效果。

二、针灸推拿在传染病防治中的应用

中医重视未病先防，早在《黄帝内经》中就提出"不治已病治未病"的思想。现代研究亦证实了穴位对于传染性疾病的预防作用及机制，如刺灸大椎穴或足三里可以使白细胞的吞噬指数升高、促进抗体形成、提高人体免疫系统的机能，以预防流感、流脑等传染病；针刺合谷穴可以预防流行性腮腺炎。[24]这些研究也进一步为针灸推拿在传染病中的防治提供了客观依据与理论支持。

通过总结历代针法、灸法及常用取穴，不难发现其防治传染病的治疗思路主要从预防、对症治疗、愈后防复几个方面展开。其中传染病的预防及预后康复以艾灸及按摩手法为主；[25]乙脑、流脑、流感等传染病急性期的高热、咳嗽、咽痛、吐泻等症状的对症治疗及防止传变主要以针刺法为主。[26]现分别选取简便有效的针灸推拿治疗方法列举如下，以供参考。

（一）未病先防——通经活络，温阳散寒

传染性疾病在中医看来属于感染天行时疫，"邪之所凑，其气必虚"，人只有保持正气充足，邪气才无法侵害人的身体，感染与否与正气的强弱关系密切。中医的推拿疗法及艾灸法均属无创疗法，其中艾灸法还具有温阳益气的作用。唐代孙思邈在《千金要方》中提出用灸法预防疟疾等传染病："凡人吴蜀地游宦，体上常须三两处灸之，勿令疮暂差，则瘴疠瘟疟毒气不能著人也。"推拿则可通经活络，使气血运行无阻，两者配合，使正气得固。

❶肺经拍打法

定位：手太阴肺经循行于胸及手臂内侧，起于胸部，锁骨下窝外侧，横平第一肋间隙的中府穴，经手臂内侧，止于手拇指末节桡侧爪

甲角根部的少商穴。

操作要点：五指并拢且微屈，以前臂带动腕关节自由屈伸，虚掌拍打肺经。自左肩窝的位置稍用力敲打，沿着手臂内侧外缘一直敲打到拇指指端，在肩窝、肘部、掌根三个位置重点敲打。两侧肢体交替拍打两侧肺经，各敲打1分钟，每天清晨及午后各一次。可每天进行。

方解：肺经主治有关"肺"的病症，如流感、猩红热、肺结核等传染病出现的咳嗽、喘息、心烦不安、胸部满闷等肺系症状，顺其循行方向拍打可疏通肺经气血，理气清肺，通经活络，使正气充足，不易受外邪侵袭。

❷ 温阳健脾灸

选穴：足三里、大椎、气海。

定位：① 足三里：在小腿前外侧，当外膝眼下3寸（四横指宽），距胫骨前缘一横指。

② 大椎：在颈背部，位于第七颈椎棘突下凹陷中。

③ 气海：下腹部正中线上，当脐下1.5寸处（直线连接肚脐与耻骨上方，将其分为十等分，肚脐向下约3/10的位置）。

操作要点：双侧足三里穴用艾条温和灸各15分钟；大椎、气海每次选择一穴位，艾条温和灸10分钟。艾条可手持或温灸器固定。每天午后或晚餐前灸1次。

方解：脾胃为后天之本，足三里为胃经的合穴，"所入为合"，合穴是经水深入汇聚于脏腑之处，灸之可温阳健脾、培育正气；大椎穴为手足三阳经、督脉之会，统周身阳气；气海为元气之海，灸之可温通经脉。三穴合用可温阳益气，提高人体免疫力，抵御传染源等外邪侵袭。

【医案举隅】（病前预防）

• 霍乱——葛洪《肘后备急方》

"霍乱初得之便务令暖，亦可以熨斗贮火著腹上，如此而不净者，便急灸之。""断瘟病令不相染……密以艾灸患者床四角，各一壮，佳也。"

• 疟疾——孙思邈《备急千金药方》

"凡灸疟者，必先问其病之所先发者，先灸之。从头项发者，于未发前预灸大椎尖头，渐灸过时止；从腰脊发者，灸肾俞百壮；从手臂发者，灸三间。"

（二）对症处理——醒神开窍，泻热拔毒

在病毒性肺炎、麻疹、流脑、乙脑等传染病发展的早期及中期，常出现高热、咳嗽、咽痛、吐泻等症状，此时是正邪斗争最剧烈、病情变化最快的时期，也是疾病最易传变的紧要时期。历代医家著作中多采用对症治疗的方法及时缓解患者的主要症状，并常选取醒神开窍、泻热拔毒的穴位以截断疾病的传变，现总结并列举常用取穴以供参考。

❶头痛

选穴：风池、攒竹、头维。

定位：① 风池：在胸锁乳突肌与斜方肌上端附着部之间的凹陷中。

② 攒竹：眉头陷中，眶上切迹处。

③ 头维：当额角发际上0.5寸，头正中线旁开4.5寸。

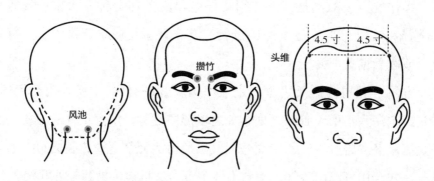

操作要点：常规消毒后，攒竹、头维穴以毫针平刺0.5～0.8寸，风池穴向鼻尖方向斜刺0.8～1.2寸，得气后留针25—30分钟。

方解：诸穴合用可改善头部气血运行，行气通络止痛，缓解病毒

性肺炎、病毒性脑炎等传染病引发的头痛。

❷ 干咳

选穴：太渊。

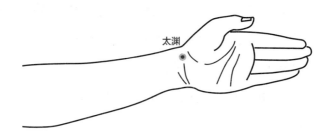

定位：在腕部，掌侧横纹远端，桡侧动脉搏动处。

操作要点：常规消毒后，直刺0.2～0.3寸，手法以平补平泻为主，得气后待咳止即可出针。

方解：太渊为肺经原穴，治疗脏腑在里之疾，《黄帝三部针灸甲乙经》提到太渊穴可治"咳逆烦闷不得卧，胸中满，喘不得息，背痛，嗌干"，可明显缓解肺结核、病毒性肺炎急性期的咳嗽、胸闷等症状。

❸ 咽痛

选穴：鱼际。

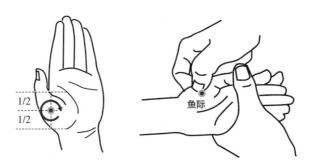

定位：位于手掌第一掌骨桡侧中点，赤白肉际处（掌面骨边）。

操作要点：常规消毒后，随咳进针，直刺0.5～0.8寸，得气后行针刺泻法，留针15—20分钟。

方解：鱼际穴为肺经荥穴，可清泄肺热，对于猩红热、流感等传染病急性期肺热雍盛引起的咽痛效佳。

❹ 呕吐

选穴：中脘、内关、足三里。

定位：① 中脘：肚脐上4寸，即胸剑联合至脐中连线的中点。

② 内关：远端腕横纹上2寸（约三横指宽），掌长肌腱与桡侧腕屈肌腱两筋中间。

③ 足三里：在小腿前外侧，当外膝眼下3寸（四横指宽），距胫骨前缘一横指。

操作要点：常规消毒后，中脘、足三里穴直刺1～1.5寸，内关穴直刺0.5～1寸。诸穴得气后平补平泻，留针15—20分钟。

方解：内关为八脉交会穴，通于阴维脉，主治胃、心、胸疾患；中脘为腑会，胃经募穴，主治一切脾胃之疾；足三里为胃经合穴及下合穴。三穴合用可降逆止呕，对于病毒性肺炎、乙肝急性期的恶心呕吐效佳。

❺ 泄泻

选穴：天枢。

定位：在腹部，横平脐中，前正中线旁开2寸（约三横指）。

操作要点：常规消毒后直刺1～1.5寸，得气后行针刺补法，留针25—30分钟；也可行局部艾条灸或温针灸法，15—20分钟为宜。

方解：天枢为手阳明大肠经募穴，对治疗泄泻一疾确有专长。《针灸甲乙经》述："冬日重感于寒则泄，天枢主之。"《胜玉歌》亦言："肠鸣时大便泄泻，脐旁两寸灸天枢"。此穴对痢疾、肠伤寒、病毒性肺炎等传染病急性期的泄泻有显著效果。

❻ 高热

选穴：大椎、身柱、曲池、合谷、足三里、内庭。

定位：① 大椎：在颈背部，第七颈椎棘突下凹陷中。

② 身柱：在背部，第三胸椎棘突下凹陷中。

③ 曲池：在肘部，尺泽与肱骨外上髁连线中点（90°屈肘，肘横纹外侧端凹陷中；极度屈肘，肘横纹桡侧端凹陷中）。

④ 合谷：手背部，第二掌骨桡侧的中点处（第一、二掌骨相交处和虎口之间）。

⑤ 足三里：在小腿前外侧，当外膝眼下3寸（四横指宽），距胫骨前缘一横指。

⑥ 内庭：在足背第二、三趾间，跖趾关节前方赤白肉际处。

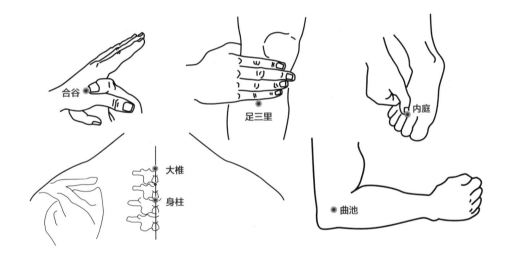

操作要点：诸穴常规消毒，进针得气后采用针刺泻法，以有清凉感为佳，可反复行针，汗出即可出针。

方解：以上穴位多属督脉及手足阳明经穴，阳明经多气多血，督脉为诸阳之会，主一身之寒热，诸穴合用可泄热拔毒，应用于传染病急性期高热等症状效佳。

【医案举隅】（急性期对症治疗）

• 流行性脑脊髓膜炎——承淡安[27]

颈椎七节至胸椎九节，每节一针，作泻法；自项侧风池穴起至脊侧胆俞穴止，各泻一针，前胸线为璇玑、膻中、上中下三脘、气海，侧胸线俞府至步廊各泻一针，其他上肢曲池、合谷、外关、十井，下肢委中、承山、昆仑、行间、内庭各泻一针，病起即针，一次而热退痉止，稍迟者二次可好转，降低脑压与镇惊之效佳。

（摘选自：承淡安.承淡安针灸精华：承淡安针灸处方集［M］.上海科学技术出版社，2016：282-283.）

（三）愈后防复——扶正祛邪，理气清肺

疾病发展后期，可以根据病情采用针刺、艾灸、点按穴位等方法理气清肺，使经络得以疏通，寒湿等余邪得以排出。此外，疫病邪气多由肺脏侵入，在急性期的正邪斗争过后，常存在肺脾气虚等脏腑虚衰的情况，针灸推拿疗法可促使正气得以恢复，防止复发。

❶ 健脾益肺艾灸方

取穴：肺俞、足三里、孔最。

定位：① 肺俞：在背部，第三胸椎棘突下旁开1.5寸（约两横指）。

② 足三里：在小腿前外侧，当外膝眼下3寸（四横指宽），距胫骨前缘一横指。

③ 孔最：在前臂掌面桡侧，腕横纹上7寸，桡骨尺侧边。

操作要点：以清艾条于穴位局部施灸，可手持或使用温灸器，双侧足三里穴每日灸15分钟，肺俞穴和孔最穴可隔日交替使用，均以透热为度。

方解：足三里为足阳明胃经之合穴，能和肠消滞，祛风化湿，理脾胃，调中气，使纳运正常；肺俞、孔最分别为肺经背俞穴及郄穴，主治肺脏入里之疾。细菌性痢疾、乙肝等传染病后期正气虚弱，灸之可助脾阳益肺气，使正气得复，驱余邪外出。

❷ 理气清肺点穴法

取穴：复溜、膻中、中脘。

定位：① 复溜：脚踝内侧中央上2寸，胫骨与跟腱之间。

②膻中：在前正中线上，两乳头连线中点，平第四肋间隙。

③中脘：肚脐上4寸，即胸剑联合至脐中连线的中点。

操作要点：以点的形式持续按压以上穴位，可单用拇指也可并用示指、中指。膻中穴可配合局部按揉法进行。在点穴时，力度以局部有酸、麻、胀、重等感觉为度。每次每穴按揉5分钟。

方解：复溜是足少阴肾经五输穴中的经穴，经穴主治"喘咳寒热"，可助肾纳气，宣利呼吸之气；膻中为气会，主通调胸中宗气及一身之气机；中脘为腑会，主调理脾胃相关各种功能。流行性感冒、病毒性肺炎等传染病后期常伴随余邪壅肺、咳嗽不止、胃气不复等问题，三穴合用可以补益脾肾、理气清肺，还可以调节情志，提高免疫力，防止肺结核、病毒性肺炎等疾病反复。

【病案举隅】（愈后防复）

• 流行性乙型脑炎后遗症——郑魁山[28]

患者患乙型脑炎二个月脱险出院后，一直意识不清，痴呆不语，生活不能自理，吃饭不知饥饱。中医系风邪犯脑，津液灼伤，气血损耗，神明不清。采用清热养阴，开窍醒神法治之。取风池、风府、百会、神庭、印堂、人中、合谷用平补平泻法，内关用补法，每日针一次，治疗四个月后，精神和记忆力已基本正常，诸证恢复，可正常工作，一年后随访一切良好，无复发。

（摘选自：郑魁山.针灸集锦［M］.兰州：甘肃科学技术出版社，1988：474.）

从古至今，针灸推拿疗法以其丰富的理论体系和简、便、廉、验的治疗特色，在传染病的防治与康复过程中发挥了独特而重要的作用，这些针灸推拿防治疫病的经验既是认识与实践体系随疾病的发展变化不断完善的结果，也是历史的选择与实证。

（徐一菲）

参考文献

［1］ 中国针灸学会.新型冠状病毒肺炎针灸干预的指导意见（第一版）.2020.

［2］ 黄建军.经络腧穴学［M］.北京：中国中医药出版社，2011.

［3］ 陆寿康.刺法灸法学［M］.北京：中国中医药出版社，2012.

［4］ 于天源.按摩推拿学［M］.北京：中国协和医科大学出版社，2012.

［5］ 刘立公.时病瘟疫的古代针灸治疗特点分析［J］.上海针灸杂志，2004，23（3）：38-39.

［6］ 戴俊荣.明清疫病文献针灸防治资料整理与研究［D］.福建中医药大学，2015.

［7］ 崔月犁.当代中国针灸临证精要［M］.天津：天津科学技术出版社，1987.

［8］ 方小南.甲型流感与针灸治疗［J］.医学信息（上旬刊），2011，24（09）：5844-5845.

［9］ 张仁.急症针灸［M］.北京：人民卫生出版社，1988.

［10］ 沈思佳，任宏丽，张怡洁，等.近代针灸治疗肺结核选穴特点及诊疗规律研究.

［11］ 单桂敏，李凤玲，王双.针灸治疗流感的疗效观察［J］.上海针灸杂志，2003（04）：26.

［12］ 杨进，劳祥婷，郑桂欣，等.针灸治疗乙型病毒性肝炎的研究进展［J］.四川中医，2014，32（02）：178-179.

［13］ 彭静山，费久治.针灸秘验与绝招［M］.沈阳：辽宁科学技术出版社，2014.

［14］ 高立山，高峰.针灸心语［M］.北京：学苑出版社，2015：338.

［15］ 关玲.谢锡亮先生麦粒灸治疗乙肝30年医案回顾分析［C］.中国针灸学会2009学术年会论文集（下集）.中国针灸学会，2009：154-158.

［16］ 赵秀萍，陈瑞香，吕洪清.隔蒜灸对复治肺结核患者疗效影响的对照观察［J］.中国针灸，2009，29（01）：10-12.

［17］ 戴文宏.中药配合温针灸治疗慢性细菌性痢疾25例［J］.中医外治杂志，2009，18（05）：14-15.

［18］ 刘锋.推拿治疗小儿慢性痢疾的经验总结［J］.按摩与导引，2000（01）：49.

［19］ 张晓.中医儿科推拿与西医结合治疗流感的研究［J］.中国医药指南，2014，12（24）：2-3.

［20］ 王行素，崔春凤，刘晶艳.针刺参与治疗猩红热退热疗效观察［J］.中国针

灸，1994（04）：21-22，62.

［21］石珍.针灸治疗细菌性痢疾62例［J］.陕西中医，1996（01）：33.

［22］孙云廷，王淑玲.透天凉手法治疗急性痢疾32例［J］.新中医，1997（07）：35.

［23］吕玉娥，吕运权，吕运东.吕景山对穴［M］.北京：人民军医出版社，2013.

［24］蔡立皓，党文，王宏才.针灸治疗几种传染病的免疫研究新进展［J］.广西中医药，1988（03）：46-47.

［25］杨立丽.灸法治疗慢性乙型肝炎临床进展［C］.中国针灸学会2009学术年会论文集（上集）.中国针灸学会，2009：249-250.

［26］闫冬，于建春.针刺治疗病毒性脑炎验案［J］.江西中医药，2012，43（04）：56-57.

［27］承淡安.承淡安针灸精华：承淡安针灸处方集［M］.上海科学技术出版社.2016：282-283.

［28］郑魁山.针灸集锦［M］.兰州：甘肃科学技术出版社，1988.

[第十一讲]

刮痧拔罐，内病外治

2016年8月，在巴西里约热内卢举行的第三十一届夏季奥运会上，美国著名游泳运动员菲尔普斯身上紫红色的"中国印"引人注目，其实这就是中国传统的拔罐疗法留下的印记。拔罐疗法不仅对于疼痛类疾病有效，在痧症、鼠疫等传染病的防治中，也通常在刮痧及刺血疗法后使用拔罐疗法，起到引邪外出的作用。拔罐后在肌表出现的紫红色印记，就是人体内细小的络脉气血透出于体表的表现。

中医认为，人体络脉是主要经脉与体表及各脏腑组织器官之间的连接通道，刮痧疗法可以刺激浅表络脉，疏通人体上下内外，使气血运行顺畅。中医古老的刮痧疗法常与拔罐配合使用，可以进一步加强疏通作用。

对于传染病的防治而言，刮痧可使体内热毒伏邪透至体表肌肤，清泻疫疠之气，预防并阻断流感、脑炎、风疹等传染病的发生、传变。拔罐疗法可在刮痧的基础上，与刺血、针法、熨烫等干预方法相结合，对于临床表现为发热、隐疹等症状的传染病各阶段起到相应作用。

一、中医对刮痧和拔罐的认识

（一）刮痧的概念及功效特点

刮痧的名称来自于古时对于痧症的治疗。痧症病名首载于《肘后备急方》，指被风侵袭致病。"痧"字之本意也与传染病有关，如王养吾说："在北曰青筋、曰马头瘟，江浙则为痧，闽广则为瘴气，其实一也。"吴鞠通亦说："俗名发痧，又名干霍乱。"明代疫病肆虐，痧症病名开始增多，书中出现百余种以痧命名的病症，有干霍乱、水伤寒、中恶、瘴气、疫痧、斑痧、痧胀等。

最早有文字记载刮痧的是《景岳全书》中的"刮痧新按"，至传染病专著《痧胀玉衡》《痧症全书》等问世后，痧症的病名、病种、因机证治、方药、外治法等得以确定，书中数次记载其使用刮痧、挑痧、放痧的治疗方法，轻者"一针即愈"，重者配合药物，泻热解毒、活血化瘀等，可获良效。[1]这也为后世将刮痧应用于猩红热、病毒性肺炎等急性、热性传染病的防治提供了理论基础和经验借鉴。

❶ 什么是刮痧

刮痧疗法属传统的自然疗法之一，是运用刮痧器具（有一定锋刃的牛角板或类似于古代镵针的器具），选择人体皮肤的特定部位，涂抹适当的介质后刮摩，使皮肤发红充血，出现青紫瘀斑或瘀点，从而达到防治疾病的一种治疗方法。其治疗特点是通过浅表刺激皮肤排出血性的痧疹，以祛除病邪。正如《灵枢·经脉》所论"以泻其邪，而出其血"的刺络泻邪原理。

如《痧症玉衡》[2]中所述小儿夜啼痧病例："二岁小儿昼夜啼哭不止，父母不疑有他，日夜爱抚，百计诱哄亦徒劳也"。作者郭氏认为小儿有痧未发出，胸腹疼痛、不能言语而啼哭；考虑小儿皮肤稚嫩，遂用刷子蘸香油刮至痧出，患儿痊愈，未予用药。

由此可见，对于病毒性肺炎、小儿麻疹、猩红热等由外邪侵入的急性传染病早期，刮痧疗法即可清泄其邪，避免疾病发展。对于儿童来说，还可减少因服食药物不配合和有创性治疗等出现额外刺激的情况。

❷ 刮痧疗法的功效特点

刮痧疗法以疏通调整经络为主，辅以重点穴位的加强，所谓"宁失其穴，不失其经"，选取不同的刮痧部位及手法在传染病防治中能分别起到祛风散寒、清泻热毒、行气化瘀、消肿止痛的功效。

如麻疹、流感初期，病邪在表，由于外感寒湿等瘟疠邪气引起的全身湿遏，出现困倦、嗜睡、头昏胀等情况，刮痧可以将浅表皮肤络脉的病邪通过刮痧术祛散，达到祛风散寒的功效。

又如《鼠疫汇编》[3]中记载鼠疫急症昏迷患者，刮痧可使患者清醒，"此鼠疫急症……急用大针刺两手足弯处，约半分深，捻出毒血，其人必醒……或挑痧或刮痧亦可醒"。由此可见，刮痧可使疫毒外泄，宣通血脉，开闭起郁，苏厥醒神，因而亦可用于流脑、乙脑等传染病急性期高热神昏等患者的抢救。

（二）刮痧的具体方法

刮痧可分为直接刮痧和间接刮痧。前者多用于体质较强壮者，后者可在刮拭部位先置垫布，再用刮痧板刮拭，目的是保护患者皮肤，适用于儿童、年老体弱和皮肤病患者。

❶ 持板方法

单手握板，将板置于掌心，一侧由拇指固定，另一侧由示指和中指固定，或由拇指以外的其余四指固定。手腕用力，力度均匀，根据病情和患者的反应，随时调整刮拭力度，轻而不浮，重而不滞，以患者能耐受为度。刮痧板移动方向与皮肤之间夹角以45度为宜，角度不可太大，也不可使用削铲法。

❷ 补泻手法

刮痧的手法分为补法、泻法和平补平泻法。根据"虚则补之，实则泻之"的原则，不同病证的治疗手法各异。手法的补泻作用，主要取决于刮痧操作中力度大小、速度快慢、时间长短和刮拭方向等。

（1）补法

指能激发人体的正气、增强脏腑功能的手法，常用于年老体弱、久病重病和体形瘦弱的虚证患者。操作要点：刮按力度小、速度较慢、刺激时间较长，另外顺经刮为补。如顺刮肺经补肺气，可用于结核病、病毒性肺炎恢复期，患者气阴不足且有咳嗽、气喘等症状。

（2）泻法

指能疏泄病邪的手法，多用于新病、急性病、实证、体质壮实者。操作要点：刮按力度大，速度较快，刺激时间较短，逆经刮为泻。如督脉、膀胱经刮痧泻法至有鲜红色痧点，可用于改善流感、猩红热急性期出现的高热、神昏等症状。

（3）平补平泻

指用于一般人的保健或虚实兼见者的手法。操作要点：按压力度与速度相配合，刮痧板接触皮肤时应力量适中，以受术者能承受为度。如长期在膀胱经、督脉、胃经、胆经刮痧平补平泻法，可用于慢性乙型肝炎患者的症状改善及指标恢复。[4]

❸ 刮拭时间与间隔

此外，还应根据受术者年龄、性别、身体状况以及出痧情况等因素，决定手法轻重、时间长短和刮痧间隔。

单方向均匀刮拭，每一部位刮拭时间3—5分钟，每一角度方向刮15～30次。局部刮痧时间一般为20—30分钟，全身整体保健刮痧以40—50分钟为宜。个别受术者不易出痧，不可强出痧，特殊部位如面部也无须出痧。一般情况，痧点在3—5天消退，痧点消退才可再次刮拭。

（三）拔罐的概念和机制

拔罐疗法古称"角法""角吸法"，现又称为"火罐法""吸筒疗法"。

❶ 什么是拔罐

拔罐是以各种罐为工具，利用燃烧、抽吸、挤压等方法排除罐内空气，通过对皮肤局部产生的温热和负压刺激作用，使罐吸附于体表特定部位（如经络穴位、患处等），形成局部皮肤充血、瘀血或起泡等现象，以促进局部血液循环、加强新陈代谢，促进毒素的排除。对于传染病防治来说，拔罐疗法具有活血行气、除湿止痛、消肿散结、退热、祛风散寒、拔毒排脓等作用。

❷ 拔罐的中西医机制

1）中医机制

在各类传染病的不同疾病表现和阶段，通过不同的拔罐手法，可分别起到发汗解表、舒经活络、消肿止痛、温经散寒、行气活血等作用。

（1）发汗解表，温阳散寒

拔罐疗法调整阴阳的作用是通过经络腧穴的配伍作用得以实现的，如痢疾、肠伤寒后期，由于用药等因素出现脾胃虚寒、阳虚寒凝腹痛，可通过火罐吸着皮肤的温热作用，在关元穴（下图）行针罐及熨罐法，起到温阳扶正、散寒祛邪的作用，将体内寒邪驱除出体外。[5]

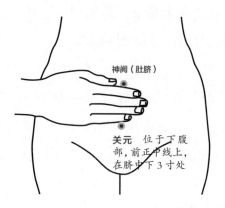

神阙（肚脐）

关元　位于下腹部，前正中线上，在脐中下3寸处

（2）泻热拔毒，活血化瘀

拔罐疗法祛邪扶正的作用，主要是通过较强的吸拔力来开泄腠理，

祛除体内的邪气，使风寒湿外邪、内在热毒、瘀血等从皮毛排出，使邪祛而正安。如传染病的浑身酸痛可在酸痛部位（阿是穴）拔罐以祛除外邪，刺血拔罐法祛邪作用更佳。如病毒性肺炎、猩红热、乙脑等传染病患者急性期阳热有余，出现发热等症状时，可通过大椎穴（下图）刺血加拔火罐相结合的方法清泻实热。[6]

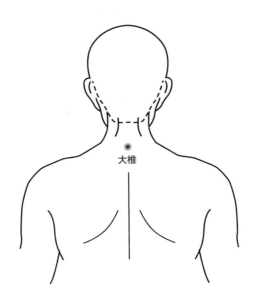

（3）疏通经络，行气活血

拔罐疗法借助于罐内负压作用于局部，在脏腑经络郁滞或气血凝滞或经脉空虚时，可起到疏通经络、行气活血的作用，同时还可鼓动经脉气血，濡养脏腑组织器官，振奋衰弱的脏腑机能，加强祛除病邪之力，从而使经络气血恢复正常。临床常用的循经拔罐法、走罐法及刺络拔罐法等，均有以上功能。如对于结核病、乙肝恢复期患者，由于余邪未尽，气虚血瘀，病情易反复，此时可采用膀胱经循经走罐及拔罐，行气活血，使正气得以补充，防治疾病复发。

2）拔罐治疗的现代医学原理

现代医学研究认为拔罐所产生的机械牵拉刺激与温热作用，这种作用往往具有双向调节的特性。

（1）机械牵拉刺激与温热作用

拔罐时产生的负压，使局部组织充血，局部毛细血管破裂，加强了局部组织的气体交换。表皮瘀血出现自身溶血现象，机体随即释放类组胺物质。拔罐还可促进白细胞吞噬作用，增强机体免疫功能。因罐缘紧紧附着在皮肤表面，通过拔罐的机械刺激牵拉局部神经肌肉、血管及皮下组织，再通过皮肤感受器和血管感受器的反射传导到中枢神经系统，调整兴奋和抑制的平衡，加强大脑皮层对身体各部分的调节作用，促进机体新陈代谢、加快毒素释放，从而缓解痉挛、减轻疼痛。

（2）双向调节作用

拔罐疗法对人体体温、心率等均具有双向调节作用。如在大椎穴拔罐配合刺血疗法，既可治疗初期因感受寒邪引起的流感等传染病，又可治疗风疹[7]、猩红热等有内热表现的传染病。阳热有余导致的发热性疾病可通过大面积拔罐降温；反之，阳虚的患者在拔罐后，随组织代谢产物入血，可使机体产热增加、代谢加快，从而升高体温。如使用大火罐和竹罐，可使局部血管扩张，加速血液循环，治疗痢疾、肠伤寒等属阴寒性质的传染病后期腹痛。

（四）拔罐疗法的适应证和禁忌证

❶ 适应证

拔罐疗法不仅有防治疾病的作用，还有养生康复的作用。因使用罐具、采用拔罐手法和选取穴位的不同，拔罐的治疗作用也有变化，如温经散寒、舒筋活络、行气活血、清热泻火等。临床可用于治疗流感、病毒性肺炎、乙脑、淋病、痢疾等不同症状表现、不同疾病阶段的传染病。

❷ 禁忌证

当患者有下列一些特殊病证时，应当慎用或禁用拔罐疗法。

（1）平素患有出血性疾病，如血小板减少性紫癜、血友病、白血病、毛细血管试验阳性等患者不宜施用拔罐疗法，防止出血过多。

（2）皮肤溃烂、破损或患传染性皮肤病及皮肤过敏者，不宜施用拔罐疗法。

（3）久病体弱、正气不足、身体极度消瘦、恶性肿瘤、心力衰竭、肾功能衰竭、肝硬化腹水者不适宜施用拔罐疗法。

（4）妊娠妇女下腹、腰骶和乳房部以及合谷、三阴交、昆仑等穴位禁止拔罐。

（5）精神病发作期、全身剧烈抽搐或癫痫发作患者不宜施用拔罐疗法。

（6）外伤骨折、静脉曲张、体表大血管、二阴及皮肤瘢痕处不宜施用拔罐疗法。

（五）临床常用拔罐疗法

❶ 火罐法

火罐是临床最常用的一种拔罐方法，适用于玻璃罐、竹罐和陶罐等。它是利用火焰在罐内燃烧，排出罐内的部分空气，造成罐内负压，使罐吸附于施术部位皮肤。常用的吸拔方法有闪火法、贴棉法、投火法、架火法。影响吸附力大小的因素包括罐具的大小与深度、罐内燃火的时间、扣罐的速度。需要吸拔力大时，可选用大号罐并延长闪火时间、加快扣罐速度。如对于艾滋病[8]、乙肝[9]等传染病存在病情反复发作、乏力等气虚血瘀证的患者，拔火罐可起到温经通络、促进气血运行、提高免疫力的作用。

1）闪火法

（1）具体操作方法：一手握住罐体，罐口朝下，另一手持止血钳或镊子夹住一个沾有95%酒精的棉球在酒精灯上点燃后立即伸入罐内，在罐内中部绕1～2圈，闪火退出后，迅速将罐扣于应拔部位皮肤上。

闪火法不受体位限制，吸附力大，较为安全，临床最为常用。此种方法因罐内无燃烧物，不易造成烫伤，适用于各种部位、体位拔罐，特别适用于闪罐法和走罐法。

（2）动作要点：动作迅速。棉球蘸酒精宜少，蘸完酒精后应挤出多余者，且酒精不能沾在罐口，以免烫伤皮肤。闪火时不要让火焰烧到罐口，以防烫伤。

2）投火法

（1）具体操作方法：一手持罐，一手将酒精棉球或将折叠的软质纸卷点燃投入罐内，然后迅速将罐扣在施术部位。此法适用于身体侧面部位的拔罐，将罐体横置，以防棉球或纸片掉落烫伤皮肤。本法简单安全，不使用酒精，适用于家庭使用。

（2）动作要点：选择柔软的纸材，动作迅速，适用于侧面施拔。

3）贴棉法

（1）具体操作方法：取一小块棉片，直径1～2 cm，厚0.3～0.6 cm，蘸95%酒精，挤出多余酒精，贴于罐子内壁底部或侧壁，将棉片压牢，以罐体倒置不掉为好。点燃棉片后将罐子立即扣于要拔部位。本法适用于侧面横位。

（2）动作要点：注意手法要轻，防止动作过重使酒精棉片掉下来烫伤皮肤。棉片干湿要适度，棉片上酒精太多，燃烧后滴到罐口或皮肤上易引起烫伤；酒精过少则贴不到罐壁上。

4）架火法

（1）具体操作方法：选择好要拔罐的部位，放置无孔铜钱、胶木瓶盖、捏好的小薄面饼等物，再将95%酒精棉球放在摆好的隔物上，点燃酒精棉球后迅速将罐扣上。此种拔罐方法的优点是取材方便，安全性强，不易烫伤。缺点是只适用于拔固定罐，不适合走罐等手法的操作。

（2）动作要点：注意选择的隔物不宜过大，直径应小于罐口，酒精棉球应小于隔物，棉球蘸上酒精后以不滴为限。拔罐时应嘱患者不要随意乱动，以免烫伤。

5）滴酒法

（1）具体操作方法：罐口朝上，滴两三滴酒精或白酒在罐内底部，然后转动罐体，使酒精均匀地沾湿罐底内壁，点燃后迅速将罐扣于应拔部位。此法优点是操作简单，不需要其他辅助用品。

（2）动作要点：罐口朝上，滴入酒精多少一般根据罐体大小决定，切勿滴入过多酒精或沾到罐口，以免烫伤皮肤。

使用火罐法要特别注意用火安全：拔火罐过程中需动用明火和酒精，操作时一定要注意用火安全；施术过程要有条不紊，不要慌乱；使用酒精灯点火时，要让酒精灯与患者和施术者保持一定距离，避免在操作过程中碰翻酒精灯。特别注意切不可把酒精灯放在诊疗床上，如燃烧的酒精灯被碰翻，要迅速采取正确的灭火方式使火源隔离空气，如迅速用湿毛巾覆盖。

❷ 水煮法

将竹罐置于沸水中煮2—3分钟，甩去水液，用毛巾紧堵罐口，迅速扣在应拔部位上（可于锅具中加入中药以对症治疗，提高疗效，即为药罐）。此法适用于竹罐和木罐，是借助水蒸气之力排除罐内空气，造成罐内负压，将罐吸拔于局部的一种方法；也可根据病情需要采用不同的中草药煎煮竹罐，以提高拔罐疗效。如对于肺结核等传染病后期气阴不足、潮热盗汗的患者，以白术、沙参、银柴胡、浮小麦等中药浸泡竹罐，以起到养阴益气兼清虚热的效果；对于痢疾等传染病后期脾阳不足、手足不温的患者，可将竹罐以干姜、蜀椒、吴茱萸等浸泡后拔罐，以温阳补中、健脾益肾。

（1）具体操作方法

将水或准备包煎的中药放在锅内煮沸后，再放入竹罐或木罐，煮2—3分钟（药罐可根据药性决定煮沸时间），然后用镊子或筷子将罐夹出，甩去水液，并迅速用洁净干毛巾捂住罐口，趁热将罐扣在应拔部位。此法优点是温热作用好，还可配合药物的治疗作用；缺点是操作技巧不易掌握，不能配合走罐等其他手法。

（2）动作要点

手持竹罐或木罐稍加按压约30秒，使之吸牢。罐自沸水锅中取出后拔罐速度是关键，过快容易烫伤皮肤，过慢则吸拔力不够。

❸ 抽气法

抽气法用抽气设备直接抽走罐内气体，使罐内产生负压吸附于体表的一种拔罐法，简便易行，家庭常用。操作时用注射器抽出罐内空气，使之产生负压即可吸住，也有以特制罐具和抽气筒、负压枪或橡皮排气囊等构成者。此法优点是罐内负压的大小容易控制，方便操作；缺点是无温热感，不能配合其他手法。

此法常可用于治疗流感等传染病恢复期余邪未尽，寒热表现不明显的久咳、咯痰等症状。临床研究发现，取大椎、双侧风门穴，在上三穴用真空拔罐器拔起30～40 mm，留罐10分钟，隔日1次，3次为1个疗程，可显著改善流感后期后遗症状。[10]

二、刮痧拔罐对传染病的防治作用

（一）疏通经络，扶正祛邪

刮痧或拔罐均是通过对肌表的刺激，使之出现青、紫充血的痧或瘀痕，使肌肤腠理得以开启疏通，将滞于经络腧穴及相应脏腑、组织器官内的风、寒、痰、湿、瘀血、火热、脓毒等邪气从皮毛透达于外，使经络得以疏通，人体正气得以恢复。如病毒性肺炎、流感[11]等传染病患者刮大椎穴，可减轻流感的头疼、喷嚏、流涕等症状。

（二）祛风散寒除湿

针对流感、风疹等传染病患者有风寒湿邪气的，可用刮痧或拔罐的方法沿人体背部两侧膀胱经循行路线由下向上进行刮拭或走罐，刮拭时用力可偏重一些，以祛风散寒除湿。《黄帝内经》曰："膀胱者，州都之官，津液藏焉，气化则能出矣。"刺激膀胱经的最佳时间应该是下午3—5点，此时段膀胱经当令，气血最旺。膀胱经可刮痧可拔罐，膀胱经拔罐有助于温阳散寒。另外，祛除湿气常用穴位有肺俞、八髎、中脘、足三里、阴陵泉等，这些穴位拔罐、刮痧均可。

（三）活血化瘀止痛

针对乙肝、肺结核等传染病后期存在血瘀的患者，可选择在背部足太阳膀胱经、督脉上进行整体调理。背俞穴是五脏六腑之气输注于背部的腧穴，属足太阳膀胱经的经穴，全部分布于背部足太阳经第一侧线上，即后正中线（督脉）旁开1.5寸处。体内有血瘀的患者适合在背部做整体的走罐、刮痧。循经点刺放血也非常适合，在穴位局部点刺放血可以促进局部血液循环，有疏通经络、活血化瘀的效果。常用活血化瘀的穴位有神阙、膈俞、肝俞、太冲、三阴交、委中、曲池等。

（四）清热泻火

如流脑、乙脑、猩红热等传染病患者急性期出现高热、神昏等体内热盛表现者，可用刮痧法配以点揉法。先刮中脘、足三里，另加点揉内庭、太冲，每穴3—5分钟；再刮肝俞、胃俞，按同一方向刮至皮肤出现痧痕为度。再用泻法重点刮内庭、太冲、肝俞，由轻到重，以出现痧痕为度。然后用手指揉压胃俞、足三里，每穴3—5分钟，以得气感为度。每日或隔日1次。

总之，刮痧和拔罐都是中医古老的外治法，且常配合使用，共同起到疏通经络、祛风散寒、清热除湿、活血化瘀、消肿止痛等功效，在传染病外治法中十分常见。

（张　煜）

参考文献

［1］ 戴俊荣.明清疫病文献针灸防治资料整理与研究［D］.福建中医药大学，
2015.

［2］ ［清］郭志邃.痧胀玉衡［M］.北京：人民卫生出版社，1995：1-3.

［3］ ［清］罗汝兰撰.鼠疫汇编［M］.广州：广东科技出版社，2008：4.

［4］ 欧阳敏余，熊咏萍.刮痧治疗乙型肝炎1例［J］.江西中医药，2011，42
（12）：37-38.

［5］ 米在荣.针刺拔罐治疗菌痢90例［J］.山东医药，1983（01）：19.

［6］ 耿丽梅，于向艳.连花清瘟胶囊联合放血拔罐治疗甲型H1N1流感38例
［J］.河北中医，2011，33（05）：753-754.

［7］ 宋文娟.针灸治疗风疹的临床体会［J］.针灸临床杂志，1999（04）：
18-19.

［8］ 陈秀敏.艾滋病发热的火罐应用及辨证施护［J］.光明中医，2009，24
（08）：1580-1581.

［9］ 王利东.经络全息刮痧法在慢性乙肝患者中的临床应用［J］.中国民间疗
法，2007（09）：14-15.

［10］ 王静凛.大椎穴刺络拔罐治疗小儿流感发热疗效观察［J］.实用中西医结合
临床，2019，19（04）：45-47.

［11］ 梁月俭，郑友丽，阙冬梅.刺络放血、拔罐并辨证分型治疗流感200例
［J］.江西中医药，2010，41（10）：55-56.

[第十二讲]

放血疗法，祛瘀生新

相传扁鹊在百会穴放血治愈了虢太子的"尸厥"；华佗曾用针刺放血治疗了曹操的"头风症"；据《新唐书》记载，唐代御医用头顶放血法治愈了唐高宗的"头眩不能视症"，历史见证了放血疗法的神奇。如果说人体是一台可以实现自我迭代、新陈代谢的精密仪器，那么运行的关键就在于气血的通畅。只有血脉的通畅无阻才能保证人体的营养物质顺利地输送到脏腑等组织器官，中医的放血疗法正是基于这一规律应运而生。

放血疗法是用三棱针等针具根据不同的体质或病情，刺破人体特定部位（穴位、组织或血络）的浅表血管，放出适量的血液，通过活血理气，达到预防及治疗目的的一种特殊外治方法。[1]这种疗法不仅可应用于瘀血的治疗，更可用于急症的治疗和传染病的预防保健，起到祛瘀生新、调和气血，增强人体免疫力的效果。

刺络放血疗法源远流长，其起源可追溯到旧石器时代，[2]最早人们用尖石划破皮肤治疗脓肿，随着手工业技术的发展和中医对疾病认识的不断完善，逐渐将放血疗法用于防治更多的病症。明清时期，疫病肆虐，瘟疫流行，越来越多的医家开始将放血疗法应用于治疗传染病，并获良效。刺血疗法主要呈现以下特点：一是其历史悠久，应用广泛，基本作用原理以"通"为则，以"泻"为法，依据治疗病症的差异发挥不同效果。二是其理论内涵丰富，涉及多民族智慧，除传统医学理论支持外，藏医与蒙医对放血疗法的应用也各具特色。三是其应用体系完善，操作手法多样，在保证患者安全的同时，对于不同部位病症的放血方法各异，体现了中医因人制宜、辨证施治的特色。

一、中医对放血疗法的认识

（一）历史悠久，以通为则

自古中医对刺血疗法在疾病预防与治疗中的作用就非常重视。在古书《五十二病方》中，就有着使用砭石划破痈肿疮疡进行排脓放血的相关记载。《黄帝内经》中共有46篇文章对刺血疗法进行了详细的阐述，内容愈发丰富。放血常用的工具三棱针就是由《灵枢·九针论》中描述"可以泻热出血"的锋针发展而来，而《素问·血气形志篇》中更是提到"凡治病必先去其血"。由此可见，血脉的通畅为健康提供了最基本的保障，而放血疗法则是保障人体健康、治疗疾病的重要防卫手段。[3]

放血疗法通过刺激局部血液循环改善人体新陈代谢、通畅气血以提高免疫力，增强机体的正气，进而抵御外邪以预防疾病的发生。蒙医认为春天是大地苏醒、植物萌芽、水位上涨、虫源复活之季，也是宿疾复发以及各种疾病蔓延和传染的季节，常见病有伤寒、霍乱、百日咳等；人体血液随季节更替亦会增多、泛溢，因此春天是不断更新、净化体内污血之季。此时通过放血来祛除血液中的污秽、余毒，调整机体体液分布，可预防疾病的发生。[4]

（二）平疫效佳，以泻为法

随着中医理论体系与临床实践的不断发展，放血疗法更加广泛地应用于临床，不仅可用于治疗各种慢性病，也可以防治疟疾、瘟疫等传染病、急症。《素问·刺疟》就提到："刺疟者，必先问其病之所先发者，先刺之。先头痛及重者，先刺头上及两额两眉间出血。先项背痛者，先刺之。先腰脊痛者，先刺郄中出血。先手臂痛者，先刺手少阴阳明十指间。先足胫酸痛者，先刺足阳明十指间出血。"由此可见，秦汉时期，放血疗法已经应用于传染病的防治。

明末清初，瘟疫肆虐，更多的医家都将刺血法应用于治疗疫病，并取得了较好的效果。郭志邃在《痧胀玉衡》中指出痧毒从口鼻而入，或发病于肌肤，或发病于血肉，在血肉者，可于太阳、印堂、四肢末端、肘臂关节等处放血治疗。对于传染病急症，赵学敏的《串雅外编·起死门》指出，对于急痧将死者，可以将患者的口撑开，舌下常会有三股黑筋，男左女右，点刺出血，泄毒外出即愈。清代李学川的《针灸逢源》针对现世所说的传染性肝炎引发的黄疸的治疗也有独特的见解。他认为瘟疫多日不解可导致热入血室，患者遍体发黄犹如烟熏，此时可针刺曲池、曲泽放血。温病学家王士雄则擅长运用刺血法治疗痧证、霍乱和温邪内陷心包等疾病。[5]

（三）民族疗法，各具特色

除传统中医理论外，藏医与蒙医中素有放血预防、治疗疾病的传统。藏医放血法的操作更为复杂，放血时机也颇为讲究。它主要选取一些静脉血管和一少部分动脉血管为放血对象，所使用的放血工具也是特制的刀具，用来进行切、割、刺等操作。藏医学认为病血里面夹杂有不同的毒气，恶血集聚于血管，会进一步造成循环障碍及代谢失衡，导致传染病、热症、炎肿、疮疡等疾病。这些疾病使得机体功能下降。放血疗法可以利用放血工具来割破相应脉管和病灶，排出恶血，祛瘀生新，疾病自然会消除，体质也随之得以增强。[6]

蒙医放血法的理论更具特色，作为蒙医五种传统疗法之首，放血疗法的临床应用非常广泛。它以蒙医特有的"三根""七素"学说理论为指导，并且重视辨证论治原则，既可治疗疫病也可预防保健。蒙医认为血液和"三根"中的协日、协日乌苏共同导致的热性疾病，会引起血液过盛，血容量升高，进而发展为黑脉病变，使气血运行受阻，败坏五脏六腑。血液作为人体的七素之一，当出现异常时被称为"血症"，其引起的黑脉病也可使体温过度升高，严重影响其他六素的功能发挥，造成新陈代谢紊乱，使机体得不到充足的营养供给。[3]放血后，血中沉渣物随污血排除，体内污秽则减少或消失，从而保持了机体体液的正常平衡状态。

（四）手法多样，深浅得宜

放血疗法主要包括刺络放血法和划割放血法两类。其中刺络放血法依据不同操作手法及应用的病位又可分为点刺法、散刺法、挑刺法三种[1]。

❶ 刺络放血法

操作者一手持针具，若持三棱针，用拇指、示指、中指挟持针柄，指实掌空。若持小眉刀等刀具，为持稳当，还要用示指第一关节把住刀柄，另一手作捏、按、推、提等辅助动作配合。根据施术部位与治疗需要，可选用下列几种刺法。

1）点刺法

可分为浅刺与深刺。

（1）浅刺

点刺腧穴或随病显现的浅表小静脉出血的方法。对准放血处，快进快出，放出少量血液或黏液，一次可出血2～5 ml。如果血或黏液流出不畅，可以在针孔周围推压挤捏，帮助血液或黏液流出。此法多用于指趾末端、面部、耳部等部位及下肢后面、额部、足背等处的小静脉。

（2）深刺

点刺较深、较大静脉出血的方法。如果静脉不明显，可沿静脉分布上下推按，使静脉怒张，然后左手按压被刺部位下端针刺。针刺深度以针尖刺中血管，让血液自然流出为度，待出血停止后以无菌棉球按压针孔，并以75%的乙醇棉球清理创周围血液。主要用于腘窝、肘窝处的放血。

2）散刺法

用针具在局部及周围叩刺，刺数多，刺入浅，以有血珠渗出为度，常配合拔罐疗法运用，促使瘀热毒邪等排出的方法。

3）挑刺法

此法以三棱针刺入皮肤或静脉后，随即针身倾斜，挑破皮肤或静脉，放出血液或黏液，然后用无菌敷料保护创口以胶布固定。挑刺法常用于胸、背、耳背静脉等处的放血。

❷ 划割放血法

一手持刀具，以操作方便为宜，一般用拇指与示指捏牢刀身，使刀身与划割部位大致保持垂直，进刀划割，另一手作提、捏、推、按等辅助动作配合划割。划割放血法主要应用于口腔内膜等处的放血。

（五）施术得当，防护周全

在历代著作对于放血疗法的描述中，医家对于其适应证及禁忌证均有明确的记载。在进行放血疗法前，应首先明确患者的个体情况，根据其体质及特点进行防护与施治，这也在一定程度上反映了中医审病求因、因病治宜的特色。由于在进行放血疗法时需要刺破皮肤组织，因此操作过程中要特别注意放血部位的消毒、体位摆放等事项。此外，在治疗的各个环节中，医书对于其可能出现的意外情况均做出了阐述。

❶ 疗前准备

（1）禁忌证排查

在施术前应该详细询问了解患者的现病史、既往史和家族史，必要时还需做相应的血液等相关检查。当患者凝血功能异常，例如较为严重的糖尿病患者，一般慎用刺血疗法；某些传染性疾病如艾滋病、乙型肝炎、梅毒等，也应禁用，或者严格遵循消毒隔离措施，必须防止交叉感染，有条件者应该一律使用一次性针具；若患者情绪紧张，要提前做好思想工作，待其精神放松并愿意接受该疗法时再行操作。

（2）消毒

放血前，针具要煮沸消毒，操作者的双手和患者的放血局部都要用酒精进行常规消毒。

（3）体位摆放

根据放血的部位，选取适当的体位，以方便术者操作并使患者体位相对舒适，易于保持为度。

❷ 疗中应对

（1）晕针处置

操作过程中密切观察患者的精神状况，如出现眩晕、心慌、胸闷、恶心欲吐、四肢乏力、嘴唇发紫、面色苍白、冷汗等，立即停止操作并及时处理，将其身体置于平卧位，指压或针灸人中、合谷、百会等急救穴，给予温水或糖水，并注意保暖。

（2）血肿处置

若症状轻微，皮下只是有微量的出血或局部青紫时，可不做特殊处理，几日后会自行消散；如局部肿胀明显，疼痛剧烈，稍碰即痛，可先做冷敷止血，再做热敷，并在肿处局部轻轻按揉，促进血液循环。

❸ 疗后防护

（1）止血措施

轻微的出血可用干棉签或棉球压迫止血，如遇到血流不止者则要格外引起重视，使用纱布或绷带止血；严重情况下要察看是否刺破了动脉血管，同时紧急结扎出血部位以上的血管。

（2）针孔保护

嘱患者注意针孔处不要受到污染。刺络放血后的针孔比针灸后的针孔创口大得多，因此对创口的保护及愈合应格外重视。放血后要饮食清淡，忌食辛辣刺激、鱼虾海鲜等食物。

二、放血疗法对传染病的防治和康复作用

历代医家的著述和医案已经充分证实了放血疗法对于传染病的防治效果，与其他中医药干预措施相比，放血疗法具有疗程短、收效快、疗效好的特点。对于发病急骤、传变迅速的传染病而言，放血疗法具有解表通阳、行气活血、泻火祛邪的作用，因此具有独特优势。[7]

放血疗法对传染病的防治作用可以概括为三个方面，即传染病易感季节提升正气，增强免疫的"防"；发病早期截阻传变，改善症状的"断"；疾病后期活血化瘀，铲除余邪的"清"。

（一）气血和畅，病邪难侵

传染病早期多由于外邪侵袭人体而发病，而中医认为"正气存内，邪不可干"，也就是说，当人体正气充足、卫外坚固之时，便可大大降低人体对于传染病的易感性。因此，在平日或流行病高发的季节可用放血的方法进行保健，改善人体经脉气血的运行，提高免疫力。《素问·离合真邪论》中提出："此邪新客，溶溶未有定处也……刺出其血，其病立已。"指出当外邪在表未定之时，可以刺络放血的方法祛邪解表，及时预防传染病的发生。

❶ 耳背放血法

部位：在头部，两耳背侧的浅表静脉。

操作要点：按摩耳背使其充血，常规消毒后，用三棱针点刺耳背后中上段的静脉，挤压3～5次，至出血变鲜红色为止，每3天1次，连续3～4次。

方解：耳是宗筋汇聚之地，多条经脉所处之处，且迷走神经丰富；耳与人体脏腑经络、组织器官、四肢躯干相互沟通，耳背血络丰富。耳背放血可以促进耳部血脉运行，进而调畅周身气血，使正气得以生发，进而有效预防传染病。[8]

❷ 大椎刺络法

部位：大椎穴在颈背部，位于第七颈椎棘突下凹陷中。

操作要点：患者取俯卧位或坐位，常规消毒后，三棱针在大椎穴处点刺或散刺，出血量5 ml左右，出血后可挤按3～5次或于局部拔罐吸定，增强疗效，留罐5—8分钟后起罐，再次消毒。

方解：大椎穴为督脉经穴，"三阳督脉交会"处，统摄全身阳气，具有宣阳解表之效。大椎又居背部高巅之处，故刺大椎放血可泻三阳经热毒，散风解表。[9]督脉两旁为足太阳膀胱经所属，局部拔罐能推动经络气血运行，兼调五脏六腑之经气，激发机体卫气而逐邪外出，以达宣肺解表、疏通五脏六腑气机的目的。

（二）症消身安，阻截传变

传染病通常具有发病迅速、传变迅猛的特点，早期即可出现高热、呕吐、剧烈咳嗽甚或神昏等症状，不仅严重影响身体健康与生活质量，若不及时干预还可能引起疾病的进一步加重。放血疗法经长期验证对于急症的处理具有切实且快速的疗效，还可通过清利热毒、泻热开窍等作用阻截疾病的传变，故在此提供传染性疾病常见症状的放血选穴及操作方法，大多简便有效，以供参考。

❶ 高热寒战

取穴：十宣、耳尖、督脉大椎至长强、尺泽、委中。[10]

定位：① 十宣：十指尖端，距指甲游离缘0.1寸，左右共10穴。

② 耳尖：在耳部，耳轮的最高点处。

③ 督脉大椎至长强穴：位于背部脊柱，自颈椎第七棘突下

凹陷处至尾骨端各椎体间凹陷处。

④尺泽：在肘横纹上，肱二头肌腱桡侧缘凹陷中。

⑤委中：在膝后区，腘横纹中点。

操作要点：常规消毒后，十宣采用速刺法，每穴放血1～2滴；耳尖放血前先按摩耳背使其充血，随后采用点刺法，每穴挤出血液10～15滴；大椎至长强穴每穴点刺出血即可；尺泽与委中穴采用深刺法，每处可出血5～10 ml，其中，若委中穴附近出现迂曲的小络脉，可按照宁失其穴、勿失其络的原则，直接点刺血络以提高疗效。若高热昏迷，可加用人中、十二井穴刺出血。

方解：以上穴位多属经外奇穴及督脉穴、足太阳膀胱经穴，为诸阳汇聚、气血交汇之处，放血刺激可迅速加强局部血运，推动气血运行，助阳祛邪散热。

❷头痛

取穴：太阳穴。

定位：太阳穴在头部，眉梢与目外眦之间，向后一横指的凹陷中。

操作要点：常规消毒后采用点刺法，出血2～5 ml，若出血量小，可加用拔罐。

方解：太阳穴为经外奇穴，且为阳气汇集之处，主治头部诸症，血运丰富，局部放血可改善血运，以通止痛。

❸泄泻、呕吐

取穴：尺泽、曲泽点刺出血。

定位：①尺泽：在肘横纹上，肱二头肌腱桡侧缘凹陷中。

②曲泽：肘横纹上，肱二头肌腱尺侧缘凹陷中。

操作要点：常规消毒后，可用止血带在穴位上部扎紧，使静脉怒张，用三棱针点在静脉上，流出紫红色血，血色渐流渐淡后，用干棉球按压止血。[11]

方解：尺泽、曲泽分别为肺经、心包经合穴，《针灸集成》提出"合主逆气而泻"，因此两穴合用可调节上焦心肺气机，主治因外感邪气侵犯上焦，气机上逆引发的气逆泄泻、呕吐症状。

（三）祛瘀生新，促进康复

在传染病中后期，随着机体正气与病邪抗争过程的不断进展，代谢的病理产物也不断堆积，此时余热、瘀毒仍然未清。使用活血化瘀为主的放血疗法不仅可以清理体内余毒，使机体内的毒素随血液排出，还可以加强理血调气的作用，使人体机能恢复正常，抑制病邪扩散与再生，促进机体康复。

❶ 膀胱经刺络法

取穴：膀胱经第一侧线及第二侧线上的细小血络。

定位：膀胱经第一侧线位于背部正中线旁开1.5寸处，膀胱经第二侧线位于背部正中线旁开3寸（约横四指宽度），其起点横平第一胸椎棘突下凹陷，止点横平第四骶后孔。

操作要点：通过仔细观察患者背部，常可在膀胱经侧线上找到异常的细小血络，按之可褪色。常规消毒后，用三棱针点刺于异常血络上，每处血络点刺1～2次，见渗血后在其上拔罐，留罐5—10分钟，待出血停止后起罐消毒，每次选2～4个点，每3—4天1次，连续2周。

方解：膀胱经主一身之表，背部第一侧线及第二侧线分布有与五脏六腑分别对应的背俞穴。"有诸内必形之于外"，因此异常血络的出现常是体内未清之瘀毒的外在表现，施以放血治疗可起到理血调气、化瘀生新的效果。

❷ 少商放血法

定位：少商穴位于手拇指末节桡侧指甲角根部上方0.1寸处。

操作要点：常规消毒后，采用点刺法，出血后挤压手指以助血排出，使每穴出血10～15滴，隔日1次，连续3～4次。

方解：少商为肺经井穴，《针灸甲乙经》载："疟，寒热及热厥，烦心……刺少商出血立已"。局部放血可清利上焦热毒，治疗传染病后期患者余热未清之咽喉肿痛，咳嗽不止。

正所谓"流水不腐，户枢不蠹"。在历史长河中，放血疗法作为祛瘀生新、调和气血的重要保健治疗和康复的方法，经历代传统医学及民族医学在传染病防治中的应用，证实了其速效、简捷的特点。与此同时，放血疗法的应用范围和操作方法也随着理论与实践的完善而不断更新，在防治传染病的各个环节中，发挥了活血祛瘀、行气通络、通理脏腑的独特作用。

（徐一菲）

参考文献

[1] 陆寿康.刺法灸法学［M］.北京：中国中医药出版社，2012.

[2] 郑其伟，钱淳宜.针灸临床妙用［M］.北京：中国医药科技出版社，1995：654-655.

[3] 刘效忠.刺络放血疗法学术史研究［D］.广州：广州中医药大学，2018.

[4] 玛莲·亨尔别克.哈萨克医的汗达勒玛（放血疗法）［J］.中国民族民间医药.2011（6）：6.

[5] 熊光天.刺络放血治疗传染病临床概况［J］.中国针灸，1998（6）：42-43.

[6] 陈月梅.中藏医放血疗法临床应用比较研究［D］.青海大学，2018.

[7] 张仁.急症针灸［M］.北京：人民卫生出版社，1988：190-191.

[8] 高立山，高峰.针灸心语［M］.北京：学苑出版社，2015：338.

[9] 黄建军.经络腧穴学［M］.北京：中国中医药出版社，2011.

[10] 彭静山，费久治.针灸秘验与绝招［M］.沈阳：辽宁科学技术出版社，2014：85-86.

[11] 崔月犁.当代中国针灸临证精要［M］.天津科学技术出版社，1987：157-159.

芳香辟秽，祛邪防疫

我国古代发生过多次较大的疫情，据史料记载，自秦朝至今，总计发生大的疫情500余次，[1] 给百姓的生活造成了巨大的损失。在此期间诸多优秀的医家，如张仲景、葛洪、孙思邈、吴又可等，在疫病的预防和治疗方面做出了巨大的贡献，而勤劳勇敢的古代人民也在与疫病的斗争中总结和积累了大量宝贵的经验。

芳香辟秽法即古代常用于预防疫病的一种方法，它最初来源于中华民族的文化习俗，早在周代就有了佩戴香囊和沐浴兰汤的习俗。[2] 这一思想也体现在很多节日习俗中，譬如端午节时在门口悬挂艾草、用雄黄酒涂抹小儿额头。但是这些习俗有很大一部分是用于祛除鬼神等，我们所介绍的芳香辟秽法之"秽"是指传染病，尤以呼吸道传染病为主。

一、芳香类药物的作用

具有芳香气味的药物均属于芳香类药物，这些药物大多具有醒脾、化湿和解表的功效，性味较温燥。"香者，气之正也，正气盛则除邪辟秽也"，芳香类药物能够通过自身芳香之正气祛除邪气，起到扶正祛邪的作用。[3]

（一）单味药物

在古籍中关于预防疫病的单味药有很多记载。《神农本草经》《本草纲目》和《松峰说疫》中记载可"辟瘟疫"的代表药物有雄黄、朱砂、苍术、藿香、艾叶、白芷、升麻、丁香和薄荷等。

我们在生活中使用这些药物时必须要注意用药安全，因为像雄黄、朱砂这类药有一定的毒性，应尽量避免使用，或在医生指导下使用。

（二）复方

与单味药相比，复方的作用更加全面。中国防疫史上形成了多种有效的成方，如《肘后备急方》中的老君神明白散、《证治准绳》中的崔文行军散等。这些复方经不同的医家反复修订以及在临床中不断验证，预防作用均有效。[4]

二、芳香辟秽法在传染病预防中的应用

芳香辟秽法在预防传染病时主要有外用和内服两种使用方法。

（一）外用

❶ 焚烧法

药物焚烧是最常用的一种预防方式，这种方法操作起来也很简便，就是将一种或几种药物打成粉或颗粒后混合在容器中，点燃药物后将容器置于密闭的房间内，这样就可以起到预防传染病的作用了。可以用于焚烧的药物有苍术、艾叶和雄黄等，根据现代研究结果，苍术[5]、艾叶等药物能够对流感病毒产生抑制作用；且实验结果表明焚烧苍术[6]和艾叶[7]可以明显降低室内的细菌含量，并且具有气味芳香、刺激性低的优点，因此可以用于室内的消毒。

在生活中，我们可以将苍术颗粒和艾绒按1∶1的量混合均匀，将混合物用手堆成圆锥形，放在瓷盘上点燃。这样焚烧时产生的烟雾能够预防传染病，包括目前正在肆虐的新型冠状病毒肺炎。

❷ 涂抹法

涂抹法是指将药物直接涂抹于皮肤以预防传染病，这种方法能够

使药物直接作用于皮肤，因此也具有比较好的疗效。我国有些地区在端午节时有以雄黄酒涂抹耳朵以预防蚊虫和传染病的习俗，这就是涂抹法在生活中的应用。

雄黄在古代时就已经被用于预防疾病。《神农本草经》中记载雄黄能够"杀精物恶鬼邪气百虫毒，胜五兵"，可直接将雄黄涂抹在耳朵中、鼻子中来预防疾病。雄黄也常与其他多种药物一起使用，以发挥更强的作用，如孙思邈在《备急千金方》中记载过雄黄散辟瘟气方：雄黄 5 两，朱砂 2 两，菖蒲 2 两，鬼臼 2 两。将上四味药碾成粉末状，混合均匀后涂抹在额头、人中和耳朵，能起到较强的预防瘟疫的作用。

❸ 洗浴法

洗浴法指用药液或药物浸泡过的水洗浴身体的一种方法。这种方法使药物直接作用到皮肤，使邪气不停留在皮肤表面，从而起到预防作用。

在古代桃树枝常被用于煎汤洗浴来预防传染病，清末医家丁尧臣也曾说："常将向东桃枝熬汤洗浴不染瘟疫"。单味药洗浴的作用相对比较局限，复方洗浴的功效更为全面，古籍中有很多用于防治传染病的洗浴复方。

《普济方》中记载了治疗时疫的洗浴方：桃枝叶 10 两，白芷 3 两，柏叶 5 两。

《松峰说疫》中也记载了用于洗浴的"辟瘟方"：川芎、苍术、白芷、零陵香等份。

除了上述方法，古代还经常使用佩戴香囊，在床前悬挂香囊，药物塞鼻、点眼和取嚏等方法，在生活中我们可以根据自己的条件便利选择合适的方法。同时也需要注意，像雄黄、朱砂这类有毒的药物，使用时必须注意用药安全，建议使用一些安全无毒的药物代替。

（二）内服

内服的药物也分单味药和复方，而剂型的种类比较多样，主要有散剂、丸剂、饼剂、汤剂、酊剂和水浸剂等。

❶ 散剂

散剂是指将药物晒干并碾成粉末状后，这种形式简便易操作，适用范围较为广泛。常用的药物有桃树枝、松叶、柏树枝、苍耳叶等一些可以预防疫病的药物。古籍中也记载了大量散剂的复方，如葛洪在《肘后备急方》中使用的老君神明白散，成分如下：

苍术1两，附子3两，乌头4两，桔梗2.5两，细辛1两。

用法：将上述药物捣碎后筛选出细的粉末，每次服用约1.5 g，这样就能起到预防疫病的作用。《肘后备急方》中葛洪指出要在正月初一时全家一起服用，才能最好地发挥出药物的预防效果。现在我们完全不用拘泥于服药的特定日期，正常服用不会使药效有明显降低。

❷ 丸剂

丸剂是将药物粉末与一些具有黏合作用的辅料（如蜂蜜）混合后制成的球形制剂。

使用丸剂预防传染病时用到最多的单味药是朱砂。《神农本草经》中有载："朱砂，味甘微寒，生山谷，治身体五脏百病，养精神，安魂魄，益气明目，杀精魅邪恶气。能化为汞，久服通神明不老。"此外《新修本草》和《本草纲目》中也记录了朱砂可辟瘟的功效。因此在中国古代瘟疫预防的历史上朱砂具有极其重要的地位，但由于朱砂有毒，因此不建议口服朱砂。

孙思邈在《千金药方》中记录了一个预防瘟疫的复方丸剂，组成如下：

赤小豆2两，鬼箭羽2两，鬼臼2两，丹砂2两，雄黄2两。

用法：将上述五味药碾成粉末，用蜂蜜调和均匀后制成如豆子大小的丸药，服用后可预防疫病。

这个丸剂的组成经诸多医家反复临床使用并不断修改后在明清时期形成了雄黄丸。王肯堂在《证治准绳》中记录了雄黄丸的成分，组成为：

赤小豆2两，鬼箭羽2两，丹参2两，雄黄2两。

同样在使用这些丸药时我们应该注意雄黄、丹砂这一类有毒的药物，尽量避免使用，建议选择别的药物替代。

❸ 饼剂

饼剂是指将药物粉末制成饼状。这种剂型的产生与明清时期交通和贸易的快速发展有关，其中最有代表性的是福建的香茶饼。张景岳在《景岳全书》中记录了福建香茶饼的成分及用法如下。

组成：沉香1两，白檀1两，儿茶2两，粉草5钱，麝香5分，冰片3分。

用法：将上述药物打成极细的粉末，用糯米水调和成饼状后保存，使用时只需在口中含化。

❹ 汤剂

汤剂就是将药物加水煎煮去掉渣滓后得到的液体，明清时期出现了大量预防传染病的复方汤剂，这些汤剂大多以芳香健脾化湿为主要功效。清朝刘奎在《松峰说疫》中记载了神仙去瘟方，组成如下：

川芎8钱5分，苍术3钱3分3厘，甘草1钱6分6厘，干葛1钱3分6厘，生姜3片，葱3根。

用法：水煎服即可。

三、芳香疗法在康复保健中的应用

芳香疗法不仅可以用于预防传染病，在中医康复的领域也占据了重要的一席之地。[8]

（一）疏肝解郁

患者在疾病恢复期时易出现焦虑、低落等负面情绪，这时不仅要关注患者身体的恢复情况，也要及时对患者的负面情绪进行疏导。芳香类药物能够很好地缓解焦虑和低落的情绪，譬如薰衣草、玫瑰和雪松具有疏肝解郁的功效，现代研究亦表明了这几种药能够缓解焦虑和低落的情绪。[9-11]

在使用时外用的方法更为方便和安全，譬如可以制成精油，涂抹在百会、印堂、内关等穴，也可以制成香囊，随身携带。

（二）宁心安神

很多患者都存在睡眠障碍的情况，出现入睡困难、中途易醒且醒后难以再次入睡、多（恶）梦、早醒或白天乏力的症状，这对于疾病的恢复十分不利，因此解决患者的睡眠问题也是在疾病的康复过程中需要注意的问题。

芳香疗法能够很大程度改善睡眠的问题。目前使用最多的是精油，譬如薰衣草[12]、檀香和丁香[13]等都有很好的宁心安神功效，能够帮助患者入眠。在使用时可以将精油涂抹在百会、四神聪、三阴交和神门等穴位，也可以在室内使用香薰机。在使用这种方法时必须注意精油的浓度和使用时间，因为芳香疗法对我们的中枢神经系统具有双向调节作用，在一定浓度范围时助眠，在另一种浓度范围则具有醒神的功效，因此使用的浓度必须听从医嘱。

（三）芳香开窍

芳香类药物能够促进意识障碍的患者恢复意识，比较有效的药物有麝香、牛黄和苏合香等。使用嗅吸芳香开窍药物的方法，能够提高脑血流速度，改善血液黏聚状态，促进患者神智早日恢复。[14]

芳香疗法在患者康复进程中能够改善多种不良症状，且副作用小，患者接受度高，使用的范围也在逐渐扩大。

总之，未病先防是中医学中极具特色的理论，芳香辟秽法在预防传染病方面具有重要地位。它能通过简单有效的方法发挥出预防的作用，使人体免受传染病的侵袭，减少家庭以及社会的损失，且实际使用方法简便易操作，非常值得在生活中推广使用。

（何青鋆）

参考文献

［1］ 宋乃光.中医疫病学之研究（下）［J］.北京中医，2006（03）：178-180.

［2］ 孙灵芝，梁峻.明清芳香药防治疫病的现代启示［J］.中华中医药杂志，
    2015，30（12）：4407-4409.

［3］ 部环宇，王秀莲.芳香性中药与脏腑关系探析［J］.中国中医基础医学杂
    志，2016，22（11）：1530-1533.

［4］ 姚伟.晋唐和明清时期瘟疫预防方药及方法的整理研究［D］.成都中医药
    大学，2009.

［5］ 苏子仁，赖小平，陈建南.苍术酮、含苍术酮的植物及苍术酮提取物在制
    备抗流感病毒药物中的用途［P］.中国专利：CN1857358A，2006-11-08.

［6］ 王运利，程晓玲，孙雪玲.中药苍术熏蒸法对室内空气消毒效果观察［J］.
    中国消毒学杂志，2011，28（05）：570-571.

［7］ 韩志刚，韦莉，吴登虎，等.艾叶用于动物实验室空气消毒的效果观察及
    吸入刺激实验［J］.中国比较医学杂志，2011，21（12）：18-20.

［8］ 李思婷.中医芳香疗法在养生与康复中的应用［J］.中国化妆品，2018
    （04）：48-51.

［9］ 任晓亮.薰衣草精油嗅吸对人体脑电波的影响［D］.上海交通大学，2012.

［10］ 樊甜甜，姚雷，李燕来，等.3种芳香植物香气物质的急性抗焦虑作用
    ［J］.上海交通大学学报（农业科学版），2017，35（03）：24-30.

［11］ 姚雷，丁鸣，张楠.玫瑰精油防治焦虑障碍的应用［P］.中国专利：
    2018110457596，2019-01-08.

［12］ 杨莹，位凯，吕达平.吸入薰衣草精油对原发性失眠症患者的临床疗效
    ［J］.中国医药导报，2016，13（24）：144-147.

［13］ 喻茂尧.复方丁香细辛散治疗失眠症［J］.浙江中西医结合杂志，2004
    （04）：61-62.

［14］ 王利苹，奉建芳，胡凯莉.芳香开窍中药对血脑屏障通透性的调节作用及
    其机制研究进展［J］.中国中药杂志，2014，39（06）：949-954.

[第十四讲]

运动导引，养生康复

中国传统保健体育是中华民族的瑰宝，早在数千年前，就已经被作为健身、防病的重要手段之一，广为流传。[1] 古人讲："流水不腐，户枢不蠹"。中国传统保健体育的创造者和发展者们，始终把"动"贯穿人体生命活动的整个周期，把中医基础、运动体育和修养身心理念有机融为一体。在预防和抵抗传染病时，传统保健体育能够辅助"抗疫"，起到"正气存内，邪不可干"的积极作用。尤其在传染病恢复期，更能发挥运动量比较小，适于病患训练，以及轻慢柔和、身心同调的特色和优势，促进康复。

中医自古有很多传统特色的运动方式，如五禽戏、太极拳、易筋经、八段锦等，都是建立在中医学理论基础上，遵循整体观、辨证观，秉承天人合一、形神统一、因人因时因地制宜等思想观念；注重养生和调整阴阳、扶正祛邪等理论与实践，运用综合治疗的方法，消除异常、失调的病理状态，并使之恢复正常的协调的生理状态，达到提高机体的抗病力以及康复能力。[2]

中国传统保健体育"治未病"在于干预防治处于亚健康的人群，其着眼点是"消患于未兆""济赢劣以获安"。一方面通过养身健体，消除未起之患的始动、促发因素，恢复机体阴阳平衡、身心和谐的健康状态；另一方面，通过机体的显微症状、体征的表现，辨明机体实际情况，实施早期干预、治疗，防止未病向疾病状态转变。《黄帝内经》云："是故圣人不治已病治未病，不治已乱治未乱，此之谓也。"传统保健体育的显著特点之一就是，它既是"治已病"的一种医疗手段，也是"治未病"的养生防病的方法。[3]

一、中医对传统保健体育的认识

"治未病"是中医学先进的医学思想，早在《黄帝内经》中就提出了"治未病"的思想。当今，随着医学模式的转变，"治未病"的理念与实践引起了医学界的广泛关注。[4]传统保健体育疗法"治未病"是以增强体质为核心的预防保健思想，以养生调摄为主要手段的方法体系。维护健康、扶正祛邪、预防为主，这是治未病的经典理论，也是传统保健体育养生的主干。

我国古代医家经过长期反复的临床实践，总结出了整套养生健体防病之法，饮食有节、起居有常、情志调畅、劳逸适度等养生之术是对其高度的概括。同时针对不同情况亦有着丰富的调治方法，代表功法有五禽戏、八段锦、易筋经、太极拳等。传统保健体育就是通过身心合一、内外兼修、整体和谐的运动以提高人体抵抗病邪的能力，达到正气旺盛、阴阳平衡、气血畅通、脏腑协调的未病状态，从而使机体远离亚健康。[5]

（一）培补元气，立根固本

人体的健康状况、疾病的发生与否、传染病的易感与否，取决于人体正气的盛衰。元气充沛，则后天诸气得以资助，从而脏腑协调，身心健康；当先天禀赋不足或后天因素损及元气时，诸气失助而衰败，导致一系列疾病的发生。

传统保健体育非常重视培补人体元气。通过姿势的调整、呼吸的锻炼、心神的修养来疏通经络、活跃气血、协调脏腑、平衡阴阳，起到锻炼真气、培育元气、扶植正气的作用，从而维持人体内环境的相对稳定，达到抵御外邪、祛病强身、延年益寿的目的。[1]正如《素问·上古天真论》中称："恬淡虚无，真气从之，精神内守，病安从来。"如练功中意守丹田、命门之法，是由于先天之精藏于肾，肾位于腰部，因此，通过意守和吸抵撮闭的呼吸锻炼，使肾中元精益固，"精化为气"，元气自充。练功元气充沛后，则可更好地激发与推动脏腑进行正常有效的生理活动，缓冲不良情绪对大脑的刺激，降低大脑的应激性反应，这对维持机体健康、抵御疾病具有重要意义。

（二）平衡阴阳，整体统一

整体观是中医理论的指导思想，同样适用于中国传统体育。"天地一体""五脏一体""天人相应"等理论认为：宇宙是一个整体，人体五脏也是一个整体。人生活在宇宙中，与天地相应，人的生命活动，其生理变化与大自然的整个运动联系在一起。自然界的运动变化常常直接影响着人体，而人体受自然界的影响也必然相应地产生生理或病理上的反应，因此人们必须善于掌握自然界的变化，顺从天地之和，维持阴阳平衡。阴阳动态平衡关系的破坏，就意味着疾病的发生。

中医学认为，疾病的发生、发展、诊断、治疗、转归等，都是以阴阳学说为理论依据，"阴盛则阳病，阳盛则阴病"。所以，传统保健体育能养生治病的机制，必然也寓于阴阳变化之中。如对阴盛阳虚的患者，就应选择练习动功，以求助阳胜阴；而对阴虚阳亢的患者，则应选择练习静功为主，养阴助阳。夏季练功以静功为主，以防耗阳；而冬季练功则以动功为主，以防阴盛。病势向上（如肝阳上亢），则意念向下；而病势向下（如气虚脱肛），则意念向上。所有这些，皆为平衡阴阳。

（三）疏通经络，形神共养

中医学的"形神统一"说认为人是形体和精神的结合，也是形态和机能的统一。"形"是指人体的一切组织器官，"神"是指精神意识活动。形与神是密切结合的，"神"不能脱离形体而存在，它与生俱来，亦与死俱灭。"形"是精气、神气之宅，形体的动静状态与精、气、神的生理状态及功能的发挥有很密切的关系。[6] 形寓于精气神，形动则精气流行，充养形体，从而可保持形体的长盛不衰。实现"形神统一"的基础是活经通络，遍布全身的经络是人体气、血、津液运行的通道，是联络五脏六腑的生理结构。经络有广泛而重要的生理作用，概括起来，可运行气血、营内卫外、联络脏腑、病邪传变、诊察病机等。因此，传统保健体育的医疗保健作用也必将通过疏通经络这一机制来实现。

兼修形神注重动静结合，形动神静。动中有静，静中有动，动以养形，静以养神。传统保健体育主要包括内功与外功。内功是调心以养神，调息以养气，调神以养生，使机体主动进入"精神内守"的状态。内功以静神为主，其中又包括呼吸与意识活动，故静中有动。外功是有意识地按照一定的程序进行一定的活动，其中包括意志专一，故动中有静。练功时，意识注意的部位，大多是腧穴部位，腧穴是经络气血流注汇聚和经气出入的地方；以意引气，多见循经络运行，这种经气传感现象，通过锻炼可以获得；肢体的活动或按摩拍打，触动气血循经络互流。百脉皆通，气血充盈，对外利关节、强筋骨，对内能理脏腑、通经络、调精神，使身心得到全面发展。

（四）调和气血，内外兼修

气血是构成人体的重要组成部分，是维持人体生命活动不可缺少的精微营养物质。气具有推动、温煦、防御、固摄和气化等作用，血具有营养和滋润等作用。正常情况下，气血之间维持着一种"气为血之帅，血为气之母"的相辅相成的动态平衡状态，称为"气血调和"，而"气血不和，百病乃变化而生"。

传统保健体育中"内",指的是心、意、气等内在的情志活动和气息运动,能起到调和气血的作用。[7]练静功时,有意守病灶的方法,即病灶在哪里,意念亦放那里,以意领气至病灶,气能推动血液至病灶,从而改善病灶部位的血液供应,加强营养和滋润作用,使病灶组织得以修复,恢复气血调和的状态。

传统保健体育中"外",指的是手、眼、身、步等外在的形体活动。[1]练静功时,一般采用坐、卧、站等安静的姿态,结合意念的集中与各种呼吸方法进行锻炼,姿势、呼吸、意念三者不可分割;动功由肢体运动、呼吸锻炼、意念运用三个部分组成。肢体运动表现于外,但要求达到"动中有静",即注意力集中,情绪稳定,并根据动作变化,配以适当的呼吸方法,达到形、意、气的统一。

(五)协调脏腑,有生有制

中医学说将人体器官分为两大类:心、肝、脾、肺、肾称之为脏;胆、胃、小肠、大肠、膀胱、三焦称之为腑。五脏间的协调,即是通过相互依赖、相互制约、生克制化的关系来实现的。脏腑功能状态的正常与否,决定着人体的健康和疾病,脏腑失调是人体失去健康的病理基础。脏腑的生理,以"藏""泻"有序为其特点。五脏是以化生和贮藏精、神、气、血、津液为主要生理功能;六腑是以受盛和传化水谷、排泄糟粕为其生理功能。藏、泻得宜,机体才有充足的营养来源,以保证生命活动的正常进行。任何一个环节发生了故障,都会影响整体生命活动而发生疾病。

协调脏腑是通过一系列养生手段和措施来实现的。协调的含义大致有二:一是强化脏腑的协同作用,增强机体新陈代谢的活力;二是纠偏,当脏腑间偶有失和,及时予以调整,以纠正其偏差。这两方面内容,贯彻在各种传统保健体育中。如运动养生中的"六字诀""八段锦""五禽戏"等功法,都是以增强脏腑功能为目的而组编,以遵循协调脏腑这一指导原则而具体实施的。几乎所有的动作都是以腰为主宰，腰部命门是其主要锻炼之处，命门相火旺盛，肾气则充溢。肾阳相火是其他脏腑生理活动的原动力。命门元阳之火充足，则脾阳得资，脾气充足健运，后天水谷得以消化，精微物质得以运化，从而为人体脏腑、经络乃至四肢百骸的正常活动提供物质基础。这就是传统保健体育何以使五脏安和、心身健康的道理。

二、传统保健体育对传染病的防治作用

传统保健体育作为传染病预防和康复治疗手段，将"运动"作为一种医疗手段，用于辅助康复治疗、功能训练以及促进健康。这里，"运动"扮演的角色相当于临床上的"医药"，而这种"医药"具有药物无法替代的独特优势。

传统保健体育将运动康复与中医学的理念有机结合，运动康复就是体医融合。它以"痛则不通，通则不痛"和"用进废退"的中医理论为指导，使自己的筋骨、气血、脏腑等通过活动得到锻炼，以增强机体对疾病的抵抗力和对环境变化的适应能力，使某些失去平衡或受到损害的机能得到恢复，[6] 从而达到治疗康复的目的。（表1）

表1　中医理论指导下传统保健体育已病防变应用表[3]

已病之脏	防变之脏	调神方面	举例
心	肺	神	1. 五禽戏之鸟戏 2. 八段锦之左右开弓似射雕 3. 六字诀之呬字诀
肝	脾	魂	1. 五禽戏之熊戏 2. 八段锦之调理脾胃须单举 3. 六字诀之呼字诀
脾	肾	意	1. 五禽戏之鹿戏 2. 八段锦之两手攀足固肾腰 3. 六字诀之吹字诀

（续表）

已病之脏	防变之脏	调神方面	举　例
肺	肝	魄	1. 五禽戏之虎戏 2. 八段锦之攒拳怒目增气力 3. 六字诀之嘘字诀
肾	心	志	1. 五禽戏之猿戏 2. 八段锦之摇头摆尾去心火 3. 六字诀之呵字诀

（一）五禽戏

五禽戏是东汉名医华佗根据古代导引、吐纳、熊经、鸟伸之术，研究了虎、鹿、熊、猿、鸟五禽的活动特点，并结合人体脏腑、经络和气血的功能，编成的一套具有民族风格特色的导引术。[7]根据中医的脏腑学说，五禽配五脏：虎戏主肝，能疏肝理气，舒筋活络；鹿戏主肾，可强腰肾，活跃骨盆腔内的血液循环，并锻炼腿力训练身体平衡；熊戏主脾，有健脾胃、助消化、活关节等功效；猿戏主心，有助于增强心肺功能，调整心包经；鸟戏主肺，动作轻翔舒展，可开阔胸怀，疏通肺经，调理气机。

经常练习五禽戏的人，都会感到神轻气快，手脚灵活，步履矫健。此外，五禽戏对于肺气肿、哮喘、高血压、冠心病、神经衰弱、消化不良等症，也有预防和防止复发的功效。五禽戏作为传统康复疗法，尤其是卒中后遗症康复患者选择五禽戏并经常锻炼，能改善患者的异常步态和行走姿势，防止肌肉萎缩，锻炼人体的平衡能力，提高生活质量。[8]

（二）太极拳

300多年前，温县陈家沟人陈王庭在家传拳术的基础上，结合易经阴阳、五行转换之理，道家导引、吐纳和中医的经络学说，集民间十七种拳术之长，创编出一种刚柔相济、快慢相间、老少皆宜的内功

熊戏

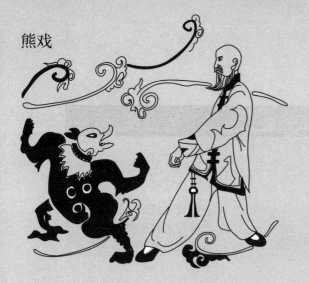

猿戏

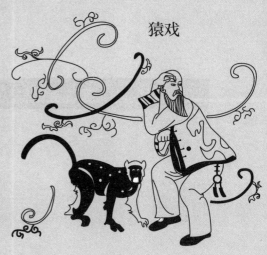

虎戏

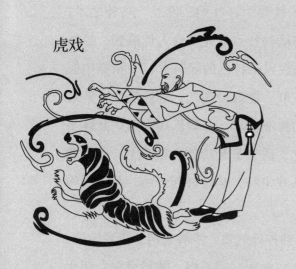

鹿戏

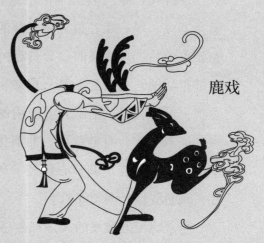

鸟戏

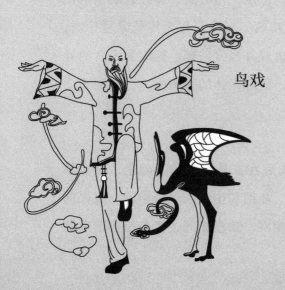

五禽戏

五禽戏是东汉名医华佗根据古代导引、吐纳之术，结合人体脏腑、经络和气血功能编成的健身气功功法。动作仿效虎之威猛、鹿之安舒、熊之沉稳、猿之灵巧、鸟之轻捷，蕴含"五禽"神韵，形神兼备、意气相随、内外合一。

拳，取名"太极拳"。[1]

太极拳是我国宝贵的民族遗产，它是一种"静中寓动、动中求静"的养生术。所有动作的开合、起落、进退、刚柔、蓄发、顺逆、虚实、曲直等，无不和谐地体现出阴阳对立与统一的辩证规律。常言道："拳起于易，理成于医"。太极拳与中医学说可谓是一脉相承，所以又有人说太极"拳名太极，实无极自然之运行，阴阳自然之开命合也"。这与奠定中医理论的哲学基础，即阴阳学说不谋而合。更为重要的是，太极拳与中医在治未病方面更是殊途同归。中医讲究的是"上工治未病"，太极拳也同样能治疾病于未染。太极注重自我摄生和调养，亦可说：太极拳的精髓就在于"养"。"养"是自我呵护、自我调理，通过"养"，舒筋活血，开穴顺气；通过"养"，增强机体系统内部和谐有序的有机性和整体性。

当太极拳练到一定程度后，便产生腹鸣、指麻等体内行气现象，再坚持练习，到一定功夫便可通任、督、带、冲诸脉，同时增加丹田之气，使人精气充足、神旺体健。也正因为太极拳有上述众多的养生保健作用，所以，时常打太极拳对许多疾病有防治和康复作用，如：冠状动脉粥样硬化性心脏病、心绞痛、心肌梗死后恢复期、高血压病、风湿性心脏病以及肺源性心脏病、中度神经衰弱、各种类型的自主神经功能紊乱、胃肠神经官能症、老年性便秘、胃或十二指肠溃疡并发症、慢性支气管炎、慢性非活动性肺结核等诸多疾病。[9]此外，由于打太极拳可以补益肾精、强壮筋骨、抵御疾病，所以坚持这项运动，能防止早衰、延缓衰老，使人延年益寿。[8]

（三）易筋经

易筋经是明朝天启四年紫凝道人搜集医、释、道流行的养生导引术及汉代东方朔的洗髓伐毛健身法，并在宋代八段锦的健身理论等基础上编辑而成的。易筋经在宋元以前已广为流传于少林寺众僧之内，

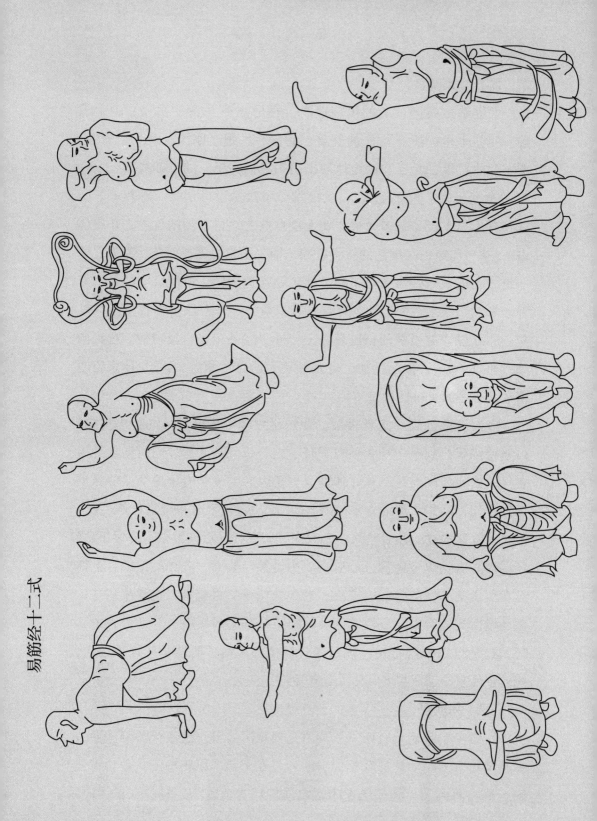

易筋经十二式

罕有外传。自明清以来其法才广为人知，日益流行，而且还演变成了数个易筋经流派。

易筋经是一种内外兼练的导引强身法，练内名洗髓，练外名易筋。"易筋者欲坚其外，如果能内清静、外坚固，圣域在反掌之间耳"。可见此功法并非全在"易筋"，而是整体性身心并练、内外兼修的一套医疗保健养生功法。动者外动以易筋强骨，静者内静以攻心纳意，集内外兼修之长，静中求动（气）、动中求静（意）为宗旨，精练勤思，可达防治疾病、延年益寿的效果。中医认为"筋及人身之经络，骨节之外，肌肉之内，四肢百骸，无处非筋，无处非络，联络周身，通行血脉而为精神之辅。如人肩之能负。手之能摄，足之能履，通身之活泼灵动者，皆筋之挺然者也"。可见"筋"具有器质和功能两个方面的含义；"经"乃经典之意。简言之，它是一种功力独特，能使自身的筋、骨、皮得到本质改善，提高机体潜能，调节脏腑功能，防病治病，益寿延年的经典功法，[1]为现代运动损伤的预防和康复训练以及身体功能性训练体系奠定了重要基础。本功法适用于年老体弱者锻炼，对于神经衰弱、高血压、心血管病、关节炎等病亦有一定治疗作用。[8]

（四）八段锦

八段锦源于道家养生，是中国古代导引术中的一个重要组成部分，是一套针对一定脏腑、病症而设计的练功功法。通过对头、颈、躯干的旋转和上下肢的牵引动作，加强了对经络腧穴的刺激，以此改善五脏六腑的功能，男女老幼皆可锻炼。[8]其中每一句歌诀都明确提出了动作的要领、作用和目的。功法中伸展、前俯、后仰、摇摆等动作，分别作用于人体的三焦、心肺、脾胃、肾腰等部位和器官，可以防治心火、五劳七伤和各种疾病，并有利滑关节、发达肌肉、增长气力、强壮筋骨、帮助消化和调整神经系统的功能。八段锦由八节动作组成，因简便易学，历来深受人们喜爱，被比喻成"锦"（精美的丝织品），故名八段锦。[1]

八段锦是中国传统导引养生与康复的功法，不仅为人们保健养生之用，也被临床医护人员用于各种慢性疾病的康复之中。它同传统中医学脏腑经络理论关系密切，对慢病、急性病、重症等患者的正气恢复有协同作用。以新型冠状病毒肺炎为例，患者以寒湿为主，中医讲排湿毒可通过微微汗出、调理好胃肠功能、保持大小便通畅及良好的精神状态。八段锦通过八节动作锻炼人体四肢，达到强健身体、气血流畅的效果，从而提升人体阳气以及代谢功能，增强自身对抗湿毒的能力。2020年2月，第三支国家中医医疗队进驻武汉江夏方舱医院后，就综合运用了太极、八段锦、灸疗等多种中医特色疗法治疗新冠肺炎患者，取得较好的治疗效果。

第一式 两手托天理三焦。双手托天，有利于元气水液上下布散，发挥滋润濡养作用。

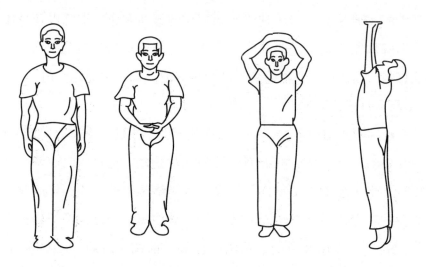

【做功要点】"两手托天"是往上提拉胸腹、拔伸腰背，这样系挂于脊柱和三焦上的五脏六腑都被提拉起来了，三焦通畅，祛除雨水天气的寒湿浊气。同时夹脊的动作挤压到了颈后肩井穴和后背的膏肓穴，整条督脉都感觉热乎乎的，因为阳气被瞬间提起来了。

第二式　左右开弓似射雕。左右开弓，有利于抒发胸气，消除胸闷，并能疏理肝气，治疗胁痛。

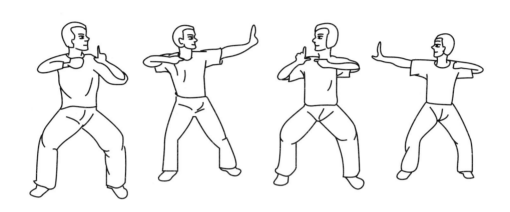

【做功要点】左右开弓不光能宣开整个僵硬的肩背，拉到最圆的时候食指指尖会微微发麻，这里是手阳明大肠经的起穴商阳穴，也抻拉了循行于肩颈和整条手臂的大肠经。这个功法对于便秘腹胀的人很有用。

第三式　调理脾胃须单举。通过牵拉腹腔，对脾胃肝胆起到很好的按摩作用，有助于消化吸收。

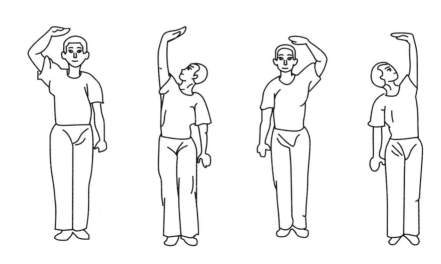

【做功要点】撑天按地的时候力在掌根，指尖方向要相对，才能充分抻拉到大肠经。两臂一松一紧的上下对拉，牵拉和按摩了脾胃，对消化吸收好。同时也抻拉了两胁肝胆，宣发肝气，常郁闷生气的人可以常做这个功法。

第四式 五劳七伤往后瞧。扭头旋臂，调整大脑与脏腑联络的交通要道——颈椎（中医称为天柱），同时挺胸刺激胸腺，从而改善大脑对脏腑的调节能力，并增强免疫功能，促进自身的良性调整，可以消除亚健康。

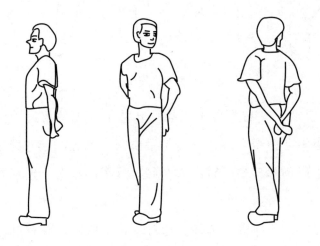

【做功要点】两臂充分外旋，掌心向外，头慢慢向左后转，目视左后方；两臂内旋，目视前方，复原，再做右转头。转头时，身体不动，保持正直，向后看时吸气，复原时呼气。

第五式 摇头摆尾去心火。上身前俯，尾闾摆动，可以使肾水得升、心火得降。

【做功要点】身体摇转时使脖颈和尾闾尽量对拉伸长，速度柔和缓慢连贯。脖子全程不要硬顶，下颌不刻意内收或扬起，使颈部肌肉尽量地放松伸长。经常上火、口腔溃疡、喉咙肿痛、爆痘的人多是虚火，头面飘虚火，中下焦常年寒湿，常做这个动作，可以把上飘的虚火拽回丹田，温暖肾水。

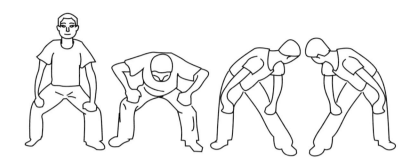

第六式　两手攀足固肾腰。前屈后伸、双手按摩腰背下肢，使督脉和足太阳膀胱经等得到充分拉伸，对生殖系统、泌尿系统以及腰背部的肌肉都有良性刺激作用。

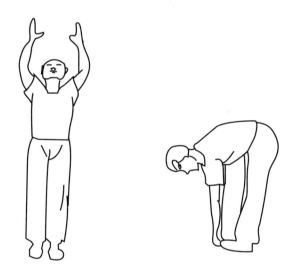

【做功要点】双手按摩腰背下肢后方时要稍微用力，因为你温煦按摩到的就是全身第一太阳经膀胱经，想要一身阳气就必须调动起这条经络。向上挺身时需以臂带身一节节起来，这样才会充分抻拉到前后任督两脉，使阴阳都得到滋养。

第七式　攒拳怒目增气力。马步冲拳，怒目瞪眼，可刺激肝系经脉，使肝血充盈、肝气疏泄，强健筋骨。

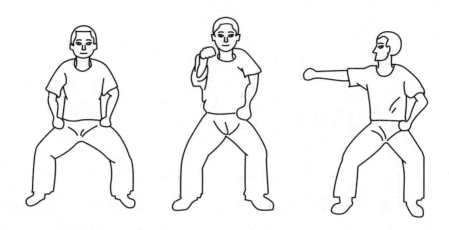

【做功要点】这个功法细节较多，比如脚趾抓地、握固冲拳、怒目圆睁的方法，能使肝气畅达，末梢气血周流，全身上下都有劲儿。

第八式 背后七颠百病消。提踵颠足，内可以按摩五脏六腑，外可以舒缓筋骨。有谚语说：百步走不如抖一抖。所以这一势有"消百病"的功效。

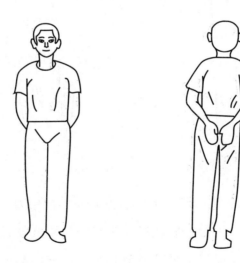

【做功要点】脚跟起落，练人体平衡，起的时候要如平地拔起，脚趾抓地，提肛收腹，让六腑气机处于紧张状态。下落的时候就像山河地震，震动脊柱和督脉。"背后七颠"是八段锦的收功，相当于引气归元，做完整套功法之后，重新梳理身体气机，不至于散乱。

由此可以看出，八段锦的功法原理与中医学的基本理论如出一辙，是符合人体生理学原理的。

三、传统保健体育治疗传染病的宜忌

中医预防传染病讲究"三因制宜"。疾病的发生、发展与转归受多方面因素的影响，如时令气候、地理环境、体质强弱、年龄大小等。因而在治疗上须依据疾病与气候、地理、患者三者之间的关系，制定相适宜的治疗方法，才能取得预期的治疗效果，这是中医学的整体观念和辨证论治在治疗上的体现。扩展开说，就是"因人制宜""因时制宜"和"因地制宜"。这也是《黄帝内经》强调的养生、防病、治病的总原则。

（一）因人制宜

根据患者年龄、性别、体质等个体差异，选取适宜的体育健身项目。

❶ 年龄

不同年龄具有不同的生理和病理特点。小儿生机旺盛，但气血未充，脏腑娇嫩，患病易寒易热，易虚易实；老人生机减退，气血亏虚，患病多虚证，或虚实夹杂；青壮年气血旺盛，发育成熟，脏腑功能趋于稳定，对各类疾病的抵抗力也强，患病时多表现为邪正搏斗激烈的实证、热证。

传统体育项目因普遍具有刚柔相济、快慢相间的特点，因此老少皆宜，各年龄阶段覆盖面广泛。易筋经在宋元以前仅流传于少林寺众僧之内，当时青壮年操习较多，但研究证明此功法也适用于年老体弱者锻炼。太极拳、八段锦都有延缓衰老、延年益寿的功效，而当今越来越多的年轻人坚持学习锻炼，用于缓解快节奏、强压力导致的亚健康状态，亦有十分明显的效果。

❷ 性别

男女性别不同，各有其生理和病理特点。妇女有经、带、胎、产等特殊生理现象，锻炼时也需加以考虑。如男性强壮者可选择站桩，消耗体力大，气机发动快；女性习练者可以选择坐式，先从端坐练起，待上身姿势掌握好以后，再进入单盘或双盘的盘坐姿势；若站立或端坐不便时，还可取卧式，特殊生理期宜适当减轻运动量。

❸ 体质

一般人身体的素质多有强弱与寒热之偏，或偏于阳盛或阴虚之体，或偏于阳虚或阴盛之体。阴盛阳虚之人，应选择练习动功，以求助阳胜阴：而阴虚阳亢之人，则应选择练习静功为主，养阴助阳。即便于同一个人，在不同的练功阶段也不尽相同，有时侧重于动功，有时则应侧重于静功。

（二）因时制宜

四季气候的变化，对人体的生理功能、病理变化均能产生相应的影响，锻炼健身应根据季节气候的特点，制订适宜的项目。四季气候不同，各季节的常见多发病、传染病的临床表现也各有其特点。通常，春夏季节，气候由温渐热，阳气升发，人体腠理疏松开泄，需防耗伤气阴；秋冬季节，气候由凉变寒，阴盛阳衰，人体腠理致密，阳气敛藏于内，需防苦寒伤阳。诚如《素问·六元正纪大论》所说："用寒远寒，用凉远凉，用温远温，用热远热。"夏季练功以静功为主，以防耗阳；而冬季练功则以动功为主，以防阴盛。

（三）因地制宜

即按照地域环境的不同，制订适宜的锻炼健身方法。不同地区的自然环境，如气候、水土以及生活习惯，对人体的生理活动和病理变化有着不同的影响，选择体育项目也有所差异。如气候寒冷、干燥少雨的高原地区，传染病多为寒邪、燥邪所致；炎热多雨、地势低洼、气候潮湿的地区，传染病多为湿邪、热邪所致。若同属外感风寒，发于严寒地区与发于东南温热地区，除治疗药物不同，体育健身项目也不同，应结合地理环境特点、民风民俗特点和人群居住环境，就地取材，选取更有针对性、灵活多样的体育锻炼项目。以预防新型冠状病毒肺炎为例，此疫发于武汉，气候环境潮湿，实属"湿疫"。此时八段锦较为适用，因为八段锦以三焦通畅、祛除寒湿浊气为首要。

四、传统保健体育习练的注意事项

（一）放空心灵

古人生活模式是日作而出、日落而息，时时处处调和"一心"。只有心的放松才能达到入静的目的，传统体育项目才能发挥真谛。为此，要依照"调心之法，首重自然"的原则，习练前，首先要做好心理准备，练功者要把长期积累的事情放下，心态要平和松弛。日常生活中要训练自己经常保持愉悦、祥和、知足的心态。在习练实践中逐步剔除外部因素的干扰，使自己的心态回归到无私、无欲、豁达、开朗的境界，进而达到传统体育养生功法倡导的健康的心理状态、高尚的情操修养。

（二）摄生有度

自古以来，因不知护养或护养不当而伤身的事例很多，故从老子、庄子起，均反复阐述养生之旨。晋朝葛洪提出了"养生以不伤为本"的原则。因此，传统体育健身也重在适度和调节，既不要太过，也不要不及，要懂得"凡物之用极皆自伤也"的道理。这是因为各种内在或外界的运动因素，突然地、剧烈地、长期地作用，使机体本来的生理功能超越正常的活动范围，或过度消耗，都可能破坏机体的正常生理状态，从而出现病理现象。所以，健身是为了提高人体的机体素质，不仅要得法，而且要注意习练的强度和调养运用，把养练巧妙地结合起来，有效地促进传统体育养生项目的习练效果。

（三）循序渐进

传统体育养生项目操练，动作虽然简单，但要纯熟掌握，需通过一段时间才能逐步达到。习练传统体育养生功法，不能急于求成，不要设想几天之内就能运用自如。习练时急躁情绪是要不得的，这种心态会使心绪烦乱，影响气机发动和气血运行，有碍功效显现；必须由简到繁，循序渐进，心绪安定，不急不躁，逐步掌握全套功法。我们倡导打好基础，习练一步一个脚印，勤于动脑，善于总结，不骄不躁，最好练功一段时间之后，做一次总结，体会一下功效增进情况。这是纠正急躁、渐进轨道的好方法，也是确保功效早日显现的重要保证。

（四）持之以恒

传统体育健身对人体的生理状态是有影响的，但这种生命状态的形成不是一招一式的习练得到的，而是经过长时间的艰苦锻炼，一点一滴积累而成的。我们提倡牢牢树立起持之以恒的信念，下定决心，一招一式地学习、日复一日地习练。要把坚持不懈贯彻到传统体育健身练习的全过程中，不断克服各种困难，培养坚韧不拔的品质与常年有恒的意志，并以此进行意志磨炼。俗话说：冬练三九，夏练三伏。传统体育健身习练不仅是强身健体的过程，也是锤炼坚韧品质的极好时机。可以想见，一个意志坚强的习练者，必然会在传统体育项目练习过程中体验到功法的真谛，定能很好地促进身体素质的变化，尽快实现强身健体的目的。

传统保健体育疗法历史悠久，种类繁多，功能各异，是我国劳动人民在长期生产、生活及与疾病做斗争中强身健体的经验总结。它以祖国传统医学理论为依据，强调依靠人体自身能力，诱导和启发人体内在潜能，通过调心、调形起到改善人体脏腑功能，调节血脉、疏通经络的作用，调节各种机体失衡状态，[8]从而抵御传染病侵袭，治疗疾病。传统保健体育正以其特有的魅力不断被继承发扬，走向世界。

（张炜悦）

参考文献

［1］ 马英.中国传统保健体育运动的中医学思考［J］.辽宁中医药大学学报，2009，11（02）：180-181.

［2］ 洪蕾，冼华.中医"治未病"的理论研究［J］.中国中医基础医学杂志，2007（02）：92-94.

［3］ 吴俊琦.治未病、传统保健体育与"健康中国"建设［J］.辽宁中医药大学学报，2019，21（11）：204-206.

［4］ 靳琦，王琦.中医"治未病"说略［J］.北京中医药大学学报，2007（11）：725-728.

［5］ 凌昆.传统保健体育在中医"治未病"中作用的探讨［J］.福建中医药大学学报，2011，21（06）：63-64.

［6］ 罗华.传统保健体育对身心健康作用的探讨［J］.湖南中医药导报，2002（01）：42.

［7］ 桑振英.健身养身太极拳［M］，上海，金盾出版社，1991

［8］ 鄢行辉，王嵘.传统保健体育疗法与治未病［J］.中医临床研究，2013，5（13）：113-114.

［9］ 李俊杰，刘俊荣，潘灵.灰色状态的传统保健体育疗法［J］.中国民族民间医药杂志，2001（05）：258-259.

[第十五讲]

调神养性，安和五脏

疫情暴发以来，笔者接到了许多咨询求助的电话，其中有许多涉及心理问题。例如我凌晨一点多曾接到一位患者的求助电话。这位60多岁的刘女士，恰好初二从外地回到北京，尽管没有经停疫区，但是看着媒体中不断传来的消息，越来越感到惶恐不安，反复回忆旅途经历，担心接触过患者被感染。同时感觉乏力、吃饭也不香，咽干不适，以致坐立不安，夜难成寐，结果不得不夜里打电话求助。通过问询，她并没有疫区经停以及明确的病患接触史，也没有发热等症状，于是好言安慰，推荐她使用家中的健民咽喉片试试。结果第二天，她仍然电话不断，虽然咽喉不适的症状好了，但是每天都拿着手机、守着电视，不停地观看、查询最新消息，又先后感到头晕、心慌、背痛等症状，甚至两周以后，还出现了低热。她冒险跑到医院检查，结果并不是新冠肺炎。

当人们遇到超出平常应对能力的情况，如传染病大流行，可能会出现各种情绪反应，多数情绪反应是可以理解的，经过自我调节可以得到排遣。但一些持续的、过度的情绪，可能引起显著不良后果的情绪，如每天不断刷手机且越看越焦虑，过分担心自己及家人被感染越想越烦躁等，则应该得到重视并寻求帮助。

中国古代常见的养生防病方法——调神养性，可在传染病大流行时帮助人们调节心理活动，缓解心理压力。常用的调神养性方法包括清净养神，置心一处，少私寡欲，精神内守，动静互涵，以柔克刚等。

一、中医对精神养生的认识

（一）清净养神

❶ 什么叫清净养神

清静养神的清净是指少思少虑，神不过用。如《庄子·天道》云："水静犹明，而况精神。"强调人之神静，有如浊水，静之徐清。《素问·病机气宜保命集》中指出："神太用则劳，其藏在心，静以养之。"所谓"静以养之"，主要是指静神不思，养而不用，即便用神，也要防止用神太过。《素问·痹论》中提到的"静则神藏，躁则消亡"也是此意。静则思虑不过，神不过用，身心的清静有助于神气的潜藏内守，反之，神气过用、躁动，往往容易耗伤身体，使健康受损。故《素问·上古天真论》提出"精神内守，病安从来"，正是强调清静养神的养生保健意义。比如在这次新冠肺炎疫情中，不建议随时刷手机，避免接收太多杂乱、重复的信息，建议定期关注官方机构发布的通知、新闻即可。这样可以避免自我强化危机感，避免整日被恐慌和焦虑的情绪淹没。

❷ 日常生活中如何做到清净养神

神用专一，不生妄念，常乐观，和喜怒。这样可使人体的各项生理功能正常，从而达到健康长寿的目的。清静养神是以清静为方法，以养神为目的，保持清静，神气方可内守。

清静养神原则在日常生活中的应用有以下三类：① 清静为本，无忧无虑，神静而不用，即所谓"恬淡虚无"的状态，其气可绵绵而生，周流不绝。② 少思少虑，神用有度，不过分劳耗心神，使神不过用，即《类修要诀》所谓"少思虑以养其神"。③ 常乐观，和喜怒，无邪念妄想，用神而不躁动，专一而不杂，方可安神定气，即《素问·上古天真论》所谓"以恬愉为务"。上述的养生原则，在传统养生方法中均有所体现。例如：调摄精神诸法中的少私寡欲，情志调节；休逸养生中的养性怡情，如居家期间可修习琴棋书画，气功、导引中的意守、调息、入静；四时养生中的顺四时而养；起居养生中的慎起居、调睡眠等，均有清静养神的内容。

（二）少私寡欲

❶ 什么叫少私寡欲

少私寡欲是指减少利己的私心，削弱对巧利的欲望。这是调摄精神最好的方法。"少私寡欲"出自老子《道德经·十九章》的"见素抱朴，少私寡欲"，是指让人们看到事物的原始状态，以保持人们朴素无华的天性。如疫情居家期间，专注于自己及家人的起居作息、合理饮食，暂时不安排需人员密集的聚会、宴请等活动。

❷ 如何做到少私寡欲

首先强调调摄精神，调摄精神最好的方法就是减少物欲，即《孟子·尽心下》中所谓"养心莫善于寡欲"。人生存在欲望是正常的，然而只能在社会许可的条件下实现欲望，不可有过分的要求，这就需要遵循"礼"的原则。正如《论语·颜渊》中所说："非礼勿视，非礼勿听，非礼勿言，非礼勿动。"孔子还提出君子三戒，即"少之时，血气未定，戒之在色；及其壮也，血气方刚，戒之在斗；及其老也，血气既衰，戒之在得。"（《论语·季氏》）人们在日常生活中遵从"礼""君子三戒"等内容，即为寡欲。

二、精神养生对传染病的防治作用

（一）置心一处

❶ 什么叫"置心一处"

"置心一处"是将心专注于某一对象，而达到心神不散乱之状态，是佛家常用的一种心理保健的方法。"置心一处"也叫静虑，是静中思虑的意思。此法是将心专注在一法境上，一心参究，故称参禅，来源于佛教"禅定"。禅定是禅宗的调心方法，目的是净化心灵、锻炼智慧，以进入诸法真相的境界。禅与定皆令心专注于某一对象，而达于不散乱之状态。

②在日常生活中修禅

慧能大师创立的禅宗认为禅定不等同于坐禅或者静坐，日常生活的一切言行和思想当中都含有"禅意"。所谓"行亦禅，坐亦禅，语默动静体安然"，那些调身、调气、息心静坐的方法及静坐气功，只是修禅的形式或基础，并非修禅目的。因此将这些调身调气的方法融入日常生活，使身心保持健康状态，就可达到强健身体、祛病延年的作用。比如针对结核病患者的多愁善感，可建议他们在身体状况许可时，坚持专心做一件自己喜爱的事，如养花、下棋、弹琴、画画等，将自己的注意力转移到爱好上，可心生喜悦，与养病有益。

（二）精神内守

①什么叫"精神内守"

是中医精神养生的重要内容，即精神调养以静养为主，同时提出养神与养形是养生的两个部分，都要重视。

"精神内守"出自《素问·上古天真论》的"恬淡虚无，真气从之，精神内守，病安从来"，是治疗现代人心灵疾病的一剂良方。中医认为，养生包括养心与养形两部分内容，养心与养形都是养生的重要内容，然而精神与形体之间，具有统帅支配作用的是精神。所以，养生、养病首先是养心。比如新冠肺炎患者要尽量平心静气。

②如何做到"精神内守"

首先倡导去物欲致虚静以养神。《庄子·在宥》云："必静必清，无劳汝形，无摇汝精，乃可以长生。"

李梴在《医学入门》中指出："精神极欲静，气血极欲动。"提出静养精神、动养形体的辩证关系。方开《摩腹运气图考》（又名《延年九转法》）指出："天地本乎阴阳，阴阳主乎动静，人身一阴阳也，阴阳一动静也。动静合宜，气血和畅，百病不生，乃得尽其天年"。人身之阴需要静，人身之阳需要动，从而提出了静以养阴、动以养阳的主张。人体要保持"阴平阳秘"的健康状态，就必须动静适宜，过动过静都会造成阴阳偏颇，导致疾病。

其次提倡通过动形来养神。清代养生家曹庭栋虽认为"养静为摄生首务"，但他同样重视运动养生的重要作用。如其在《老老恒言·导引》中指出："导引一法甚多，如八段锦、华佗五禽戏、婆罗门十二法、天竺按摩诀之类，不过宣畅气血，展舒筋骸，有益无损。"曹庭栋创"卧功、坐功、立功"三项功法以供老年锻炼所用；《老老恒言》就载有散步专论，对散步的作用和要求等做了较为全面的论述，例如其中提出闲暇"散步所以养神""绕室行千步，始就枕""是以动求静"等，有助于睡眠，强调动静结合的重要性。

（三）性格开朗

人的性格与健康、疾病密切相关。稳定的情绪，可以带来健康的机体。培养良好性格的基本原则是，从大处着眼，从具体事情入手，我们应做到：悦纳万物，为而不争，利而不害，进退有度，知足知止，刚柔相济。

情绪的稳定，对一个人的健康起着重要作用。性格开朗、活泼乐观、精神健康者，不易患传染病中的重症，即使患病也较易治愈，预后良好。不良性格对人体健康的不良影响是多方面的，对人体大脑、内脏及其他部位都会产生危害。

培养良好性格的基本原则是，从大处着眼，从具体事情入手，通过自己美好的行为，塑造开朗的性格。首先要认识到不良性格对身心健康的危害，树立正确的人生观，正确对待自己和别人的关系，看待问题、处理问题要目光远大，心胸开阔，宽以待人，大度处事，不斤斤计较，不钻牛角尖。其次还应该科学合理地安排自己的工作、学习和业余生活，丰富生活内容，陶冶性情。

❶ 悦纳万物

中医养生提倡平心静气、不为外物干扰地体察万事万物，所以能看清事物、把握事物发展的自身规律，从而能更好地了解自己、了解他人、了解社会，明白利害、长短、善恶等原本就同时存在于一个事物的内部，能平静地接纳自我、他人和社会中的种种不足。了解万事万物的本质及内在规律后，不总是力争支配、统治的地位，而是"善下"，处于协调、调和的地位。比如在这次新冠疫情中，无论你是确诊患者、疑似感染者还是密切接触者，既来之则安之，都需泰然接受。若只是全民居家战疫，更易战胜恐惧，安之若素。

❷ 为而不争，利而不害

中医养生提倡"不争"，提倡"水德"，即不争高位，处在最低的位置，同时能海纳百川，善于接纳各种意见，借鉴各方的长处。这种调节情绪的方法特别适用于肝经郁滞有火的患者，比如乙肝病患易抑郁或发怒，这时要特别注意让自己不争不抢，保持心情舒畅，学会自我调节，能有效改善肝火过旺或肝经郁滞。

❸ 进退有度，知足知止

做事情要进退有度，凡事不要做到极端，谨记"亢龙有悔"的道理，否则极易招致祸端。老子《道德经·四十四章》云："名与身孰亲？身与货孰多？得与亡孰病？甚爱必大费，多藏必厚亡。故知足不辱，知止不殆，可以长久。"《道德经·四十六章》云："罪莫大于可欲；祸莫大于不知足；咎莫大于欲得。故知足之足，常足矣。"做人应该适度节制自己的欲望，知足知止。比如在传染病大流行时，对医护人员、社会工作者心存感恩，积极配合。

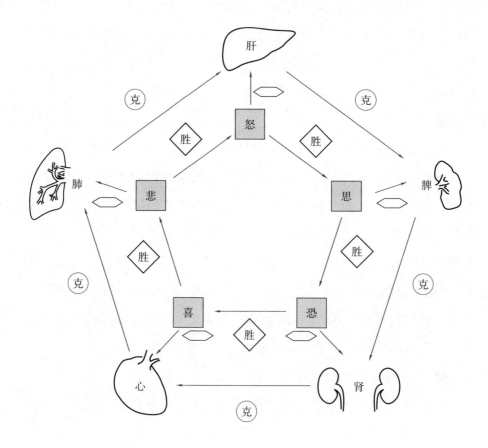

❹ 以情胜情

《素问·阴阳应象大论》与《素问·五运行大论》均指出：怒伤肝，悲胜怒；喜伤心，恐胜喜；思伤脾，怒胜思；忧伤肺，喜胜忧；恐伤肾，思胜恐。王冰在注解《素问·五运行大论》时说："怒则不思，忿而忘祸，则胜可知矣。思甚不解，以怒制之，调性之道也。"中医学认为精神因素之间以及精神因素与内脏之间，在生理相互关联、病理上相互影响，情志活动可以影响人体的阴阳气血，过强过久的情志刺激也可能引起疾病的发生，正确地运用情志对脏腑气血的影响，则能使机体恢复平衡而病愈。因此巧妙地运用"以偏救偏"的原理，巧用以情胜情，可以有意识地采用某一种情志活动，去调整因另一种情志刺激而引起的心理问题，从而达到心理康复的目的。所以，如果出现过度忧愁与肺金有关，可以通过听相声等令人心喜的方式以火克金，改善心理状况；也可通过强化科普，通过加强对所担忧的传染病的认识，理清思维认识以培土生金，进行心理调摄。

传染病疫情容易打乱人们的日常工作生活，应如何应对？在现有条件下保持常态化生活规律，包括昼夜的作息、合理的饮食、充足的睡眠、适量的运动锻炼，甚至从网上学习新技能，既可丰富自己的日常生活，又能带来愉悦和放松感，从而减少焦虑、害怕、恐惧、后悔等不良情绪带来的损伤。还可与亲朋好友通信联系，增进交流，彼此安慰支持。另外，针对不同的传染病有不同的心理调节方法，比如多愁善感的结核病患者可在日常生活中修禅，平日多专注于自己的爱好，做到"置心一处"；易抑郁或发怒的乙肝患者要注意修习"为而不争"，可以保持心情舒畅，有效改善肝火过旺或肝经郁滞；当遇到未知的传染病，如新冠肺炎，可修习"悦纳"，这样更易战胜恐惧，安之若素。

（张　煜）

参考文献

［1］ 刘懿，蔡艺芳，张煜.古典艺术与中医学［M］.北京：中医药出版社，2017.

［2］ 张煜，李傅尧，李峰.基于《道德经》的中医精神养生健康人格体系的构建.辽宁中医杂志，2014（41）8：1634-1635.

［3］ 张湖德，王铁民，曹启富.《黄帝内经》自学百日通［M］.北京：中国科学技术出版社，2018.

［4］ 张煜，李傅尧，马捷，等.基于五脏调理的八段锦干预长航疲劳的模式构建.辽宁中医杂志，2017，44（5）：939-941

［5］ 李峰.睡方安眠保健：睡眠养生12讲［M］.上海：上海科技文献出版社，2017.

［6］ 畅洪晟.神经精神疾病经方治验［M］.北京：中国医药科技出版社，2016.

防治康复，因人制宜

2015 年，美国总统奥巴马在国情咨文中提出"精准医学计划"。这是将个人基因、环境与生活习惯差异考虑在内的疾病预防与处置的新兴方法。精准医学的理念与中医"同病异治"的理念是相通的，即病是相同的，但是因为患者的不同，需要不同的治疗。清代名医徐灵胎提出："天下有同此一病，而治此则效，治彼则不效，且不唯无效，而反有大害者，何也？则以病同而人异也。"治疗要考虑"病同而人异"，这体现了个体化的思想。中国工程院院士、国医大师、北京中医药大学王琦教授对"个体化诊疗"给出了定义：个体化诊疗是基于以人为本、因人制宜的思想，充分注重人的个体差异性，进行个体医疗设计，采取优化的、针对性的治疗干预措施，使之更具有有效性和安全性，并据此拓展到个性化养生保健，从而实现由疾病医学向健康医学的转化。[1]

中医里，"三因制宜"的概念深入人心，这也是《黄帝内经》的重要治疗思想。具体来讲，"三因制宜"包括因人制宜、因时制宜和因地制宜。其中因人制宜治疗思想的理论来源是《黄帝内经》的体质学说。《黄帝内经》认为，体质是一种生理、心理特性，其形成与脏腑、经络、精气神的功能有关。由于年龄、性别、社会因素、精神状态等的差异性，导致了个体体质的不同。

一、中医对体质的认识

王琦教授及其团队历经30余年的努力逐渐建立起体质学说，并于1995年出版了《中医体质学》一书。书中将《黄帝内经》中有关体质的理论进行分析整理，提出对体质分型的主要方法。中医体质学认为，体质是人体生命过程中，在先天禀赋和后天获得的基础上所形成的形态结构、生理功能和心理状态方面综合的相对稳定的固有特质。体质学把人群体质分为平和质和偏颇质，其中偏颇质又分为气虚质、阴虚质、阳虚质、痰湿质、湿热质、血瘀质、气郁质、特禀质，共计九种体质类型。每种体质都有其不同的形体特征、常见表现、心理特征和对外界环境的适应能力，并有特定的发病倾向。

二、体质对传染病的防治作用

基于"体质土壤"学说，可以得知个体体质的特殊性，往往导致机体对某种致病因子的易感性。特殊体质（偏颇体质）与相应病邪之间存在同气相求现象。如痰湿体质易感湿邪，易患痰湿为患的疾病，如眩晕、胸痹、痰饮等。因此，痰湿体质是多种代谢性疾病的共同土壤。对于具有病理性体质而未发病的人群，应采取相应的措施避免致病因子对人体的侵袭，积极改善特殊体质，增强自身的抵抗力，从而实现对特殊人群的病因预防，阻止相关疾病的发生。

不同体质的人可能会对不同的传染病易感，不同的人感染了同一类传染病也会表现出不同的临床症状。

《灵枢·五变》以匠人伐木类比体质与发病的关系，认为体质不同是"同时得病，其病各异"的根本原因。"夫一木之中，坚脆不同，坚者则刚，脆者易伤，况其材木之不同，皮之厚薄，汁之多少，而各异耶"。不仅如此，而且认为体质不同，患病的部位也多有不同，如云：

"木之所伤也，皆伤其枝。枝之刚脆而坚，未成伤也。人之有常病也，亦因其骨节皮肤腠理之不坚固者，邪之所舍也，故常为病也。"而感受邪气后出现何种性质的疾病，也由体质决定，如《灵枢·五变》举例云："肉不坚，腠理疏，则善病风。""五脏皆柔弱者，善病消瘅""小骨弱肉者，善病寒热""粗理而肉不坚者，善病痹""皮肤薄而不泽，肉不坚而淖泽，如此则肠胃恶，恶则邪气留止，积聚乃伤脾胃之间，寒温不次，邪气稍至。蓄积留止，大聚乃起"。《素问·痹论》亦提到同样感受风寒湿之邪而致痹证，"阳气少，阴气多"的体质者，表现为肢体骨节寒冷、疼痛剧烈的痛痹；"阳气多，阴气少"的体质者，表现为骨节红肿热痛、发热、口干、舌红的热痹。正是由于人体质不同所导致的病证不同，因而治疗各异。

结合当前新型冠状病毒肺炎疫情分析体质与发病的关系如下。感染新型冠状病毒肺炎患者临床多以发热、乏力、干咳为主要表现。少数患者伴有鼻塞、咽痛和腹泻等症状。轻型患者仅表现为低热、轻微乏力等，无肺炎表现。重型病例多在一周后出现呼吸困难和/或低氧血症，严重者快速进展为急性呼吸窘迫综合征、脓毒症休克、难以纠正的代谢性酸中毒和出凝血功能障碍。值得注意的是重型、危重型患者病程中可为中低热，甚至无明显发热。还有可能出现不典型发病症状，例如仅以消化系统症状为首发表现：轻度纳差、乏力、精神差、恶心呕吐、腹泻等。以神经系统症状为首发表现如头痛。以心血管系统症状为首发表现：心慌、胸闷等。以眼科症状为首发表现：结膜炎。仅有轻度四肢或腰背部肌肉酸痛。

由此可见，同样感染了新型冠状病毒，但是患者的临床症状却有很大的不同。究其原因，还是每个人体质的不同。国家中医医疗队在前期临床观察中曾发布，本次新冠肺炎以"湿"为主要的病理因素。这也就意味着痰湿体质的人更容易感染新型冠状病毒，而且感染后病情进展可能会比较快，且因湿邪性质缠绵，容易出现症状反复，病程较长，且易进展为重症等。因此，对不同体质提前进行预防会取得较好的效果。

在国家卫健委和国家中医药管理局共同发布的《新型冠状病毒感染的肺炎诊疗方案》（试行第七版）的中医治疗部分明确提出各地根据不同体质情况进行辨证论治。

具体而言，预防传染病可以针对不同的体质进行调理。

❶ 平和质

平和质的特点：平和质是最健康的体质，平和质的人体态适中，精力充沛，脏腑功能状态强健，饮食、睡眠、二便都正常，情绪也比较平和。

在传染病的防治和康复中，对平和质人养护建议：保持正常规律作息、饮食和锻炼习惯，保持心境平和，概括为一句话，即"法于阴阳，和于术数，饮食有节，起居有常，不妄作劳"。经络穴位调理方面，可以选用经典保健要穴，如督脉的命门和腰阳关，任脉的关元和气海。

❷ 阳虚质

阳虚质的特点：人体阳气虚衰，机体代谢功能减退所表现出的形寒肢冷、完谷不化、精神不振、睡眠偏多、体型偏胖、性格内向等特点。

在传染病的防治和康复中，对阳虚质人养护建议：饮食可以选择温性食物，如牛肉、羊肉、韭菜等以温补阳气。阳虚体质者应多晒太阳，每次不少于15—20分钟，这样可以大大提高冬季的耐寒能力。体育锻炼可以选择柔和舒缓的运动，比如慢跑、太极拳等。饮食和居所都要严格避寒凉。经络穴位调理方面，可以选择神阙、关元、腰阳关、肾俞等穴位进行艾灸。

❸ 气虚质

气虚质的特点：气虚质表现为气息低弱，全身脏腑功能减退，具体如声音低微、面色苍白、气短懒言、体倦乏力、自汗等气虚的表现。平时容易感冒、脏器下垂等。

在传染病的防治和康复中，对气虚质人养护建议：饮食应多食用补气之类的食物，如山药、莲子、小米，豆类如黄豆、扁豆，肉类如牛肉、羊肉。食物种类要丰富，营养要均衡，最适合气虚质的就是被称为"天下第一补品"的粥。体育锻炼要适度，可以做一些温和舒缓的运动，比如太极拳、八段锦等，注意劳逸结合，避免劳累耗气。经络穴位调理方面，可以选择百会穴提升一身之气，还可以选择气海、关元、中脘、足三里、肺俞、脾俞等穴位进行穴位按摩，或者艾灸。

❹ 阴虚质

阴虚质的特点：体内阴液亏少所表现出来的症状如体型瘦长、五心烦热、大便干燥、舌红少苔、口渴喜饮，性格活泼好动，容易急躁等。

在传染病的防治和康复中，对阴虚质人养护建议：饮食应多吃清淡、甘润的食物，如瘦猪肉、鸭肉、绿豆、冬瓜、豆腐、鱼、蔬菜、甘蔗、银耳等甘凉滋润之品。要注意少食温燥、辛辣、香浓的食物，如羊肉、韭菜、辣椒等性温燥烈之品。体育锻炼可以选择动静结合、节奏柔缓的传统健身项目如太极拳、太极剑、气功等。经络穴位调理方面，可以选择涌泉、三阴交和太溪等穴进行按摩或针刺等。

❺ 气郁质

气郁质的特点：由情志不畅、气机郁滞而表现的情绪不稳定、忧郁脆弱、敏感多疑，形体偏瘦，善太息，或嗳气呃逆，或咽间有异物感，对精神刺激适应能力较差，不喜欢阴雨天气等。

在传染病的防治和康复中，对气郁质人养护建议：饮食应多吃黄花菜、海带、山楂、玫瑰花、刀豆、蘑菇、萝卜、洋葱、柑橘等具有行气解郁等作用的食物，以及乌梅、酸枣、阳桃、柠檬等柔肝之品。体育锻炼应选择多进行户外活动，坚持一些运动量较大的锻炼以舒展形体，如跑步、登山、游泳、武术、羽毛球等。多参加群体性体育运动项目，如打球、足球、跳舞、下棋等，以便更多地融入社会。经络穴位调理方面，可以选择膻中穴进行推揉、拍打等以开宣心中郁结。

❻ 血瘀质

血瘀质的特点：因体内血液运行不畅而表现的形体偏瘦、面色晦暗，疼痛（夜间为甚），皮肤偏黯或色素沉着，容易出现瘀斑，口唇黯淡或紫，舌质黯有瘀点，舌下静脉曲张，性格内郁、容易烦躁等症状。

在传染病的防治和康复过程中，对血瘀质人养护建议：建议血瘀质人多吃山楂、醋、玫瑰花、金橘、桃仁、油菜等具有散结行气、疏肝解郁、活血化瘀作用的食物，也可选用一些活血养血的药品，如当归、丹参、川芎等，与肉类一起煲汤饮用。体育锻炼可选择有助于促进气血运行的运动项目，如各种舞蹈、步行健身法、徒手健身操等。经络穴位调理方面，适合在背部的督脉和膀胱经走罐、刮痧，或选择膈俞、肝俞、太冲、三阴交、委中、曲池进行点刺放血或者针刺。

❼ 痰湿质

痰湿质的特点：由于水液内停而痰湿凝聚表现为形体肥胖、腹部肥满松软，面部油脂较多，多汗且黏，胸闷，痰多，容易困倦、身重不爽，对潮湿环境适应能力差，性格偏温和，善于忍耐等。

在传染病的防治和康复中，对痰湿质人养护建议：痰湿质人饮食宜清淡，可常吃健脾利湿的食物，如荷叶、白萝卜、生姜、红小豆、山药、薏苡仁、冬瓜仁、莲藕粉、茯苓饼之类的食物。忌油腻、甜食、黏糕等肥甘之品。体育锻炼应坚持长期持久的锻炼，如散步、慢跑等，以适量出汗为宜。经络穴位调理方面，可以选择丰隆、足三里、三阴交等穴位进行艾灸或针刺。

❽ 湿热质

湿热质的特点：因湿热内蕴而表现出来的形体偏胖，面垢油光，易生痤疮、粉刺，舌质偏红、苔黄腻，容易口苦口干、身重困倦，性格多急躁易怒等。

在传染病的防治和康复中，对湿热质人养护建议：饮食应以清淡为原则，可以多吃薏苡仁、赤小豆、绿豆、芹菜、冬瓜、鸭肉、鲫鱼、藕等甘寒、甘平的食物。少吃羊肉、狗肉、韭菜、生姜、辣椒等甘温滋腻，及火锅、烹炸、烧烤等辛温助热的食物。体育锻炼适合做大强度、大运动量的锻炼，如中长跑、游泳、爬山、各种球类、武术等，可以消耗体内多余的热量，排泄多余的水分，达到清热除湿的目的。经络穴位调理方面，可以选择背部膀胱经刮痧，或者选择足三里、中脘、阴陵泉等穴位针刺。

❾ 特禀质

特禀质的特点：由于先天禀赋不足和禀赋遗传等因素而表现的先天性、遗传性的生理缺陷与疾病、过敏反应等。对过敏季节适应能力差，易引发宿疾。

在传染病的防治和康复中，对特禀质人养护建议：饮食宜清淡、均衡，粗细搭配适当，荤素配伍合理。多食益气固表的食物，少食荞麦（含致敏物质荞麦荧光素）、蚕豆、白扁豆、牛肉、鹅肉、鲤鱼、虾、蟹、茄子、酒、辣椒、浓茶、咖啡等辛辣刺激之品，腥膻发物及其他含致敏物质的食物。体育锻炼要适时适量，避免在外界空气不好的时候锻炼，避免运动强度过大。经络穴位调理方面，应当注意选用关元、气海、足三里、三阴交等强壮身体的穴位，增强人体抵抗力。此外，按揉或者提捏百虫窝能够缓解荨麻疹的发作。

基于体质可分、体病相关和体质可调的中医体质学理论，[2] 以体质为抓手，大力开展治未病，特别是在传染病的防治和康复中，以体质养生提倡科学、积极主动的预防思想，同时主张和重视在对个体体质状态进行辨析的基础上，进行预防和康复；通过对体质状态的分析，调整人体所处的偏颇状态，以达到传染病防治和康复的目的。

（吴凤芝）

参考文献

［1］ 王琦.中国式的精准医学：九体医学健康计划［J］.中华中医药杂志，2015，30（10）：3407-3411.

［2］ 朱燕波，虞晓含，史会梅.中医体质三个关键科学问题的实证研究概述［J］.中医杂志，2018，59（13）：1081-1085.

下 篇

传染病中医药防治与
康复应用荟萃

[第十七讲]

流感的中医药防治与康复

在新型冠状病毒在中国武汉等地区暴发的同时，一种乙型流感病毒引起的流感也在美国等地肆虐，网络媒体上也传出了"美国疾病控制与预防中心（Centers for Disease Control and Prevention, CDC）的最新报告估计，2019—2020年美国流感季已经导致至少1 900万人感染流感，超过1万人死亡，其中包括至少68名儿童"等消息。流感是流行性感冒的简称，是由流行性感冒病毒引起的急性呼吸道传染病，是最常见的传染病。由于传播力强，常造成地方性流行，有一定的季节性，多发生在冬春季和秋冬季。主要表现为高热、头痛、全身酸痛、咽痛、咳嗽、眼结膜充血和乏力等。流感病毒包括甲、乙、丙三种：甲型流感可呈小流行，每隔10—15年也可暴发大流行；乙型流感多以局部流行为主；丙型流感则常为散发。目前无特异性治疗，抗病毒治疗效果有限。

中医通常将一般的流感称之为时行感冒，由时行之邪引起；对于传播广泛、症状严重的大流行称之为疫疠，认为是由于疠气或疫邪所致。《诸病源候论·时气病诸候》就提出"因岁气不和，温凉失节，人感乖戾之气而生病者，多相染易"，已经认识到有的感冒有流行性、传染性，当隶属于"时行病"类。随着温热病学的发展，清代医家的认识更加清楚，林佩琴在《类证治裁》中提出了"时行感冒"的概念。

在时行感冒和时疫的治疗中，中医学秉承治未病的思想，更注重提前预防和防治传变及复发。

一、未病先防，防护隔断流感

中医在几千年防治流感类疾病的过程中，也深深地认识到有针对性地提高人体抵抗能力和（或）清除病邪、加强防护、隔断感染的重要性，并总结出许多行之有效的方法。

（一）隔断消除感染源

中医很早就认识到隔断传染源在流感等疫情防护期间的重要性。除了做好戴口罩、勤洗手等个人防护外，注意勤通风，适当进行居室环境消毒也非常重要。

❶ 居室消毒

流感季节，要经常开窗通风，保持室内空气流通，阳光充足，如果有条件可以用紫外线直接照射。使用专用消毒剂，如用500～1 000 mg/L有效含氯消毒剂溶液喷雾进行喷洒。另外，中医还有一些简单易行的办法：

（1）食醋熏蒸：室内可用食醋熏蒸，每立方米空间用食醋5～10 ml，加水1～2倍，稀释后加热熏蒸2小时。隔日1次做消毒，有预防作用。

（2）药物熏蒸：室内可用药物熏蒸，用贯众12克，苍术、薄荷各9克，煎煮熏蒸。隔日1次做消毒，有预防作用。

（3）艾烟熏蒸：室内可用艾叶点燃熏蒸，现代研究证明艾烟对引起不同的传染性、流行性疾病的多种细菌、真菌和病毒都有抑制作用，确有防病、预防瘟疫的作用。

❷ 用具消毒

对常用器具表面进行消毒时，可选用专用的消毒剂，如浓度为

500～1 000 mg/L的含氯消毒剂进行清洗、擦拭、喷雾或浸泡的方法，之后清洗干净。

③ 环境消毒：对于室外经常活动的环境，也要经常打扫，保持卫生，必要时可以用专用消毒液喷洒，也可以用适量艾蒿烟熏，或以贯众100 g、苍术100 g煎煮喷洒。

④ 个人防护：在与流感等疫情斗争过程中，中医也巧妙地利用民俗，通过佩戴中药香囊，起到清洁自身环境、预防感染的目的。

用贯众5 g，徐长卿4 g，苍术4 g，石菖蒲3 g，薄荷3 g，艾叶3 g，碾碎成粗颗粒，放置在无纺布或粗布袋中，随身携带。

（二）预防性用药

中医认为，正气存内，邪不可干，在某种程度上，流感容易光顾体弱者。如果所在地区或环境周围出现流感患者，可以进行预防性用药，提高免疫力，辟除邪气侵害。

❶ 冬春风寒当令季节

用防风、紫苏、徐长卿各6 g，甘草3 g，水煎温服，连服3天。

❷ 夏时暑湿当令季节

用藿香、佩兰、苍术各6 g，薄荷3 g煮汤或泡水以代饮料。也可以选用背部膀胱经及督脉循经刮痧可以清热、泻火、祛湿，从而起到预防流感的作用。

❸ 如时邪疫毒盛行

用贯众7 g，板蓝根（或大青叶）8 g，金银花9 g，徐长卿5 g，苍术4 g，生甘草3 g，煎服日1剂。

❹ 如疫邪寒湿夹杂

生黄芪3 g，炒白术3 g，防风6 g，苍术4 g，贯众6 g，金银花8 g，陈皮5 g，芦根6 g，生甘草3 g，桑叶8 g，煮汤或泡水以代饮料。

（三）预防性食疗

中医素有药食同源之说，因此，所在地区或环境周围出现疫情，也可以进行预防性食疗。

三白汤：葱白三根，白萝卜一个，白菜根五个，生姜七片，陈皮2 g，香菜一撮，佐料适量，煮水喝，预防流感。

（四）预防性针灸

针灸很早就被应用于流感等疫情的防护。针刺一侧足三里，施用补法，使针感达于足背，留针半小时；或艾灸大椎穴和足三里穴，每次两分钟至半小时，每周2次，可提高正气，温通阳气，提高身体免疫力。这些方法都有加强体质、抗御传染流感病毒的预防作用。

（1）大椎穴位于第七颈椎棘突下的凹陷中，是六条阳脉交汇的地方，艾灸此穴可以调补人的阳气，提高免疫力，起到祛除邪气、缓解头痛及增强身体抵抗力的作用。

大椎穴位于人体的颈部下端，第七颈椎棘突下凹陷处。

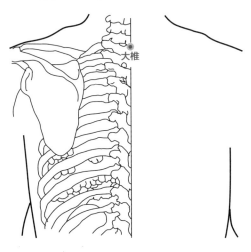

（2）足三里穴位于外膝眼下四横指、胫骨边缘。艾灸此穴有调节机体免疫力、增强人体抵抗力的作用。

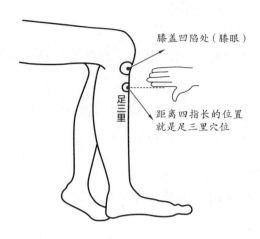

膝盖凹陷处（膝眼）

足三里

距离四指长的位置
就是足三里穴位

二、既病防变，治疗截断流感

中医先贤发现，时行疫邪既有风寒或风热等时邪特点，又有一定的传变规律，如伤寒学派总结的六经传变，以及温病学家总结的卫气营血和三焦传变规律。因此有针对性的治疗并提前截断疾病的传变非常重要。

（一）辨证施治，及时截断

❶ 偏风寒证

邪在太阳卫表，多见恶寒重、发热、无汗、头痛、肢节酸痛，舌象可见舌苔薄白而润，脉象浮或浮紧。可用感冒清热冲剂或荆防败毒散加减治疗，预防其向里传入。

如果有兼夹症：

（1）挟湿，可见头重体倦、肢体酸痛、胸闷泛恶、纳呆腹泻、口淡不渴等症，可合羌活胜湿汤加减。也可以选择背部膀胱经及督脉循经拔罐疗法辅助治疗，可起到祛风散寒、祛湿止痛等作用。

（2）挟痰浊，可见咳嗽痰多、胸闷食少、苔白腻、脉滑等症。可合二陈汤加减。

（3）挟气滞，可见胸闷不舒，甚则胁肋疼痛、脉弦等表现。可合香苏散加减。

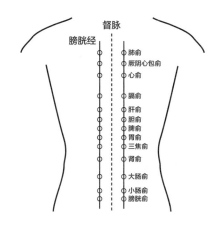

（4）寒包火，可见口渴咽痛、咳嗽气急、痰黄黏稠、心烦溲赤、便秘、苔黄、脉浮数等内热证，提示太阳阳明合病，或邪气已由卫分传入气分，但表邪未解，属于表里同病。可用莲花清瘟冲剂或麻杏石甘汤加减，透邪解表，阻其发展；也可以选择背部膀胱经及督脉循经刮痧放血疗法辅助治疗，可起到祛风散寒、清热泻火的作用；还可以选择在不同的背俞穴上放血，例如，有肺热可在肺俞穴上放血等，强化治疗效果。

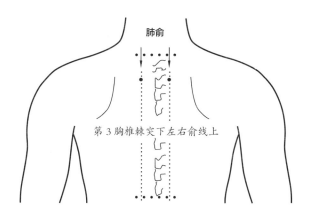

第3胸椎棘突下左右俞线上

❷ 偏风热证

多见发热、咽喉红肿疼痛、咳嗽、痰黄黏稠等症。舌苔多薄黄、脉象浮数，当阻止邪气向气分内传，可用莲花清瘟冲剂或银翘散加减。咽痛、咳嗽甚者可以配合采用少商穴或尺泽穴放血疗法，亦有较好的效果。

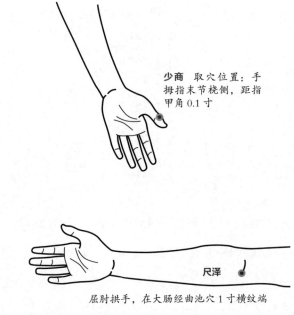

少商　取穴位置：手
拇指末节桡侧，距指
甲角 0.1 寸

屈肘拱手，在大肠经曲池穴 1 寸横纹端

如果有兼夹症：

（1）邪热炽盛，可见高热不退，恶寒或有寒战，头痛，鼻咽干燥，口渴心烦，舌质红、苔黄。可合清瘟败毒饮加减。配合采用大椎穴或十宣穴刺络放血疗法有较好的效果。

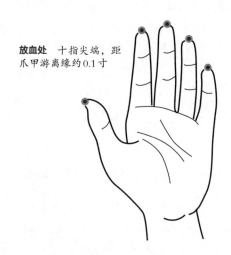

放血处　十指尖端，距
爪甲游离缘约 0.1 寸

（2）风热挟湿可见头重体倦，胸闷，泛恶，小便赤，苔黄腻。可合三仁汤加减，或针刺大椎、合谷、阴陵泉、足三里。

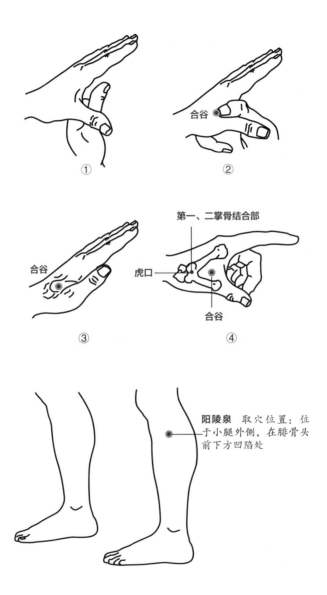

（3）秋令挟燥邪者，可见口唇鼻咽干燥、口渴、干咳无痰或咳痰不爽，舌质红、少津。可合清燥救肺汤加减。或针刺大椎、合谷、太溪、照海辅助治疗。

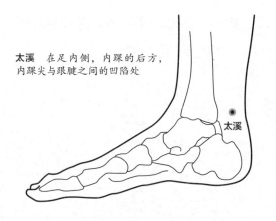

太溪 在足内侧，内踝的后方，内踝尖与跟腱之间的凹陷处

太溪

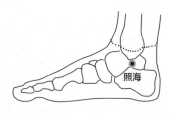

照海

在足内侧，内踝尖下方凹陷处

❸ 偏暑湿证

多见于夏季，发热、汗出热不解、头昏重胀痛、身重倦怠、心烦口渴、胸闷欲呕、尿短赤，舌象可见舌质红、苔黄腻，脉象濡数。可用新加香薷饮加减。

如果有兼夹症：

（1）暑热偏盛、高热者，可合清瘟败毒饮加减。

（2）湿困卫表、身重少汗恶风者，可合藿香正气散加减。

（二）根据规律，预防传变

（1）流感偏风寒者，如果体质阳盛，容易化热，因此要及时采用清热等方法，预防或减轻入里化热的损伤。高热者配合采用大椎穴刺血拔罐疗法有较好的效果。

（2）流感病情偏重，容易由实转虚。尤其是素体亏虚或老年、婴幼、体弱患流感者，加之流感，易成本虚标实之证。因此要及时调治，防止发生传变，并且治疗过程中要注意保卫气、存津液、固正气。

（3）流感失治误治，可诱发痹证、肾风水肿、胸痹心痛等病，尤其要注意患者既往疾病复发以及并发症的预防。

三、治病防损，养护调理

著名中医学者任应秋强调了流感时护理调理的重要性："患者在感冒的初期，即应静卧休养，一则可以与他人隔离，而杜绝传染；一则在此休息当中，身体之建设力可以充分地进行工作，战胜病毒，恢复健康。同时再免去劳累潮湿及寒冷之侵害，必然可以免得病势加重。所以在感冒初期，实行卧床休息一二日，是最经济最妥善之办法。并且事实的经验，在感冒初一发现，即使身体温暖，尤其是脚部，多饮开水。"在流感治疗的同时，无论疾病本身还是各种疗法的实施，都有可能对机体造成损伤。因此，对于流感患者，应该及时进行细致周到的护理调养，调摄饮食、起居、心理等，注意阻隔病邪、固护正气，减少治疗副作用引起的损伤，帮助加快治疗进程。

（1）保持室内空气新鲜，温度适宜。

（2）慎起居，适应寒温，锻炼身体，增强体质。

（3）流感重症患者，应注意卧床休息。同时应予隔离。

（4）注意观察患者的体温、出汗、脉象、舌苔等变化。

（5）多饮开水，或予以五汁饮（以适量鲜芦根，梨去皮、核，荸荠去皮，鲜藕去节，鲜麦冬切碎，绞挤取汁，冷饮或温饮），预防伤津耗液；饮食宜清淡，注意保护脾胃功能。轻度发热时以食素、半流质为宜，热退后逐渐改为食荤、半流质或普通饮食。

（6）注意调摄神志，放松身心。对于重症患者要辅以心理干预，缓解紧张和压力。

四、病愈防复，康复绝断流感

中医在长期防治流感的临床实践中发现患者经过治疗接近临床痊愈时，往往存在邪气虽除、正气已伤的状况，甚至还会有余邪未尽的情况存在，如果不注意调理，容易复发。因此，基于中医学治未病思想，要重视流感的瘥后防复，注意饮食和起居的调摄。

（一）预防重（chóng）感

中医在临床中发现，在流感治疗过程中，通过反复发汗退热，患者身体状况趋于平稳的同时，机体正气和阴夜已有损伤，抵抗力大大下降。此时如果不注意起居调摄，受凉感邪，往往会使病情骤然加重，老百姓称之重感。因此，流感的瘥后防复非常重要，要注意起居调摄，注意居室通风，防寒保暖，预防重感。

（二）预防食复

预防"食复"是中医瘥后防复的重要举措。中医学很早就发现流感新瘥，如果不注意饮食的调理，食用过多油腻荤腥等不好消化或容易上火的食物，容易导致疾病复发或变生他症。如《素问·热论》在论述热病的护理与饮食禁忌时指出："病热当何禁之？病热少愈，食肉则复，多食则遗，此其禁也"。这段文字阐述了热病如流感后期或初愈之时，如果不注意饮食禁忌和护理，可能导致病情复发或稽延难愈的不良后果。如流感初愈，余热可能仍未尽去，而脾胃虚弱，胃气胃阴未尽恢复，此时如果饮食不节，过多食用荤腥寒凉或难以消化的食物，容易伤及脾胃，导致饮食积滞不化而生热，热与余邪搏结，可能导致疾病复发。因此，流感初愈，要注意食用一些清淡易消化的食物，避免寒凉荤腥，而且注意不要饮食过饱。

我们也可以通过中医食疗，进行有针对性的调理：

（1）如果患者虽然体温正常但是仍然感到身体燥热、食欲不佳，观察舌象可见舌红苔厚腻，提示余热未清，应该吃一些性凉清淡的食品调理，如丝瓜、白菜，也可饮用菊花、白茶等饮品，多食甜橙等水果。

（2）如果患者虽然体温正常，但是食欲不佳，观察舌象可见舌淡红苔厚腻，代表余热已清，尚有痰湿，应该吃一些开胃消导的食品调理，如山楂、白萝卜，也可饮用陈皮、金橘茶等。

（3）如果患者虽然体温正常，但是食欲不佳，口干口渴，观察舌象可见舌淡红、舌苔少甚至剥脱，代表正气已虚、气阴不足，应当养胃气胃阴，进食宜少宜清淡，可以先以粥养，循序渐进；也可食用一些甘凉养阴之品，如丝瓜、荸荠、甜梨等，也可以用适量西洋参泡茶饮用。

（三）预防劳复

中医在临床中发现流感瘥后，多存在正气未复、余邪未清，如果病后过度劳累，容易导致疾病复发，按照治未病学说属于瘥后劳复。如《三因极一病证方论·劳复证治》提到："伤寒新瘥后，不能将摄，因忧愁思虑，劳神而复，或梳沐洗浴，作劳而复，并谓之劳复。"因此，流感临床痊愈后，一定要注意起居的调养，不要过度从事体力劳动和脑力劳动，应该逐渐加大活动量。

（四）心理康复

流感痊愈后，往往身心疲惫，身体和心理耐受力都比较差，此时一定要保持心情愉快，避免压力过大，避免不良情绪过于剧烈或持续时间过长，尽快恢复心理健康状态。

（五）饮食康复

流感治愈后，多因发热等病理过程损伤正气，加之发汗等治疗伤及气阴，会出现体虚乏力、动辄汗出等症状。因此，急需益气养阴，促进身体康复。可以选用益气养阴的食疗方法。

百合山药小麦粥：百合 50 g，山药 50 g，浮小麦 30 g，太子参 6 g，煲粥。可以益气固表、滋阴敛汗，帮助患者尽快恢复健康状态。

此外，也要适当增强运动康复，循序渐进，增强体质。

总之，在流感的防治中，首先要未病先防，注意环境卫生和个人防护，隔断传染源；流感发病后，要既病防变，根据疾病发展的规律及时治疗，截断传变；流感治疗过程中，也要治病防损，及时进行调养护理，阻断疾病损伤，减少治疗的毒副作用；流感治愈后，更要瘥后防复，加强康复调理，注意适当的身心调摄，注意饮食和起居，避免食复和劳复，绝断疾病复发。

（李　峰）

新冠肺炎的中医药防治与康复

2019年12月开始出现的新型冠状病毒肺炎（COVID-19）引起社会及学界关注。短短数日内，疫情就已遍布全国，在全世界也已有100多个国家出现了新型冠状病毒肺炎病例。仅湖北省被感染者就已达到67 000余人（数据截止到3月20日）。该病作为急性呼吸道传染病已纳入《中华人民共和国传染病防治法》规定的乙类传染病，按甲类传染病管理。世界医学顶级学术期刊《新英格兰医学杂志》《柳叶刀》和《自然》等也纷纷刊发新型冠状病毒肺炎相关的文章。这是继2003年"非典型肺炎"以来，我国遭遇的传染性最强、波及范围最广、社会影响最大的一次传染病。

冠状病毒是自然界广泛存在的一类病毒，因该病毒形态在电镜观察下因形状类似王冠而得名。该病毒可以引起人和动物呼吸道、消化道和神经系统疾病。该病毒对紫外线和热敏感，56℃环境下30分钟、乙醚、75%乙醇、含氯消毒液、过氧乙酸和氯仿等脂溶剂均可有效灭活病毒，氯己定不能有效灭活病毒。

其流行病学特点如下。

（1）传染源：目前所见传染源主要是新型冠状病毒感染的患者，无症状感染者也可能成为传染源。

（2）传播途径：经呼吸道飞沫传播（打喷嚏、咳嗽等）和密切接触传播（用接触过病毒的手挖鼻孔、揉眼睛等）是主要的传播途径。在相对封闭的环境中长时间暴露于高浓度气溶胶情况下存在经气溶胶传播的可能。由于粪便及尿液中可分离到新型冠状病毒，应注意粪便及尿对环境污染造成气溶胶或间接传播。

（3）易感人群：人群普遍易感。

基于目前的流行病学调查，发现新型冠状病毒肺炎的潜伏期一般为1—14天，多为3—7天。以发热、干咳、乏力为主要表现。少数患者伴有鼻塞、流涕、咽痛、肌痛和腹泻等症状。轻型患者仅表现为低热、轻微乏力等，无肺炎表现。重症病例多在发病1周后出现呼吸困难和（或）低氧血症，严重者可能快速进展为急性呼吸窘迫综合征、脓毒症休克、难以纠正的代谢性酸中毒和出凝血功能障碍及多器官功能衰竭等。

值得注意的是重型、危重型患者病程中可能为中低热症状，甚至无明显发热。还有可能出现"不典型"发病症状，例如仅以消化系统症状为首发表现如轻度纳差、乏力、精神差、恶心呕吐、腹泻等；以神经系统症状为首发表现如头痛；以心血管系统症状为首发表现如心慌、胸闷等；以眼科症状为首发表现如结膜炎；仅有轻度四肢或腰背部肌肉酸痛。

病理改变：根据目前有限的尸检和穿刺组织病理观察结果总结如下。肺脏呈不同程度的实变。脾脏明显缩小；淋巴细胞数量明显减少，灶性出血和坏死，脾脏内巨噬细胞增生并可见吞噬现象；淋巴结淋巴细胞数量较少，可见坏死。免疫组化染色显示脾脏和淋巴结内CD4+T和CD8+T细胞均减少。骨髓三系细胞数量减少；心肌细胞可见变性、坏死，部分血管内皮脱落、内膜炎症及血栓形成；肝脏和胆囊体积增大，暗红色，肝细胞变性、灶性坏死伴中性粒细胞浸润；肝血窦充血，汇管区见淋巴细胞和单核细胞浸润，微血栓形成。胆囊高度充盈。肾小球囊腔内见蛋白性渗出物，肾小管上皮变性、脱落，可见透明管型。间质充血，可见微血栓和灶性纤维化。脑组织充血、水肿，部分神经元变性。肾上腺见灶性坏死。食管、胃和肠管黏膜上皮不同程度变性、坏死、脱落。

实验室检查：一般检查：发病早期外周血白细胞总数正常或减少，淋巴细胞计数减少，部分患者可出现肝酶、乳酸脱氢酶（lactic dehydrogenase, LDH）、肌酶和肌红蛋白增高；部分危重者可见肌钙蛋白增高。多数患者C反应蛋白（C-reaction protein, CRP）和血沉升高，降钙素原正常。严重者D-二聚体升高、外周血淋巴细胞进行性减少。重型、危重型患者常有炎症因子升高。病原学检查：采用RT-PCR或/和NGS方法在鼻咽拭子、痰和其他下呼吸道分泌物、血液、粪便等标本中可检测出新型冠状病毒核酸。检测下呼吸道标本（痰或气道抽取物）更加准确。标本采集后尽快送检。血清学检查：新型冠状病毒特异性IgM抗体多在发病3—5天后开始出现阳性，IgG抗体滴度恢复期较急性期有4倍及以上增高。

胸部影像学：早期呈现多发小斑片影及间质改变，以肺外带明显。进而发展为双肺多发磨玻璃影、浸润影，严重者可出现肺实变，胸腔积液少见。

在新型冠状病毒肺炎的防治中，中医显示出独特的优势，为世人所瞩目。习近平总书记主持相关会议并发表重要讲话。会议强调坚持中西医结合，要求尽快明确诊疗程序、有效治疗药物、重症患者的抢救措施。自1月29日第一支国家中医医疗队接管了武汉市金银潭医院南一区之后，更多的中医专家投入临床一线，在常规西药治疗基础上，应用中药干预。临床观察初步分析显示，使用中药治疗后，患者乏力、咳嗽、口干、心悸、喘促五个症状均有明显改善，血氧饱和度也有改善。此外，一些省市级行政部门、中医院和中医流派也纷纷推出了预防方和治疗方。国家卫健委推出了《新型冠状病毒肺炎诊疗方案》，目前已出了七版。从第三版开始增加了中医药治疗方案，对于疫情防控起到了积极推动作用。

新型冠状病毒肺炎在中医属于"疫疠"范畴，病患因感受疫戾之气，掺杂以武汉当下特有之"湿"邪为患，其病位在肺。《温病条辨》记载："温病者，有风温、有温热、有温疫、有温毒、有暑温、有湿温、有秋燥、有冬温、有温疟，计有九种之多。"吴鞠通自注曰："温疫者，厉气流行，多兼秽浊，家家如是，若役使然也。"《黄帝内经》言："五疫之至，皆相染易，无问大小，病状相似。"吴又可在《温疫论》中指出："温疫之为病，非风非寒非暑非湿，乃天地间别有一种异气所感。"温病命名其实和季节密切相关，2019新型冠状病毒感染具备流行性、传染性，属于急性传染病，故属于中医中的疫疠之邪的瘟疫范畴。在本病的防治和康复中，中医可以在多个环节发挥独特的作用。

一、未病先防，防护隔断新型冠状病毒肺炎

中医治未病理论中第一点就是未病先防，是指避免感染和提高人体抵御外邪的能力，使人体正气存内，则邪不可干。

（一）切断传染途径

中医很早就认识到隔断传染源在疫情防护中的重要性。对于新冠肺炎而言，远离传染源是最好的预防。首要当属戴口罩、勤洗手、少出门等，避免与传染源接触，同时注意居室勤通风，适当进行室内环境消毒。外出时，尽量远离人多且密闭的环境如超市、商场等；减少乘坐地铁、公交车等密闭且人多的交通工具。在户外时尽量不要用手摸脸、揉眼睛、直接拿食物。

（二）预防性食疗

根据目前的资料，新型冠状病毒喜欢寒湿的条件，这就提示我们要注意保暖，空气湿度不宜太高。不宜食用太凉和太油腻的食物，如

生冷食物和一些海鲜如螃蟹，舌苔白腻患者可以喝些陈皮水，适当活动，增加抵抗力。

钟南山院士团队开发的新型冠状病毒肺炎预防凉茶处方：

柴胡10 g，黄芪10 g，薏苡仁15 g，苍术10 g，麦冬15 g，北沙参15 g，生甘草10 g，金银花15 g，僵蚕10 g，蝉衣5 g，大黄5 g，姜黄10 g。

以上药物10副，以水15L，煎取10L，每人每次饮200 ml，每周2～3次。

如居家使用，以上药物1副，以水1～5L，煎取1L，3～4人分服，每周2～3次。

（三）预防性用药（处方来自《长江日报》登载的中国工程院院士、国医大师王琦教授的预防药方）

处方一：芦根 15 g，金银花 10 g，藿香 10 g，红景天 15 g，贯众 15 g，虎杖 12 g。

功效：清热解毒，芳香辟秽，利湿避瘟。

用法：煎水内服，每日 2～3 次。

王琦教授提醒：藿香芳香化湿辟秽，金银花、芦根有抗上呼吸道及肺部感染的功用，在"非典"时期曾得到广泛运用；虎杖、贯众有抗病毒作用。

处方二：金银花 10 g，芦根 15 g，白茅根 15 g，藿香 10 g，白芷 6 g，草果 6 g。

功效：清热解毒，芳香化湿辟秽。

用法：煎水服用，每日 2～3 次。

王琦教授提醒：病毒"喜湿"，贯众、虎杖可祛湿，加强抗病毒的作用，适合全身酸痛乏力者。

以上内服方可选其一，服用1—2周即可。

对处于医学观察期的人群，可以参考以下用药。[来源:《新型冠状

病毒肺炎诊疗方案》（试行第七版）]

临床表现1：乏力伴胃肠不适。

推荐中成药：藿香正气胶囊（丸、水、口服液）。

临床表现2：乏力伴发热。

推荐中成药：金花清感颗粒、连花清瘟胶囊（颗粒）、疏风解毒胶囊（颗粒）。

（四）预防性针灸

穴位可以说是人体自身携带的"药物"，即按即效，不受时间和地点的限制，可谓简便验廉。新型冠状病毒在寒湿环境中容易生存，因此预防或祛除自身寒湿就显得尤为重要。比如加强足部（涌泉穴）、腰部（命门穴）、腹部（神阙穴）和背部（至阳穴）的保暖，可以适当热敷。另外还可以艾灸足三里、关元，贴肺俞等。

❶ 艾灸足三里

足三里为足阳明胃经之合穴，在小腿前外侧，外膝眼下3寸，胫骨外侧的1横指处，是人体的保健要穴。经常艾灸足三里穴，具有理脾胃、调气血、助消化、补虚弱之功效。可以强身健体，增强人体免疫力。

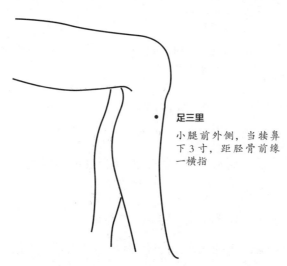

足三里

小腿前外侧，当犊鼻下3寸，距胫骨前缘一横指

提示：建议每周用艾条灸足三里穴1～2次，每次灸15—20分钟。艾灸时应让艾条的温度稍高一点，使局部皮肤发红为好，但应避免烫伤。

❷ 艾灸关元

关元穴位于脐下三寸（四横指）。

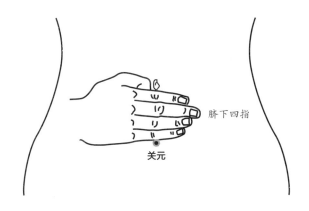

脐下四指

关元

中医认为，关元穴具有培元固本、补益下焦、增强体质之功。《扁鹊心书》记载："每夏秋之交，即灼关元千柱，久久不畏寒暑，人至三十，可三年一灸脐下三百壮。五十，可二年一灸脐下三百壮；六十，可一年一灸脐下三百壮，令人长生不老"。这里所说的"脐下"即是指关元穴，可见古代先贤是如何重视关元穴的。

艾灸此穴一定要掌握火候，要温而不烫，灸的时间要长，持续温灸，达到热量内透，自觉腹内暖洋洋、热乎乎，像融化般的舒适状态。以灸到皮肤微微发红为度。艾灸关元穴见效后腹内的寒气会立觉消散。每次灸的时间一般20分钟左右，或时间更长些，依个体的舒适度为限，隔日一次或每周灸两次即可。

说明：阴虚燥热者不能使用艾灸；艾灸后宜适量饮用温开水。

❸ 贴肺俞

肺俞位于背部，当第三胸椎棘突下，左右旁开二指宽处。其功能为调补肺气，补虚清热。主治疾病为：肺经及呼吸道疾病，如肺炎、支气管炎、肺结核等。可以用三伏贴或姜末加胡椒贴敷肺俞穴，以预防新型冠状病毒肺炎。

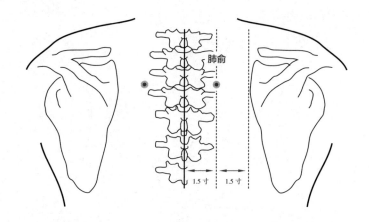

在中国针灸学会印发的《新型冠状病毒肺炎针灸干预的指导意见》（第一版）中，对于疑似病例提出的艾灸策略，选穴为足三里（双侧）、气海、中脘以调节机体免疫力，改善症状。具体方法如下：足三里：用清艾条温和灸15分钟（每个穴位）；气海、中脘：每次选择一个穴位，用清艾条温和灸10分钟。每天午后或晚餐前灸一次。

（五）其他预防措施

❶ 外用香囊（处方来自《长江日报》登载的中国工程院院士、国医大师王琦教授的预防药方）

藿香20 g，苍术20克，菖蒲15 g，草果10 g，艾叶10 g，白芷12 g，苏叶15 g，贯众20 g。

功效：芳香化浊辟秽。

用法：煎水室内熏蒸或研末制成香囊佩戴。

❷ 苍术熏蒸

苍术是古籍中"出镜率"非常高的避疫药。苍术气味雄厚，香味强烈，最主要是它还可健胃安脾、祛湿消肿，是运脾燥湿的要药。明代李时珍曾说过："今病疫及岁旦，人家往往烧苍术以辟邪气。"2003年"非典"期间，北京大学深圳医院用苍术熏蒸，3个月用了850公斤苍术，做到了"非典"期间"院内零感染"。

具体方法：将苍术与95%乙醇以1:2的比例浸泡24小时，消毒前一并放入小碗，置房间中央，明火点燃。熏蒸过程中要注意防火。

❸ 苍术与艾绒消毒

针对新型冠状病毒肺炎传播途径之一的气溶胶传播，病毒在气溶胶模式、固定风向的作用下，可能具备超长距离的传播能力。而用苍术和艾绒烟熏防止气溶胶模式传播效果很好。将中药苍术打碎成小颗粒（粉末也可以），以1:1的比例与艾绒混合均匀。将混合物用手堆成圆锥形，放在瓷盘上点燃，利用烟熏来给房间消毒以防御新冠肺炎侵袭。

二、既病防变，治疗截断新型冠状病毒肺炎

（一）辨证施治，及时截断 [来源：《新型冠状病毒肺炎诊疗方案》（试行第七版）]

❶ 清肺排毒汤

适用范围：结合多地医生临床观察，适用于轻型、普通型、重型患者，在危重型患者救治中可结合患者实际情况合理使用。

基础方剂：麻黄9g，炙甘草6g，杏仁9g，生石膏15～30g（先煎），桂枝9g，泽泻9g，猪苓9g，白术9g，茯苓15g，柴胡16g，黄芩6g，姜半夏9g，生姜9g，紫菀9g，款冬花9g，射干9g，细辛6g，山药12g，枳实6g，陈皮6g，藿香9g。

服法：传统中药饮片，水煎服。每天1副，早晚各1次（饭后40分钟），温服，三副一个疗程。

如有条件，每次服完药可加服大米汤半碗，舌干津液亏虚者可多

服一碗。（注：如患者不发热则生石膏的用量要少，发热或壮热可加大生石膏用量。）若症状好转而未痊愈则服用第二个疗程，若患者有特殊情况或其他基础病，第二疗程可以根据实际情况修改处方，症状消失则停药。

❷ 轻症

（1）寒湿郁肺证

临床表现：发热，乏力，周身酸痛，咳嗽，咯痰，胸紧憋气，纳呆，恶心，呕吐，大便黏腻不爽。舌质淡胖有齿痕或淡红，苔白厚腐腻或白腻，脉濡或滑。

推荐处方：生麻黄6g，生石膏15g，杏仁9g，羌活15g，葶苈子15g，贯众9g，地龙15g，徐长卿15g，藿香15g，佩兰9g，苍术15g，云苓45g，生白术30g，焦三仙各9g，厚朴15g，焦槟榔9g，煨草果9g，生姜15g。

服法：每日1剂，水煎400 ml，分2次服用，早晚各1次。

（2）湿热蕴肺证

临床表现：低热或不发热，微恶寒，乏力，头身困重，肌肉酸痛，干咳痰少，咽痛，口干不欲多饮，或伴有胸闷脘痞，无汗或汗出不畅，或见呕恶纳呆，便溏或大便黏滞不爽。舌淡红，苔白厚腻或薄黄，脉滑数或濡。

推荐处方：槟榔10g，草果10g，厚朴10g，知母10g，黄芩10g，柴胡10g，赤芍10g，连翘15g，青蒿10g（后下），苍术10g，大青叶10g，生甘草5g。

服法：每日1剂，水煎400 ml，分2次服用，早晚各1次。

❸ 普通型

（1）湿毒郁肺证

临床表现：发热，咳嗽痰少，或有黄痰，憋闷气促，腹胀，便秘不通。舌质暗红，舌体胖，苔黄腻或黄燥，脉滑数或弦滑。

推荐处方：生麻黄6 g，苦杏仁15 g，生石膏30 g，生薏苡仁30 g，茅苍术10 g，广藿香15 g，青蒿草12 g，虎杖20 g，马鞭草30 g，干芦根30 g，葶苈子15 g，化橘红15 g，生甘草10 g。

服法：每日1剂，水煎400 ml，分2次服用，早晚各1次。

（2）寒湿阻肺证

临床表现：低热，身热不扬，或未热，干咳少痰，倦怠乏力，胸闷，脘痞，或呕恶，便溏。舌质淡或淡红，苔白或白腻，脉濡。

推荐处方：苍术15 g，陈皮10 g，厚朴10 g，藿香10 g，草果6 g，生麻黄6 g，羌活10 g，生姜10 g，槟榔10 g。

服法：每日1剂，水煎400 ml，分2次服用，早晚各1次。

❹ 重型

（1）疫毒闭肺证

临床表现：发热面红，咳嗽，痰黄黏少，或痰中带血，喘憋气促，疲乏倦怠，口干苦黏，恶心不食，大便不畅、小便短赤。舌红，苔黄腻，脉滑数。

推荐处方：生麻黄6 g，杏仁9 g，生石膏15 g，甘草3 g，藿香10 g（后下）、厚朴10 g，苍术15 g，草果10 g，法半夏9 g，茯苓15 g，生大黄5 g（后下），生黄芪10 g，葶苈子10 g，赤芍10 g。

服法：每日1～2剂，水煎服，每次100～200 ml，每日2～4次，口服或鼻饲。

（2）气营两燔证

临床表现：大热烦渴，喘憋气促，谵语神昏，视物错瞀，或发斑疹，或吐血、衄血，或四肢抽搐。舌绛少苔或无苔，脉沉细数或浮大而数。

推荐处方：生石膏30～50 g（先煎），知母30 g，生地30～

50 g，水牛角30 g（先煎），赤芍30 g，玄参30 g，连翘15 g，丹皮15 g，黄连6 g，竹叶12 g，葶苈子15 g，生甘草6 g。

服法：每日1剂，水煎服，先煎石膏、水牛角，后下诸药，每次100～200 ml，每日2～4次，口服或鼻饲。

推荐中成药：喜炎平注射液、血必净注射液、热毒宁注射液、痰热清注射液、醒脑静注射液。功效相近的药物根据个体情况可选择一种，也可根据临床症状联合使用两种。中药注射剂可与中药汤剂联合使用。

❺危重型（内闭外脱证）

临床表现：呼吸困难、动辄气喘或需要机械通气；伴神昏、烦躁，汗出肢冷；舌质紫暗，苔厚腻或燥、脉浮大无根。

推荐处方：人参15 g，黑顺片10 g（先煎），山茱萸15 g。送服苏合香丸或安宫牛黄丸。出现机械通气伴腹胀便秘或大便不畅者，可用生大黄5～10 g。出现人机不同步情况，在镇静和肌松剂使用的情况下，可用生大黄5～10 g和芒硝5～10 g。

推荐中成药：血必净注射液、热毒宁注射液、痰热清注射液、醒脑静注射液、参附注射液、生脉注射液、参麦注射液。功效相近的药物根据个体情况可选择一种，也可根据临床症状联合使用两种。中药注射液可与中药汤剂联合使用。

三、治病防损，养护阻断新型冠状病毒肺炎

在新型冠状病毒肺炎治疗的同时，应该及时进行细致周到的护理调养，调摄饮食、起居环境、心理状态等，注意阻隔病邪，固护正气，同时减少治疗不良反应，帮助加快治疗进程。

（1）保持室内空气新鲜，温度和湿度适宜。每天要开窗通风至少5—10分钟。

（2）对于发热患者，在服用药物同时，要注意物理降温，比如用温水擦拭全身。

（3）对于痰多的患者，要注意给患者进行拍痰，正确高效的拍痰有助于促进肺炎的痊愈。

（4）对于合并基础疾病的老年患者，还需要基础病的护理，比如新型冠状病毒肺炎患者合并了心衰，护理要注意限盐限水饮食、记出入量等。

（5）注意口腔的护理，以免发生口腔的感染，加重新型冠状病毒肺炎症状。

（6）起居有常，锻炼身体，增强体质。建议做八段锦等传统功法以加快身体恢复。

（7）饮食护理。宜食用易消化食物。如发热、食欲不振可以半流质饮食，如大米粥。忌烟酒、辛辣和刺激性食物。

四、病愈防复，促进康复

临床研究发现，冠状病毒临床治疗转阴后，仍有复阳的可能。因此，要加强个人防护和环境消毒，依据中医理论及时辨证调理，促进康复，防止复发。

最新研究显示，新冠肺炎除了肺损伤之外，还存在着多器官受累的现象。为了提高临床治愈患者的生活质量，规避类似患"非典"之后诸多的后遗症问题，我们必须提早将康复提上日程。

❶ 药物康复［来源：国家卫生健康委员会办公厅、国家中医药管理局办公室联合发布的《新型冠状病毒肺炎恢复期中医康复指导建议》（试行）］

（1）肺脾气虚证

临床表现：气短，倦怠乏力，纳差呕恶，痞满，大便无力、便溏不爽，舌淡胖、苔白腻。

推荐处方：法半夏9 g，陈皮10 g，党参15 g，炙黄芪30 g，茯苓15 g，炒白术10 g，藿香10 g，砂仁6 g（后下），甘草6 g。

服法：每日1剂，水煎400 ml，分2次服用，早晚各1次。

（2）气阴两虚证

临床表现：乏力，气短，口干、口渴，心悸，汗多，纳差，低热或不热，干咳少痰。舌干少津，脉细或虚无力。

推荐处方：南北沙参各10 g，麦冬15 g，西洋参6 g，五味子6 g，生石膏15 g，淡竹叶10 g，桑叶10 g，芦根15 g，丹参15 g，生甘草6 g。

服法：每日1剂，水煎400 ml，分2次服用，早晚各1次。

❷ 肺功能康复

建议早期即重视肺功能的康复，锻炼呼吸功能，减轻肺纤维化。推荐患者尽早采用健身术、打坐调气、针灸康复、营养食疗、中药调治等方法。[1]

（1）健身术——"六字诀"

六字诀健身术是我国南北朝时期流传下来，通过呼吸导引来强身健体、益寿延年的一种独特传统体育养生项目。现代科学实验也证明了"六字诀"的五音与五脏具有对应关系，长期习练能有效提升身心健康状况。"六字诀"呼吸操重视鼻吸口呼，以意领气，深慢呼吸，融合了缩唇呼吸、腹式呼吸以及肢体运动，围绕"嘘、呵、呼、呬、吹、嘻"六字发音进行呼吸训练，通达调和了人体的三焦和五脏。"六字"呼吸环节能够从不同的途径锻炼膈肌及其他胸腹肌肉，增加呼吸深度、提高肺气的交换效率、提高肺部的通气总量和气体交换质量，逐步起到延长呼气时间、改善肺呼吸功能的作用。具体做法可参照国家体育总局颁布的标准功法视频进行学习。

（2）打坐调气

打坐调气是一种简单有效且易于操作的康复方法。主要通过调整呼吸、调整人体内气血阴阳，以锻炼脏腑的功能。

具体方法：平坐后，将两条腿交叉盘于体前，脊柱正直，抬头平视，放松身心，调整呼吸，逐步入静。根据不同个人腿脚关节及肌肉肌腱韧带的柔韧度情况，可以采取或双盘或单盘或双脚均在下方的普通简单盘坐。研究表明，有意识加强腹式呼吸既有助于肺的结构和功能维持，也有利于腹腔脏器的运动和功能改善。

（3）营养食疗

总体建议：膳食平衡、食物多样、注重饮水、通利二便，并注重开胃、利肺、安神、通便。《伤寒杂病论》云："病人脉已解，而日暮微烦，以病新瘥，人强与谷，脾胃气尚弱，不能消谷，故令微烦，损谷则愈。"可见，大病初愈，脾胃虚弱，应当顾护脾胃、节制饮食；同时，食物宜清淡，不过食油腻刺激之品，多吃一些具有健脾清肺功能的食物，如山药、百合、黑木耳、薏苡仁、枇杷等。

中医认为培土可以生金，即通过调补脾胃可以改善肺的功能。因此，还可以食用一些高营养易消化的食物，如鱼汤、肉汤等。同时，可服用一些具有益气通络养阴功效的药膳，以改善新冠肺炎后的肺纤维化状态。这里推荐一款药膳——天花粉粥。

组成：天花粉 9 g，知母 10 g，粳米 50 g，麦门冬 15 g。

做法：将天花粉、知母、麦门冬水煮 30 分钟，去渣取汁，粳米洗净，入锅煮粥至将熟时加入药汁共煮而成。

功效：本品具有清热润肺、生津止渴的功效。适合肺炎后，阴液有伤，常感口燥咽干、呼吸不畅、咳嗽之人。

根据食物属性和患者情况，分类指导如下：

有怕冷、胃凉等症状的，推荐生姜、葱、芥菜、芫荽等；有咽干、口干、心烦等症状的，推荐绿茶、豆豉、阳桃等；有咳嗽、咯痰等症状的，推荐梨、百合、落花生、杏仁、白果、乌梅、小白菜、橘皮、紫苏等；有食欲不振、腹胀等症状的，推荐山楂、山药、白扁豆、茯苓、葛根、莱菔子、砂仁等；有便秘等症状的，推荐蜂蜜、香蕉、火麻仁等；有失眠等症状的，推荐酸枣仁、柏子仁等。

❸ 运动康复

适当的运动对于全身功能康复非常重要。推荐以有氧运动为主，选择适合自己的运动方式，尤其是中医传统保健运动功法。中医经过长期观察实践，发现传统功法可以调整经络，调节脏腑气血功能，适合有针对性地对个体的状况进行综合调理，而且动作相对柔和一些，也不需要复杂的运动条件，适于新冠肺炎病后的康复。

居家运动首推八段锦。八段锦具有强身健体的作用，能改善神经体液调节功能和加强血液循环，对腹腔脏器有柔和的按摩作用，对神经系统、心血管系统等都有很好的保护作用。八段锦有坐式八段锦和立式八段锦。新冠肺炎患者病愈后可以根据自己身体状况，选择合适的一种。不会八段锦者也可以结合自己的身体条件适当活动，比如下肢活动不方便者，可以活动躯干和上肢，练习时间10—15分钟，建议每天1～2次，以能承受为宜。总之，运动锻炼需因人制宜、因地制宜，在保障安全的情况下进行。

❹ 心理康复

目前，新冠肺炎已经发展成为一个重大社会问题，构成群体性灾难事件，给人们的心理健康带来较大的挑战。尤其是罹患该病的患者，康复后很容易出现创伤后应激障碍（post-traumatic stress disorder，PTSD）等心理问题，表现为创伤后再体验、回避、麻木、失眠等。尤其对于残障人士而言，其生活质量因患病后进一步下降，心理问题更应成为关注的重点。

（1）筛查和辅导

推荐有心理问题倾向的患者，应用情绪量表或应用自评量表如抑郁症筛查量表（depression screening scale, PHQ-9）和广泛性焦虑障碍量表（generalized anxiety disorder scale, GAD-7），对患者自身存在的心理障碍的类型与程度进行快速评估或筛查。问题严重者，应及时求助专业人员，进行心理辅导。

（2）加强科普

建议患者家属多给患者提供或推荐新冠肺炎的科普知识，了解疫情进展，让其接受更全面、更科学的信息，对疾病预后有相对科学的认知，消除其因未知而产生的恐慌情绪。

（3）综合调理

建议患者家属尽可能给予患者相对丰富的日常活动，加强亲属之间直接的日常沟通与交流。根据五行生克制化理论，金太过时治疗当克金补木，其音为徵，因此，可让患者多听以徵音为主旋律的音乐，如《山居吟》《渔歌》等，或进行瑜伽练习，以逐渐放松身心。此外，需注意预防患者因情志抑郁，干扰人体气机运行，而影响身体的康复。

（4）重视睡眠

失眠是很多心理创伤患者最容易出现的症状之一，同时长期失眠，也会进一步影响患者原有疾病的治疗。建议患者一定要重视康复期出现的睡眠问题。

① 规律生活：白天生活充实，适当进行体育锻炼，注意饮食，晚餐不宜太饱，不宜喝咖啡、酒、茶等。创造良好的睡眠环境，保持心情平静。

② 安神食物：如晚饭后可煎服莲子肉、萱草汤；或用小红枣20枚，煎煮20分钟，再加净葱白7根，以文火煎煮10分钟即可，吃枣

喝汤。常用的补气安神类食物有蜂蜜、核桃、牛奶、茯苓、莲子、山药等；补血安神类有大枣、桂圆、桑葚等；补阴安神类有银耳、百合等；清热安神类有莲子心、枸杞叶等。

③ 以生王不留行籽贴压耳部穴位，如肾、心、神门、脾、交感、皮质下等耳穴。

④ 足浴治疗：使用"浸足法"代替服药，其方法简单易行，即在临睡前，用热水泡脚5—6分钟（水以超过踝部为度，再搓左、右脚心各99次，先左后右）。

（5）五行音乐疗法

聆听五音与五脏、五志配合的乐曲，鼓动血脉、条畅情志。

❺ 中医适宜技术的应用

（1）艾灸康复

《千金翼方》卷第二十七《针灸中·肺病第七》中云："凡肺风气痿绝，四肢胀满，喘逆胸满，灸肺俞各两壮。"又言："肺俞，主喉痹气逆咳嗽，口中涎唾，灸七壮，亦随年壮，可至百壮。"对于康复期患者，建议在家中采用艾灸帖等便携简单的新型针灸器具，艾灸在肺俞、膏肓俞、大椎、足三里、上脘、中脘、膈俞、孔最等穴位，进行康复治疗。治疗过程中，不要离人，谨防烫伤。

（2）经穴推拿

穴位按摩：太渊、膻中、中府、肺俞、肾俞、大肠俞、列缺、中脘、足三里等，咳嗽、咽痒、干咳者，可加少商、尺泽等。

经络推拿：手太阴肺经、手阳明大肠经、足阳明胃经、足太阴脾经、任脉、督脉等。

（3）耳穴压豆

常用耳穴：支气管、肺、内分泌、神门、枕、脾、胃、大肠、交感等。

（4）刮痧

手太阴肺经、手阳明大肠经、足太阳膀胱经等。

（5）拔罐

背俞穴为主，如肺俞、膏肓、脾俞、肾俞、大椎等。

（6）针刺疗法

常用选穴：太渊、曲池、肺俞、足三里、阴陵泉、关元等。

随症配穴：乏力、怕冷、舌淡者，可加膈俞、肾俞、大肠俞；食欲差、大便稀溏、舌淡者，可加中脘、天枢；咳嗽、咳痰、舌淡者，可加大椎或定喘、膏肓等。膏肓、肺俞、膈俞等穴局部肌肉薄，注意规范操作，避免引起气胸。

新型冠状病毒肺炎的防治和康复是当下研究的热点，也是中医药发挥特色和优势的战场。综合来看，不外乎切断传染途径，如戴好口罩、不去或少去人多的地方；提高机体的"正气"，使得正气存内，邪不可干；既病则积极采用药物干预，对于重症患者更要积极对症及支持治疗，同时预防变生他病；注重护理质量，积极营造良好的内外环境以促进康复；康复之后要顾护脾胃，强化肺功能康复，选择合适的呼吸训练和保健功法，让机体可以休养生息，同时加强锻炼，重视饮食调养和精神调摄，以防复发。

（吴凤芝、毛　萌）

参考文献

［1］中国残疾人康复协会中医康复专业委员会.新型冠状病毒肺炎中医康复方案［EB/OL］.［2020-02-19］.https：//mp.weixin.qq.com/s/U0Xwekj3NYSCDcyJ9JKUMg.

［第十九讲］
肺结核的中医药防治与康复

　　如果我们在网络上搜索名人和结核病，会发现许多我们耳熟能详地名字赫然在列，如肖邦、契诃夫、鲁迅、林徽因和郁达夫等。其实结核病是一个古老的疾病，我们可以从古埃及金字塔的木乃伊和长沙马王堆汉墓出土的女尸身上查到它的痕迹。肺结核是由结核分枝杆菌引起的慢性传染病，多由于密切的结核病接触史所感染。发病后临床多表现为低热（午后显著）、盗汗、乏力、纳差、消瘦、女性月经失调等；呼吸道症状有咳嗽、咳痰、咯血、胸痛，以及不同程度胸闷或呼吸困难。这是一种古老的疾病，曾被视作白色瘟疫，许多人因之丧命。虽然目前若能及时诊断，并予合理治疗，大多可获临床痊愈，但是结核病仍然是许多欠发达国家人口死亡的主要原因之一。

　　中医很早就认识到肺结核是由于特定致病因素痨虫所导致，故称之为肺痨。也有根据症状特点命名者，如《外台秘要》中称"骨蒸"、《儒门事亲》中称"劳嗽"、《太平圣惠方》中称"急痨"、《三因极一病证方论》以"痨瘵"定名，沿用直至晚清，现今一般通称肺痨。

　　在肺结核的临床治疗中，中医学很早就认识到此病的发生与体质虚弱、气血不足、痨虫侵肺密切相关，因此秉承治未病的思想，更注重日常调养、增强体质、避免传染、提前预防和防治传变及复发。

一、未病先防，防护隔断肺痨

中医在几千年防治肺痨的过程中，也深深地认识到有针对性地提高人体抵抗能力和加强防护、隔断感染、清除病邪的重要性，并总结出许多行之有效的方法。

（一）切断传播途径

传染病的传播流行需要三个必要条件，即传染源、传播途径和易感人群，切断以上三个环节的任意一环均可阻断传播链。结核杆菌主要通过呼吸道传播，因此切断传播途径在结核病预防中尤为重要。如果家里或周围有肺结核患者，尤其是尚有很强传染力的患者，一定要做好隔离防护和消毒工作。

❶ 个人防护

接触肺结核排菌患者时应戴口罩，护理患者后要及时用皂液水或碘伏溶液洗手消毒。

❷ 居室消毒

每日早晚开窗通风，还应该用阳光照射，定期用84消毒液消毒，必要时可以用过氧乙酸消毒剂进行喷雾消毒，也可用艾条熏蒸或食醋煮沸熏蒸消毒。

❸ 痰具消毒

要为肺结核患者准备好痰具，杜绝患者随地吐痰。痰具最好是一次性带盖的，方便用后焚烧处理；也可以是玻璃杯，但是要每天用含有2 000 mg/L有效氯的消毒液对痰液消毒后倒弃（无条件时将痰液持续煮沸15—20分钟后倒弃）。痰杯用流水冲净，煮沸20分钟消毒。

❹ 餐具消毒

要为肺结核患者准备好专用的餐具，单独放置。用过的餐具在开水中煮沸20分钟消毒。

❺ 用物消毒

家具等用具可用84消毒液、含氯消毒液或碘附溶液擦拭消毒。被褥衣物在日光下暴晒6小时以上可以达到消毒效果。

（二）预防性用药

对于肺结核的易感人群，如人类免疫缺陷病毒（human immunodeficiency virus, HIV）感染者、需要进行肿瘤坏死因子（tumor necrosis factor, TNF）拮抗剂治疗的患者、血液透析患者、器官移植或骨髓移植患者、尘肺患者或与活动性结核病患者密切接触的青少年和儿童（包括在密闭环境中集体生活的学生人群）以及结核病专业医疗保健工作人员，由于自身免疫力降低或密切接触，感染机会增加，尤其是机体处于气虚或阴虚状态时，更容易受到感染，我们可以针对性地用药预防。

❶ 气虚体质或状态

多表现为精神疲惫、乏力、气短、易外感等，可以用玉屏风散或相应方药加减，调整机体至平和。

❷ 阴虚体质或状态

多表现为容易口干咽燥、干咳少痰、午后或夜间潮热，五心烦热、盗汗等，可以用养阴清肺丸或相应方药加减调整机体至平和。

如果气阴两虚，可以选用生脉饮或相应方药加减，调整机体至平和。

（三）预防性食疗

属于肺结核易感人群者，需要预防，还可以进行预防性食疗。

（1）山药黄芪鸡：山药100克，生黄芪6克，土鸡一只，调料适量，煲汤，适用于气虚者食用预防。

（2）百合银耳雪梨羹：百合50克，银耳30克，雪梨2个，制羹，适用于阴虚者食用预防。

<u>（四）预防性针灸</u>

（1）艾灸关元穴和双侧肺俞穴以及足三里穴，可健脾、益肺、补气，提高身体免疫力，适用于气虚体弱者，有加强体质、抗御肺结核传染的预防作用。

（2）艾灸关元穴和双侧肺俞穴以及太溪穴，可益肺养阴、提高身体免疫力，适用于阴虚体弱者，有加强体质、抗御肺结核传染的预防作用。

二、既病防变，治疗截断结核

中医先贤发现，肺结核的病情有一定的发展变化规律，因此有针对性地治疗并提前截断传变非常重要。

辨证施治，及时截断

❶肺阴亏损

多见干咳，咳声短促，少痰或痰中带血，色鲜红；可伴有手足心热、皮肤干灼，或有盗汗，口干咽燥，胸闷隐痛。舌质红，苔薄少津，脉细或兼数。

可用养阴清肺丸或月华丸加减。

❷阴虚火旺

多见咳呛气急，痰少质黏，反复咯血，量多色鲜；可伴有五心烦热，颧红，心烦口渴，或痰黄稠多，急躁易怒，胸胁掣痛，失眠多梦。男子梦遗，女子月经不调，骨蒸潮热，盗汗，形体日渐消瘦。舌质红绛而干，苔薄黄或剥，脉细数。

可以用百合固金汤合秦艽鳖甲散加减。

❸气阴耗伤

多见咳嗽无力，痰中偶夹有血，血色淡红，气短声低；可伴有神疲倦怠，午后潮热，热势不剧，身体消瘦，食欲不振，面色㿠白，盗汗，颧红。舌质嫩红，舌边有齿印，苔薄，脉细弱而数。

可以用生脉饮或保真汤加减。

❹ 阴阳两虚

多见痰中夹血，血色暗淡；咳逆喘息少气，形体羸弱，劳热骨蒸，面浮肢肿。可伴有潮热，形寒，自汗盗汗，声嘶失音，心慌，唇紫，肢冷，五更腹泻，口舌生糜。男子滑精、阳痿，女子经少、经闭。舌光质红少津，或舌质淡体胖，舌边有齿痕，脉微细而数或虚大无力。

可用补天大造丸加减。

三、治病防损，养护阻断结核

在肺结核治疗期间，由于疾病本身是消耗性疾患，加之各种疗法均有可能对机体造成损伤，因此，对于肺结核患者，要从饮食、起居、心理等方面进行细致周到的护理调养，固护正气、减少治疗不良反应引起的损伤，同时注意阻隔病邪，加快治疗进程。

（1）经常开窗通风，保持室内空气新鲜、阳光充足、温度适宜。

（2）注意室内清洁。被服要经常用日光暴晒消毒，患者的用品食具和房间也要经常进行消毒。患者的痰液、呕吐物等都要吐在痰盂里，进行消毒后倒去。

（3）注意休息，注意保暖；病情稳定后注意锻炼身体，增强体质；多吃新鲜果蔬和营养丰富的食物。

（4）多饮开水，多使用养阴的饮食，如鸭梨煮水，吃梨喝汤。可食用一些甘凉养阴之品，如荸荠、雪梨等，还可以适量西洋参代茶饮。

（5）注意观察患者的体温变化。肺结核患者有时会出现下午或夜间体温升高的现象，温度不高，称为潮热，可进行养阴清热的食疗调养。如：鲜百合50克，银耳50克，鳖甲30克，炖汤食用。

如果潮热盗汗较重，可以食用百合骨皮老鸭汤：百合、老鸭、地骨皮、生姜，调料适量。将老鸭去毛、内脏，洗净、切块；余药布包，同入锅中，加清水适量同煮至老鸭熟后去药包，调味服食。

（6）注意观察患者的出汗症状。肺结核患者有时会出现夜间入睡之后汗出的现象，醒后汗止，称为盗汗。可进行养阴清热敛汗的食疗调理。如：浮小麦30克，鲜百合50克，银耳50克，鳖甲30克，生龙骨30克，炖汤食用。

（7）注意调摄神志，放松身心。中医认为肺结核患者多存在阴虚和气虚的现象：阴虚时容易多愁善感，气虚时容易精神疲惫，对许多事物不感兴趣，因此要注意通过一些使人心情兴奋愉快的方式进行心理疏导，对于心理问题比较严重的患者要辅以心理干预。

（8）肺结核患者应注意隔离，最好去肺结核专科医院住院治疗，同时减少与他人接触，不要到公共场所去，减少对家中人员及其他人的传染机会。

四、病愈防复，促进康复

中医在长期防治肺结核的临床实践中发现患者经过治疗病情平稳或临床痊愈时，如果不注意调理，很容易复发。因此要注意饮食、起居、运动和调摄，促进康复。

（一）预防重感

中医在临床中发现，肺结核患者本身多存在易感现象，因此病愈后要注意远离其他结核病患者，加强居室清洁和消毒，做好个人防护，及时调整体质和状态，提高抵抗力，预防重感。

（二）预防劳复

中医在临床中发现肺结核患者多体质虚弱，不耐劳累，因此称之为痨病。结核瘥后，如果过度劳累，容易导致疾病复发，因此一定要逐渐加大运动或工作量，注意起居调摄，不要过度从事体力劳动和脑力劳动，从而使身体尽快康复。

（三）运动康复

运动是肺结核患者增强体质、提高抵抗力、促进康复、改善易感状态的重要手段。但是由于这类人群体质偏弱，不耐劳动，因此建议不要选择运动量过强的项目。可选用中国传统保健体育项目如八段锦、太极拳、易筋经或六字诀等，动作轻柔缓慢，易于控制运动量，达到较好的健身强体的目的。

（四）食疗康复

肺结核患者经过治疗病情平稳或临床治愈时，多因病情损伤或药物的不良反应，导致身体状况不佳，从中医角度分析多呈现气虚或阴虚的状态，急需调理康复。我们也可以通过中医食疗，进行有针对性的调理，促进康复。

（1）偏气虚者，多表现为神疲乏力，气短懒言，食少纳差，不耐疲劳，容易外感。

可以用黄芪山药煲老鸭：黄芪6克，山药20克，太子参6克。上药包好，与老鸭一只煲汤，调料适量。可以补气健脾，促进体力恢复。阴虚火旺者慎服。

（2）偏阴虚者，多表现为口燥咽干、五心烦热、潮热盗汗等。

可以用百合雪梨小麦粥：百合50克，雪梨2只，浮小麦30克，粳米适量煲粥。可以滋阴降火，补肺敛汗。

（五）情志康复

肺结核患者容易出现性格多愁善感，心理耐受力稍弱。此时一定要保持心情愉快，避免压力过大，避免不良情绪过于剧烈或持续时间过长，以促进心理康复。

总之，在肺结核的防治中，注意防护和调养。首先要未病先防，注意环境卫生和个人防护，避免接触传染源，隔断传播途径，易感人群重点防护；肺结核发病后，要既病防变，根据疾病发展的规律及时治疗，截断传变；结核病患者治疗过程中，也要治病防损，及时进行调养护理，阻断疾病损伤，减少治疗的不良反应；治愈后，更要瘥后防复，避免食复和劳复，同时加强康复调理，注意适当的身心调摄，注意饮食起居和运动康复，尽快恢复健康。

（李傅尧）

[第二十讲]

水痘的中医药防治与康复

　　水痘是由水痘-带状疱疹病毒初次感染引起的急性传染病，主要发生在婴幼儿和学龄前儿童，高发年龄为6～9岁，成人发病症状比儿童更严重。临床以发热及皮肤和黏膜成批出现周身性红色斑丘疹、疱疹、结痂为特征，以其形态如痘、色泽明净如水疱而得名。皮疹呈向心性分布，主要发生在胸、腹、背，四肢很少。本病冬春两季多发，传染力强，水痘患者是唯一的传染源，自发病前1—2天直至皮疹干燥结痂期均有传染性，接触或飞沫吸入均可传染。该病为自限性疾病，一般不留瘢痕，如合并细菌感染会留瘢痕，病后可获得终身免疫，有时病毒以静止状态存留于神经节，多年后感染复发而出现带状疱疹。

　　该病潜伏期为12—21天，平均14天。起病较急，年长儿童和成人在皮疹出现前可有发热、头痛、全身倦怠、恶心、呕吐、腹痛等前驱症状，小儿则皮疹和全身症状同时出现。在发病24小时内出现皮疹，皮疹先发于头皮、躯干受压部分，呈向心性分布。最开始为粉红色小斑疹，迅即变为米粒至豌豆大的圆形紧张水疱，周围明显红晕，有水疱的中央呈脐窝状。黏膜亦常受侵，见于口腔、咽部、眼结膜、外阴、肛门等处。在为期1—6日的出疹期内皮疹相继分批出现，皮损呈现由细小的红色斑丘疹—疱疹—结痂—脱痂的演变过程，脱痂后不留瘢痕。水疱期痛痒明显，若因挠抓继发感染时可留下轻度凹痕。

在中医学中，"水痘"作为病名首见于南宋《小儿卫生总微论方》，其曰："其疮皮薄，如水泡，破即易干者，谓之水痘。"迨至明代，张介宾在《景岳全书》中言："凡出水痘，先十数点，一日后，其顶尖上有水疱；二日三日，又出渐多；四日浑身作痒，疮头皆破，微加壮热即收矣……七八日乃痊"。阐明了水痘的病症特点、病程及预后。同一时期，徐春甫的《古今医统大全》首次对水痘与天花进行了鉴别，其曰："痘出稠密，如蚕种，顶面平白。摸之，不碍手。痘中有清水者，此则为疹子。大者名曰水痘，非痘疮也。"关于病因病机《张氏医通》认为其"由风热郁于肌表而发"，《医宗金鉴》主张"水痘发于脾肺二经，由湿热而成也"。[1]总体来说，本病为外感水痘时邪所致，小儿因脏腑娇嫩，形气未充，卫外机能低下而易于罹患。水痘时邪从口鼻而入，蕴郁肺脾，与内湿相搏，蕴蒸于肌表，则发为水痘。

一、未病先防，防护隔断水痘

水痘很容易传播，可以通过飞沫传播，也可以通过患者的疱液或者被疱液污染过的物体传播。对于水痘的预防，最有效的预防方式是接种水痘减毒活疫苗。患过水痘的人大都可以获得持久的免疫力，一般人群则要注意隔离防护。

（一）隔断消除感染源

（1）水痘流行期间不去公共场所。

（2）水痘患者要尽早隔离，直到疱疹全部结痂为止，一般不少于病后两周。采用暴晒或者煮沸等方式对水痘患者的衣被、用具等进行消毒。

（3）保持室内空气流通，避免长时间在密闭空间内。

（4）勤洗手避免病毒残留。

（二）预防性食疗

可以适当服用有清热除湿作用的食物如绿豆汤、薏米粥等。

二、既病防变，治疗截断水痘

水痘的治疗，以清热解毒利湿为基本原则。清热宜分清表热、里热，表热宜辛凉宣散；里热应根据在气、营、血分之不同，分别施以清气泻热、清营透热、凉血解毒等法。祛湿亦根据湿邪在表、在里不同，而分别采用芳香化湿、淡渗利湿之法。同时应视湿与热之轻重而治疗有所侧重，目的是使邪热得清、水湿得化，则水痘自除。[2]以下治法方药以2016年《水痘中医临床诊疗指南》为主要依据。

（一）辨证施治，及时截断

（1）邪伤肺卫证

表现：全身性皮疹，向心性分布，躯干为多，点粒稀疏，疱疹形小，疹色红润，根盘红晕不显，疱浆清亮，此起彼伏，瘙痒感；伴发热，多为低热，恶风或恶寒，头痛，鼻塞，流涕，喷嚏，咳嗽，纳差；舌质红、苔薄白或薄黄，脉浮数，指纹浮紫。

治法：疏风清热，利湿解毒。

主方：银翘散合六一散加减。

常用药：金银花、连翘、牛蒡子、薄荷（后下）、蝉蜕、桔梗、车前子（包煎）、六一散（包煎）。

加减：咽喉肿痛加板蓝根、马勃、山豆根；皮肤瘙痒甚加白鲜皮、地肤子；咳嗽有痰加浙贝母、前胡；素体气虚、疹稀色淡、液少皮皱加黄芪、薏苡仁。

（2）邪炽气营证

表现：全身性皮疹，分布范围较广，疹点密布，根盘红晕较著，疱疹形大，疹色红赤或紫暗，疱浆混浊，出血性皮疹，口腔、睑结膜、阴部可见疱疹；壮热，烦躁，口渴欲饮，面赤唇红，目赤，口舌生疮，牙龈肿痛，纳差，大便干结，小便短赤；舌质红绛、苔黄糙而干或苔黄腻，脉滑数，指纹紫滞。

治法：清气凉营，化湿解毒。

主方：清胃解毒汤加减。

常用药：黄连、黄芩、生地黄、连翘、升麻、牡丹皮、赤芍、紫草、生石膏（先煎）、栀子、车前草。

加减：口舌生疮，大便干结加生大黄（后下）、玄明粉（溶入）、瓜蒌；口干唇燥，津液耗伤加天花粉、麦冬、芦根。

口服中成药也可选用板蓝根颗粒（用于邪伤肺卫证）、银翘解毒丸（用于邪伤肺卫证）、双黄连口服液（用于邪伤肺卫证）、清瘟解毒丸（用于邪伤肺卫证、邪炽气营证）、黄栀花口服液（用于邪伤肺卫证、邪炽气营证）。

此外，水痘还可以配合外治疗法。

（1）外搽法：可用冰硼散适量，研为细末，用米醋适量调为稀糊状，外涂患处，每日数次，连续3—5天。可清热解毒。颠倒散、六一散、金黄散、双黄连粉剂也可。

（2）外洗法：蒲公英、黄芩、益母草、苦参各20 g，黄连、黄柏各10 g，每日1剂，水煎外洗，1日2次。此种方法对于小儿服用中药相对困难的情况有较好的作用，以外治补内服汤药之不足，具有祛湿热邪气和止痒的作用。

（二）根据规律，预防传变

水痘为自限性疾病，通常预后良好，但在某些情况下，可能发生变证，较为危急。如可见于体质虚弱患儿，表现为皮疹稠密，疱疹较大，疹色赤紫，根盘红晕明显，疱浆混浊，紫癜，呕吐，发热，烦躁；或见嗜睡，谵语，神昏，惊厥；或见咳嗽频作，喘促。

（1）邪陷心肝证

表现：发热，常壮热持续，头痛，呕吐，甚或喷射性呕吐，烦躁不安或狂躁，神志不清，谵语，嗜睡，或昏愦不语，口噤，项强，四肢抽搐，角弓反张；痘疹密布，向心性或离心性分布，疹色紫暗，疱浆混浊，根脚较硬；舌质红绛、苔黄燥或黄厚，脉弦数，指纹紫。

治法：镇惊息风、清热解毒。

主方：羚角钩藤汤合清瘟败毒饮加减。

常用药：石膏、地黄、水牛角、黄连、栀子、黄芩、知母、赤芍、玄参、连翘、牡丹皮、紫草、钩藤、桔梗、淡竹叶、甘草。

加减：壮热不退者加柴胡、寒水石；抽搐频作者加羚羊角粉；高热烦躁神昏者加服安宫牛黄丸。

（2）邪毒闭肺证

表现：发热，常高热不退，咳嗽频作，喉间痰鸣，气急喘促，鼻煽，胸高胁满，张口抬肩，口唇发绀；痘疹密布，向心性或离心性分布，疹色紫暗，疱浆混浊，根脚较硬；舌质红或红绛、苔黄或黄腻，脉滑数或洪数，指纹紫滞。

治法：清热解毒、开肺定喘。

主方：麻黄杏仁甘草石膏汤合黄连解毒汤加减。

常用药：麻黄、苦杏仁、前胡、石膏、桑白皮、葶苈子、紫苏子、黄芩、黄连、紫草、甘草。

加减：热重者加虎杖、连翘、鱼腥草；咳重痰多者加前胡、款冬花、桔梗、天竺黄；腹胀便秘者加生大黄、枳实；喘促而面唇青紫者加丹参、牡丹皮。

三、治病防损，养护阻断水痘

在水痘治疗的同时，还要注意对患者进行细致的皮肤护理，防止继发性感染，同时调摄饮食、起居、情志等，以帮助加快治疗进程，防止病情加重。

（1）保持皮肤清洁，修剪指甲、防止搔抓。衣服宜用柔软的棉制品，忌用化纤织品，以免刺激皮肤。污染被褥衣服宜及时更换，保持其清洁干燥。对患儿衣物及生活用品需进行消毒处理。

（2）护理人员应在生活上给予细心照顾，使其保持情绪平稳，避免急躁生气。保持室内空气流通、新鲜，室温宜偏凉，患者需多卧床休息。

（3）出水痘应该注意清淡饮食，可以多食用较为清淡的食物，能够帮助水痘导致的身体皮肤表面出现水疱、结痂等水痘症状的恢复。忌食辛、辣、甘、甜、油腻及发物，忌烟酒。

四、病愈防复，康复绝断水痘

水痘痊愈以后大都可以获得持久的免疫力，但病毒也有可能长期在人体的神经节中潜伏，免疫力低下时可导致带状疱疹。因此，对于体质较弱或免疫力较低人群，还应注意平时的保健康复。

（1）皮疹的护理康复：剪短指甲，保持指甲和皮肤、床单的清洁干燥，避免抓破疱疹，儿童可戴布质手套或用布包手，衣服柔软、宽大、勤更换。皮疹结痂后让其自行脱落，不要强行撕脱，翘起的痂皮可用消毒剪刀剪去。

（2）增强体质，提高抗病能力。应坚持适当的户外活动或体育运动，以提升正气，提高机体的保护能力。

（3）预防感染。感染是诱发带状疱疹的原因之一。老年患者应预防各种疾病的感染，尤其在春秋季节，冷热交替，要适时增减衣物，避免上呼吸道感染。

（4）增进营养。饮食宜清淡而富含营养，多吃鱼、肉、蛋、豆制品等富含蛋白质的食物以及新鲜的蔬菜，提高身体抵抗力。

（5）倡导健康的生活方式。要劳逸结合，早睡早起，长期熬夜或者劳累过度都会使免疫力下降，是诱发带状疱疹的常见因素。

总之，水痘是一种具有高度传染性的病毒性疾病，总体来说预后较好，如若处理不当，水痘也可能并发一些严重的疾病。通过中医药及早治疗可以使水痘的病程缩短，能迅速缓解皮肤瘙痒，使疱疹尽快结痂，进而减少并发症的发生；另外水痘的治疗方式方法多样，包括中药内服、外洗、外搽等，能够更好地根据个体特点，制定适宜有效的治疗方案。

（关　静）

参考文献

［1］姜德友，陈天玺，毛雪莹.水痘源流考［J］.中国中医急症，2019，28
　　（10）：1847-1850.

［2］汪受传，贺丽丽，孙丽平.中医儿科临床诊疗指南·水痘（修订）［J］.中
　　医儿科杂志，2016，12（1）：1-6.

[第二十一讲]

痢疾的中医药防治与康复

痢疾是由于气血邪毒凝滞于肠腑脂膜，传导失司，以腹痛、里急后重、下痢赤白脓血为主症的病证，相当于西医学的细菌性痢疾或阿米巴肠病。历代医家在和这一传染病的斗争中积累了不少经验。

细菌性痢疾（菌痢）是由志贺菌引起的急性肠道传染病，主要通过粪—口途径感染。近年来全国菌痢的发病呈下降趋势（15.29/10万），[1]但由于人群对菌痢普遍易感，病后免疫力持续时间较短，不同型别菌株之间无交叉免疫，短时间内也可能再次发生感染。阿米巴肠病是溶组织内阿米巴菌侵入结肠引起的肠道传染病，易复发成为慢性，也可发生肠内外并发症尤其可引起肝、肺等脏器脓肿。据2012年2月全国法定传染病疫情报告本病的发病数仅次于病毒性肝炎、结核病、梅毒。[2]同时，近年来由于社会及医务人员对该病放松了警惕，往往将该病误诊，患者失去早期治疗的最佳时机。菌痢的临床治疗中磺胺药及抗生素的广泛使用使得痢疾杆菌的耐药率逐年增加，研究发现该菌对多种抗生素均已耐药。而阿米巴肠病存在着误诊率高、用药单一、不良反应大、患者临床依从性差、临床疗效不理想的问题。[3]

中医学认为，痢疾是一类具有传染性的疾病，多发于夏秋季节。

《黄帝内经》中称为"肠澼"，发病与饮食不节及湿热下注有关。《诸病源候论·痢病候》强调了热毒致病的病因。汉代张仲景将泄泻与痢疾统称为"下利"。痢疾病名首见于宋朝严用和的《济生方·痢疾论治》："今之所谓痢疾者，古所谓滞下是也"。金元时代已认识到本病能互相传染、普遍流行而称"时疫痢"，如朱丹溪曰："时疫作痢，一方一家之内，上下传染相似"。《名医指掌·痢疾》中提到"善治者，审其冷、热、虚、实、气、血之证，而行汗、吐、下、清、温、补、兜、涩之法可也"，系统指出了痢疾的常见证及治疗法。事实证明，中医中药在消灭疾病的工作中，不论预防还是治疗，都发挥了很大作用。

一、未病先防，防护隔断痢疾

正如《黄帝内经》所言："夫病已成而后药之，乱已成而后治之，譬犹渴而穿井，斗而铸锥，不亦晚呼。"痢疾的防治，重在预防。随着全民预防保健意识的提高，亟须对相关中医药预防痢疾加以了解和应用。

（一）隔断消除传染源

痢疾，又叫"脏手病"，强调其传播途径主要为通过手（日常生活接触）、水、食物及苍蝇等经口感染。所以开展宣传教育、动员群众讲究卫生、改变不良卫生习惯等是预防痢疾的一项有效措施。注意饮食卫生、饭前便后洗手、不喝生水、不吃腐败变质食物和不洁食物、不随地大小便和乱倒垃圾等。

（二）预防性用药

中医认为，正气存内，邪不可干。如果所在地区或环境周围出现痢疾流行时，需要预防者，可以进行预防性用药，以达到提高免疫力、辟除邪气侵害的目的。

❶单味药

在贯彻预防为主的方针下，注射白头翁浸出液，可以预防阿米巴痢疾；闽南一带民间有常在立夏以后饮用黄连的习惯，亦含有预防菌痢的作用。[4]

❷中成药

（1）槐荚、地榆各半，制成0.5 g的片剂。预防服药每次3～4片，每天2～3次。

（2）香连丸：萸黄连800 g，木香200 g，按《中国药典》2005版进行泛制。

（3）萸连片：姜黄连210 g，盐吴茱萸35 g，木香70 g，按《卫生部药品标准》进行压制或泛制。

（4）六神曲：辣蓼、青蒿、苍耳草、赤小豆、苦杏仁、麦麸、面粉组成。主要用于健脾和胃、消食调中，可以用于痢疾预防。

（三）预防性食疗

（1）紫皮大蒜佐餐，每日1头（6 g），对于阿米巴痢疾有效。

（2）马齿苋：有"痢疾克星"之称，对志贺氏、宋内氏、斯氏及费氏痢疾杆菌均有抑制作用，对伤寒杆菌、大肠杆菌及金黄色葡萄球菌也有一定的抑制作用。马齿苋可煎服、凉拌、清炒、炖食、腌渍、煮粥等，可根据各人口味及喜好选用。[5]

（3）山楂汤：炒山楂，煎浓汤后加红糖或白糖，频饮。

（四）预防性针灸

每隔三五天，用艾绒灸神阙或足三里，每次灸艾炷1～3寸，使皮肤现深色红晕，腹内有"咕嘟"的声音为度，可防止痢疾，也能防止胃肠病。如常灸还可以增进健康。在痢疾流行季节，若发现有点腹疼或肚子有些不舒服，及时一天灸一二次即解。成人如欲加强疗效，可改灸四隅穴。[6]

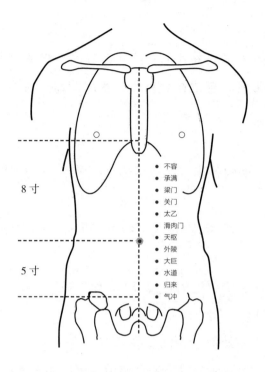

（1）神阙穴位于脐中央。变化莫测为神，阙指要处，穴当脐孔，是处胎生之时，连脐带以供胎儿之营养，故又命蒂。名之神阙，是因胎儿赖此宫阙，输送营养、灌注全身，遂使胎体逐渐发育，变化莫测，因名神阙。

（2）四隅穴及大巨穴和滑肉门。大巨穴：在下腹部，当脐中下2寸，距前正中线2寸。该穴意为穴内气血物质所占据的区域为大为巨，具有传输胃经水液的功效。滑肉门：在上腹部，当脐中上1寸，距前正中线2寸。滑，滑行也。肉，脾之属也，土也。门，出入的门户也。该穴名意指胃经中的水谷精微在风气的运化下输布人体各部，具有运化脾土的功效。

（3）足三里：在小腿外侧，犊鼻下3寸，犊鼻与解溪连线上。具有燥化脾湿、生发胃气的功效。

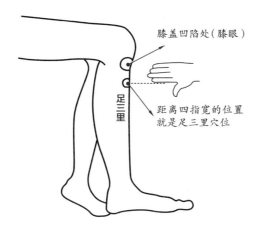

膝盖凹陷处（膝眼）

足三里

距离四指宽的位置
就是足三里穴位

二、既病防变，治疗截断痢疾

中医的特色在于辨证论治，正确辨证才能正确治疗。传染性疾病又称疫痢，具有很强的流行性和传染性，严重危害人民健康，为祸甚烈。及时精确辨证治疗，并基于传变规律预防性施治，可以防止疾病的恶化。

（一）辨证施治，及时截断

❶ 湿热痢

主症：腹痛，里急后重，下痢赤白脓血、赤多白少，或纯下赤冻。舌质红，苔腻微黄；或舌质红，苔薄白；或舌质红，苔黄腻。脉滑数，或浮数，或大而数。治以芍药汤，清热解毒、调气行血。

如果有兼夹症：

（1）挟表证，发热恶寒，头痛身楚。可用活人败毒散解表举陷，即喻嘉言所谓的逆流挽舟之法。

（2）若身热汗出，脉象急促，表邪未解而里热已盛者，宜用葛根芩连汤以解表清里。

（3）本证多夹食滞，如痢下不爽、腹痛拒按、苔黄腻脉滑者，热偏重可加用枳实导滞丸，以行气导滞、破积泻热。

❷疫毒痢

发病急骤，壮热，痢下鲜紫脓血。舌质红绛，苔黄燥，或苔黑滑润。脉象滑数，或脉微欲绝。可用白头翁汤，清热解毒、凉血止痢。

如果有兼夹症：

腹痛、里急后重明显者，亦可合芍药汤调和气血；夹食滞者，加枳实、山楂、莱菔子以消食导滞；暑湿困表者，加藿香、佩兰、荷叶以芳香透达，逆流挽舟，使邪从表解；积滞甚者，痢下臭秽难闻、腹痛拒按者，急加大承气汤，通腑泄浊，消积下滞；热入营分、高热神昏谵语者，为热毒内闭，宜清热解毒、凉血开窍，可合用犀角地黄汤，或另服大黄煎汤送服安宫牛黄丸或至宝丹；热极动风、痉厥抽搐者，加羚羊角、钩藤、石决明送服紫雪丹，以清热解毒、凉血息风；暴痢致脱者，应急服参附汤或独参汤，或参附注射液静脉推注、点滴，以回阳救逆。

❸寒湿痢

腹痛，里急后重，痢下赤白黏冻、白多赤少，或纯为白冻。舌质淡，苔白腻，脉濡缓。可用胃苓汤温化寒湿，调气和血。

❹阴虚痢

痢赤白黏冻，或下鲜血黏稠。舌质红少津，苔少或无苔，脉细数。治以驻车丸养阴清肠。

如果有兼夹症：

可加入白芍、甘草酸甘化阴，和营止痛；加瓜蒌润肠而滑利气机；若口干口渴明显，可加入石斛、沙参养阴生津；若阴虚火旺、湿热内盛，下痢鲜血黏稠，加入黄柏、秦皮、白头翁；清热化湿解毒，加入丹皮、赤芍、槐花凉血止血。

❺虚寒痢

下痢稀薄，带有白冻，甚则滑脱不禁。舌质淡，苔白滑。脉沉细而弱。治以桃花汤合真人养脏汤温补脾肾，收涩固脱。

如果有兼夹症：

脾肾阳虚重、手足不温者，可加附子以温肾暖脾；脱肛坠下者，可加升麻、黄芪以益气升陷，亦可用补中益气汤加减。

注：应用本方剂时，凡痢便脓血、里急后重、肛门灼热、湿热积滞未净者，均应忌用。

❻ 休息痢

（1）发作期

腹痛、里急后重、大便夹有脓血、痢疾时止时发、久久不愈者。舌质淡，苔腻。脉濡软或虚数。连理汤以温中清肠，调气化滞。方药：人参、白术、干姜、甘草、黄连。还可用鸦胆子仁治疗，该药苦、寒，有小毒，有清热解毒、治痢之功效。用龙眼肉包裹以防伤胃气，使药物直达病所。

（2）恢复期

① 脾气虚弱：腹胀食少，大便溏薄或夹少量黏液。舌质淡、苔白或腻。脉缓弱。补中益气汤以补中益气，健脾升阳。

② 脾阳虚衰：腹痛绵绵，喜按喜温，大便稀溏，夹有少许黏液白冻，形寒气怯，四肢不温。舌质淡胖或有齿痕，苔白滑。脉沉迟无力。附子理中汤温阳祛寒，益气健脾。

③ 胃脘灼热、烦渴、腹痛绵绵，下痢稀溏。舌质红，苔黄厚腻。脉沉缓。乌梅丸温中补虚，清热燥湿。

④ 瘀血内阻：腹部刺痛，拒按，下痢色黑，久痢不愈，时发时止，肠之脂膜反复被损，又有伏邪积垢不去，蓄积而为瘀血。舌质繁暗或有瘀斑。脉细涩。膈下逐瘀汤活血祛瘀，行气止痛。

❼ 噤口痢

痢疾不能进食，或呕不能食者，称为噤口痢。

（1）虚证：呕恶不食或食入即吐，口淡不渴。舌质淡，脉弱。

方用六君子汤加石菖蒲、姜汁以醒脾开胃。

（2）实证：开噤散煎水少量多次，不拘时，徐徐咽下，以苦辛通降、泄热和胃。汤剂不受者，先用玉枢丹磨汁少量予服，再予前方徐徐咽下。

（二）简易方案

❶ 中药外用

① 苦参、马齿苋以1：2比例，水煎收滤液150 ml保留灌肠。

② 蒲公英、败酱草、红藤、穿心莲等份，黄柏适量，水煎收滤液150 ml保留灌肠。

③ 黄连、黄柏、马齿苋、白头翁等量，水煎收滤液150 ml保留灌肠。

④ 马齿苋60 g，地榆、黄柏各15 g，半枝莲30 g，煎至150 ml保留灌肠。

⑤ 白头翁30～50 g，煎至100 ml保留灌肠。上述疗程一般7天，以脓血尽、里急后重除为度。

❷ 针灸

针刺天枢穴进针1寸、关元穴进针1.5寸。每次留针15分钟，期间行针4次，采用雀啄术，刺激强度以微痛为度。或大肠俞，向脊柱方向刺入1.5寸，捻转。

（1）天枢穴：天枢，天星名，即天枢星，为北斗星的北斗一。横平脐中，前正中线旁开2

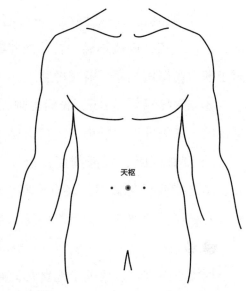

寸。疏调肠腑、理气行滞、消食，是腹部要穴。

（2）关元穴：小肠的募穴，小肠之气结聚此穴并经此穴输转至皮部，位于脐下3寸处。为先天之气海，是养生吐纳吸气凝神的地方。关元穴具有培元固本、补益下焦之功，凡元气亏损均可使用。

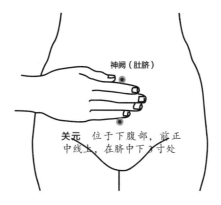

神阙（肚脐）

关元 位于下腹部，前正中线上，在脐中下3寸处

（3）大肠俞：该穴位于腰部，当第四腰椎棘突下，旁开1.5寸。大肠腑的水湿之气由此外输膀胱经。主治疾病有腹胀、泄泻、便秘、腰痛。

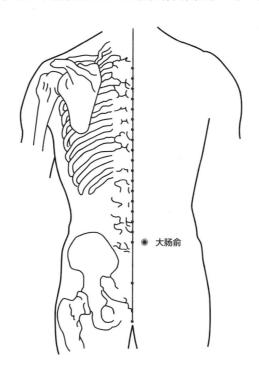

● 大肠俞

❸ 单方

白头翁、鸦胆子治阿米巴痢疾有效，同时白头翁亦可兼治细菌性痢疾；黄连、马齿苋则治细菌性痢疾有效。它们的不良反应很少，甚至没有不良反应，临床使用不至于发生危险，可以放胆使用。[4]

（三）根据规律，预防传变

❶ 痢疾初起之际，趁患者元气未伤，应尽快治疗，投剂宜峻，如发表、攻里、清热、导滞、理气等法，不可延误时机。若药轻病重，因循误事，导致久痢、休息痢，甚至因邪致虚、正虚邪实，误人性命，医之过也。

❷ 久痢伤阴：内经云："大肠主津、小肠主液"，痢疾病位在肠，故痢久必伤津液。每见液涸舌干、齿燥唇裂、言语不清者，其证多险；舌黑、舌绛、舌光、舌糜等均为恶候。痢疾缠绵难愈，多伤及阴液，倘若邪盛未去，不可滥补，恐邪难尽；邪尽正虚者，受补可愈，邪少正虚者，育阴祛邪，可救二三。

（四）痢疾传变，首重六经

《伤寒杂病论》首创六经辨证，强调凡病必先辨六经。一切外感内伤，不能舍六经而为治，痢疾也不例外。凡是外感恶寒发热，忽而里急后重，下冻白色，或出黄如糜，多由于三阳经之邪下陷，暑、湿、热三气尤多。三阳经邪陷有虚实之分，实者必陷阳明之腑，虚者中气之虚也，需加入人参等鼓舞胃气。

由于失治或者误治，可使三阳陷入三阴。少阴经有寒证、有热证，热则黄连阿胶汤、猪肤汤，寒则真武汤、桃花汤、四逆辈。厥阴经有寒证、热证、寒热错杂证，热用白头翁汤、寒投吴茱萸汤、寒热错杂进乌梅丸。独太阴有寒证、无热证，所谓鹜溏是也，理中汤为主方。一切病皆当察脉辨证，使阴阳、寒热、表里、虚实八字了然于胸，有针对性地治疗并提前截断传变。[7]

三、治病防损，养护阻断痢疾

《黄帝内经》云："大毒治病，十去其六；常毒治病，十去其七；小毒治病，十去其八；无毒治病，十去其九。谷肉果菜，食养尽之。"中医治病讲究除邪勿尽，治病用药不要太过，否则会伤害人的正气。所以在疾病治疗后期，多采取饮食等非药物疗法，从调整生活方式入手进行调理，减少药物不良反应。根据《内经》提到"法于阴阳，和于术数，食饮有节，起居有常，不妄作劳，故能形与神俱"的养生思想，对于疟疾可以从饮食、作息、情志等方面协助针药进行护理，培养良好的生活习惯，才能达到"尽终其天年，度百岁乃去"的健康目标。

（1）顺应季节气候变化，保养身体。

（2）注意锻炼身体，节制房事，以保护正气，不使受邪。

（3）对于疑似或确诊患者，要做好心理护理，帮助消除紧张焦虑的情绪。对于年龄较小的患者，要加强患儿家属的心理护理。采用个性化方式对患儿家属进行健康宣教，告知患者及家属痢疾的病因、病理变化、临床表现、治疗措施、并发症和护理措施等，及时沟通，减轻对疾病的恐惧。

（4）患病以后，治病宜早，比如疫毒痢，要积极抢救，分秒必争，注意休息，按时服药。

四、病愈防复，促进康复

关于愈后防复，即在病情稳定或病愈之后，要注意预防疾病复发。《伤寒杂病论》设《辨阴阳易瘥后劳复病脉证并治》篇专论"病愈防复"的问题，认为病复分复感、食复等类型；功能的康复是疾病治愈后的首要矛盾。中医药对于痢疾康复有其突出的特色。

（一）病愈防复

❶ 预防复感

痢疾患者存在一定的重复入院的概率：慢性痢疾患者，通过中西各种治疗方法，症状可以得到改善，但存在出院后不久常由于多种诱因再次复发的现象。一方面是治疗不彻底；另一方面菌痢不同菌株之间无交叉免疫，可在短时间内重复感染。[8]因此对于慢性痢疾患者，医院等卫生机构应当加强卫生监督和宣教。

❷ 预防食复

中医特别重视饮食对于疾病的"双刃剑"作用，食物既可以有助于疾病康复，亦能导致疾病复发。《伤寒论》中提及"已病新瘥，人强与谷，脾胃气尚弱不能消故，故令为烦，损谷则愈"的理论，即病情初愈，不可多食，要待胃气慢慢修复。对于痢疾患者，发病时要吃半流食，忌吃脂肪和生冷食物，要充分供水及电解质；恢复期转为软食，切勿食用刺激性、多渣性食物。

（二）促进功能的康复

❶ 饮食康复

（1）痢疾后呕吐：留得一线胃气，便有一线生机。《食疗本草》言陈仓米汁"止痢，补中，益气"。《医门法律·痢疾门》中治疗痢疾呕吐、津液大伤、饮水不止：用陈仓米清汁调服半月，缓缓固护，换得一线胃气存留，病者方能消谷生肌。

（2）痢疾大泻之后，气阴两亏，津液大伤：蕲莲饮，用莲子、山药等份为末，加煎好的生姜茶调服。莲子与山药俱是补脾止泻药，可气阴双补，也是药食同源的两味药材，痢疾气阴两伤之时尤为适宜。

（3）痢疾后口渴之证：用粳米二合，以水一盏半，同煮研，绞汁空腹顿服之。

❷ 传统运动康复

中国传统的导引调摄法不同于现代体育运动健身机制，是在中国古代生命观的指导下对人体生命的修炼。基于中医学生命观，导引调摄法是采取各种手段和方法对人体形气神进行锻炼和调控，并使之三位一体，从而达到生命的优化状态。比如太极拳、八段锦、五禽戏等，其舒缓柔和的特点适合痢疾病后身体功能的恢复。导引以肢体运动为主，配合呼吸吐纳，以此导引气机、畅通经络、调节脏腑机能，从而达到强身健体、延年益寿、促进身心康复的功能。

❸ 药浴

① 方一

组成：乌梅450克。

用法：取乌梅，加水煎取汁，倒在脚盆中，趁热熏肛门，待药汁温度下降至可以耐受时，用药汁坐洗肛门。每日1次，连用3—5日。

此方收涩止痢，可用于休息痢的康复。乌梅擅长收涩，对痢疾杆菌有抑制作用，但急性菌痢应慎用或忌用。

② 方二

组成：鲜生姜50克。

用法：将生姜洗净，捣碎煎汤，待温度适宜，用之洗澡，务必周身皆洗，尤其是胸腹部。洗3—5分钟后，用毛巾擦干，覆被使患者出微汗，每日洗1次。

此方祛寒湿，泄郁热。可用于慢性细菌性痢疾。生姜性温热、善走泄，煎水外洗，既能祛除寒湿，又能改善血液循环、增强抗病力，故适宜于寒湿型慢性菌痢，尤适合小儿患者的康复。

③ 方三

组成：艾叶200克。

用法：将艾叶煎煮取汁，趁热擦洗小腹部。每次20分钟，每日3次。艾叶具有较好的止痢作用，临床上可用于各类痢疾的康复。

痢疾是流行于春秋时节的一种消化系传染病，以腹痛、便脓血、里急后重为主要临床特征，并伴有发热、惊厥、消瘦等其他症状。古代医家著述颇繁，概述病机无非"湿热""积滞"为主，所以治疗以化湿除热为本。痢疾被列入《中华人民共和国传染病防治法》乙类传染病。随着我国经济的发展、生活水平的提高和卫生习惯的改善，痢疾的发病已经明显下降，但仍显著高于发达国家，给国家和人民带来较大负担。在痢疾的防治中，我们要"在战略上藐视、战术上重视"，充分凸显传统医学在传染病防控上的优势；在操作流程上强调未病先防、既病防变、治病防损、瘥后防复四方面；在具体防治方法上，以预防为主，防患于未然，针药并重，食疗为佐，注重中医学在痢疾康复中的作用。

传染病历代均有、为祸甚烈，历次疫情实践证明，中医药在疫情中疗效突出、价格低廉，为人民健康带来福祉。中医药在传染病防治和康复中的卓越贡献，值得在世界范围推广。

（王雪娇）

参考文献

［1］ 常昭瑞，孙强正，裴迎新，等.2012年中国大陆地区细菌性痢疾疫情特点与监测结果分析［J］.疾病监测，2014，29（07）：528-532.

［2］ 中国疾病预防控制中心传染病预防控制处.2019年2月中国甲乙丙类传染病疫情动态概要［J］.疾病监测，2019，34（03）：190.

［3］ 罗林山.阿痢1号汤治疗肠阿米巴病（疫毒炽盛证）的临床研究［D］.河南中医药大学，2016.

［4］ 蔡友敬.痢疾的中药治疗和预防［J］.中级医刊，1954（07）：12-14.

［5］ 刘光泉.马齿苋食疗八法［J］.农村新技术，2015（05）：63.

［6］ 金恩忠.针灸治疗痢疾的一点经验［J］.中医杂志，1959（05）：30-31.

［7］ 杨渊.清代秘本医书四种//明清中医临证小丛书［M］.北京：中国中医药出版社，2002：34-103.

［8］ 鲍学温，靳瑛.关于重复入院问题［J］.人民军医，1960（07）：53-56.

［第二十二讲］

传染性肝炎的中医药防治与康复

　　传染性肝炎又称病毒性肝炎，是由多种肝炎病毒引起的一组以损害肝脏为主的全身性传染病，目前已经分离出的肝炎病毒类型有甲、乙、丙、丁、戊五种。[1]其中甲型肝炎的感染强度居各型肝炎首位，[2]是一种传播迅速、流行性广的传染病；乙型肝炎是各种传染性肝炎病死率最高疾病，乙肝病毒感染后可能会发展成慢性，进而造成肝硬化和肝癌。所以甲肝和乙肝的防治仍是今后病毒性肝炎防控的重点。以下将从中医治未病的角度对甲肝和乙肝的防治与康复展开论述。

一、截断病毒，防治甲肝

　　2015年世界卫生组织报道：世界范围内约1.1万人死于甲型病毒性肝炎。[3]调查显示我国是甲型病毒性肝炎的高流行区，防治甲肝仍是我国需高度关注的公共卫生问题。甲型病毒性肝炎主要由甲型肝炎病毒引起，临床上主要表现为畏寒、发热、恶心、疲乏、食欲减退、肝大、肝功能异常、黄疸等症状。[4]其传播途径主要为粪—口传播，[5]因此病毒随粪便排出人体后，可通过被污染的水、食物经口传播，传播极其迅速。目前现代医学治疗甲肝主要是抗病毒治疗，但存在着治疗费用高且不良反应较多等问题，因此治疗效果有限。

　　中医理论尚无对甲肝的命名，但根据甲肝的临床表现属于中医学

"黄疸""胁痛""疫毒"等范畴。在甲型肝炎的防治中，中医一贯坚持未病先防、既病防变、愈后防复的理论思想。

（一）未病先防，防护隔断甲肝病毒

在传染性疾病的防治中，中医理论格外重视病毒的隔离阻断和人体抗病能力的提升。

❶ 隔断消除感染源

甲肝主要传播途径是粪—口传播，任何年龄段人群均可患病。因此，重视饮食卫生、生活用品严格消毒是隔断甲肝病毒行之有效的方法。

（1）饮食卫生消毒

由于甲肝病毒是通过消化道传播，日常饮食餐具须专人专用，健康人与甲肝患者分餐饮食，严格把住"病从口入"关。以下是甲肝患者餐具最常用消毒方法。

煮沸消毒：把甲肝患者使用过的餐具放到锅里用热水煮，煮沸1分钟，可以使甲肝病毒传染性降低，但为安全起见，一般可将患者用过的餐具加水煮沸15—20分钟。

化学消毒法：将餐具于0.5%次氯酸钠洗消液中浸泡10分钟，再用清水洗净；[6]或用0.5%的过氧乙酸溶液浸泡30分钟，后用清水冲洗干净。[7]

（2）排泄或分泌物消毒

甲肝患者的粪便、尿、呕吐物等要严格消毒。甲肝患者应准备专人专用的便器，粪便等排泄物要在3%的漂白粉澄清液中浸泡1小时后进行彻底消毒再清除。

（3）日常生活用品消毒

甲肝患者的茶具、牙具、毛巾、脸盆等必须专人专用，每隔1—2周煮沸消毒一次，衣服、被褥等要在太阳光下紫外线暴晒至少2小时。

（4）居室消毒

甲肝患者家庭的卧室应专床专室，居室除了日常通风外，也可用5%的漂白粉溶液或3%来苏尔溶液喷洒或擦拭地板和柜子等。[6]

❷ 预防性用药

中医重视"治未病"思想，强调在健康状态下，防患于未然，预防疾病的发生。如果机体抗病能力较弱，则易受病邪侵袭。因此，甲肝病毒肆虐、传染疫情暴发时，进行预防性用药，可有效避除病邪侵害。

积极接种甲肝疫苗：注射甲肝疫苗是预防甲肝的最有效办法，[8]具有良好的免疫持久性，免疫力一般可持续5—10年。因此，甲肝病毒易感人群，如年龄在1周岁以上的儿童、免疫力较低的成人等均应接种，方可有效预防传染甲肝病毒。

❸ 预防性食疗

中医在疾病防治过程中重视食疗的调养作用，《医学衷中参西录》中有提到"食疗患者服之，不但疗病，并可充饥，不但充饥，更可适口，用之对症，病自渐愈"。因此，在甲肝疾病的预防中可采取预防性食疗如下。[9]

（1）茵陈鲜蘑菇汤：鲜茵陈叶20 g，鲜蘑菇15 g，粳米100 g。茵陈叶、蘑菇洗净备好，待粳米煮熟后放入茵陈叶、蘑菇略烫5分钟即可，放温即可服用。功效：清热利湿，疏肝健脾。

（2）黄豆白菜汤：用黄豆60克，白菜干45 g煎服。功效：具有清湿热、解毒保肝的功效。

（3）酸枣汤：酸枣50克，加水500毫升，文火煎1小时，加适量白糖每日服1次，有降低转氨酶的作用。

（二）既病防变，治疗截断甲肝

甲肝以急性肝炎为主，一般经过治疗，短期内就可以治愈。但如果不及时治疗，病情可加重甚至可以发生重型肝炎，病死率极高。所以应根据患者不同时期的临床表现，辨证分型论治，截断甲肝病毒。

❶ 辨证施治，及时截断[10]

（1）急性黄疸型

热重于湿：多表现为身目俱黄，黄色鲜明，发热口渴，或见腹部胀闷，口干而苦，恶心呕吐，小便短黄、大便秘结，舌苔黄腻，脉象弦数。可用茵陈蒿汤加减，清热利湿佐以通便。

湿重于热：多表现为身目俱黄，黄色不及前者鲜明，头重身困，胸脘痞满，食欲减退，恶心呕吐，腹胀或大便溏垢，舌苔厚腻微黄，脉象濡数或濡缓。可用茵陈五苓散加减，利湿化浊佐以清热。

（2）急性无黄疸型

以胁痛、乏力为主症，大多为肝脾同病。

肝郁气滞证：胸胁胀痛，走窜不定，胸闷不舒，嗳气频做，得嗳气而胀痛稍舒，纳少口苦，舌苔薄白，脉弦。方用柴胡疏肝散加减，疏肝理气。

湿困脾胃型：表现为胁痛乏力，胸闷腹胀，泛恶，纳呆，口黏淡，舌苔白腻，脉弦。方用藿朴三仁汤加减，芳香化湿，理气解郁。

（3）瘀疸型

表现为发病急，黄疸迅速加深，其色如金，皮肤瘙痒，高热口渴，胁痛腹满，神昏谵语，烦躁抽搐，或见便血、肌肤瘀斑，舌质红绛，苔黄而燥，脉弦滑或数。可用千金犀角散加味，如神昏谵语，加服安宫牛黄丸以凉开透窍。

❷ 根据规律，预防传变

（1）甲肝患者不及时治疗，会发展成重型肝炎，因此叮嘱患者按时服药，定期检查及时就医，是预防甲肝传变的重要措施。

（2）见肝之病，知肝传脾，当先实脾。为防止肝病传变至脾，其代表药有党参、黄芪、白术、山药、茯苓等，也可服用陈夏六君丸或乌鸡白凤丸等，健脾益气。

（3）肝肾同源，精血互生，荣枯共存：肝病固肾法方药一般常用桑寄生、何首乌、桑葚、生地、枸杞子、女贞子、黄精、肉桂、仙茅、菟丝子、锁阳等补肾益肝的中药。

（三）治病防损，养护阻断甲肝病毒的损伤

在甲肝患者治疗过程中，要对患者日常生活起居悉心调养，注意阻隔病邪，才能更好地帮助患者早日恢复。

（1）保持居住环境卫生，定期严格消毒生活用品，专人专用，防止传染。

（2）注意生活要规律，适当运动，提升机体抗病能力。

（3）注重调畅情志，情志过极易损伤脏腑功能，不利于疾病恢复；对患者应辅以心理干预，缓解紧张和压力。

（4）注重监测。甲肝患者需严格监测病情所需检测的各项指标。

（四）病愈防复，促进康复

中医理论认为：疾病恢复期护理调养不当，正气亏虚，则驱邪无力，会导致病邪缠绵、邪气留恋。所以甲肝治疗后的调护应重视瘥后防复，才能有利于病患及早康复。

❶ 预防复感

甲肝患者康复过程中人体抗病能力较弱，所以"病从口入"关仍要严格把控；注意个人饮食卫生和生活用品的定期消毒，预防重感，才能有益于身体的康复。

❷ 预防食复

甲肝患者康复过程中饮食要合理搭配，全面膳食，注意宜忌。康复期患者不宜吃一些生冷的食物，尤其是毛蚶、蛤蜊等可能黏附甲肝病毒的水产品，不要生吃或半生吃。此外，患者在康复期还应忌油腻

高脂肪、煎炸食物，如鱼子、蛋黄、猪肝、猪脑、烤鸭等。饮食主要以清淡为主，减轻肝脏的负担，饮食适宜才有利于肝脏功能的恢复。

❸ 预防劳复

《素问·上古天真论》有云："法于阴阳，和于术数，饮食有节，起居有常，不妄作劳，故能形与神俱，而尽终其天年。"因此甲肝患者康复期应保证生活规律，同时可结合太极、八段锦等中医养生功法适当运动，来调节脏腑气机、调养心性。适当运动对身体保养和甲肝患者的康复具有重要作用。

❹ 调摄情志

中医理论重视情志在脏腑功能的调节作用。五志过极、七情内伤，是引发多种疾病的重要原因。肝在志为怒，甲肝患者愈后应忌恼怒、焦虑等，因此保证心情舒畅有利于甲肝患者的康复。

总之，在甲肝的防治中，首先要积极接种甲肝疫苗，根据甲肝病毒传播途径做好自我保护，隔断传染源；确诊甲肝后，要根据疾病发展规律，辨证论治，既病防变，截断传变；治疗过程中既要治病防损，也应悉心养护调理，阻断疾病损伤；甲肝康复期要瘥后防复，定期检测疾病相关指标，起居有常，合理饮食，避免食复和劳复，防止疾病复发。

二、截断病毒，防治乙肝

据世界卫生组织报道：全球每年因感染乙型肝炎病毒死亡的人数高达65万。[11]据调查显示我国是乙肝流行率最高的国家之一，乙型病毒性肝炎在我国传染病中发病率相当高，其病毒携带人数高达1.3亿。[12]乙肝的防治仍是我国现今亟待解决的主要公共卫生问题。乙肝是由乙型肝炎病毒引起的以肝脏病变为主的一种传染病，临床上以食欲减退、恶心、上腹部不适、肝区痛、乏力为主要表现，部分患者可有黄疸、发热或肝功能损害，病重者可慢性化，甚至发展成肝硬化，少数可发展为肝癌。[13]乙肝的传播途径主要包括母婴垂直传播、血液传播、性传播、医源性传播等。[14]目前，现代医学治疗乙肝主要以抗病毒和抗纤维化为主，但其药物治疗具有不良反应较多和治疗成本高等缺点，治疗效果有限。[15]

中医理论尚无对乙肝的命名，但根据临床特点，乙肝属于中医学"黄疸""胁痛""疫毒""积聚"等范畴。[16]针对乙肝的防治，秉持《黄帝内经》未病先防、既病防变、愈后防复的理论思想。临床研究表明中药治疗具有低毒性和抗乙肝病毒的效果，中医药治疗乙肝逐渐成为医学界关注的焦点。

（一）未病先防，防护阻断乙肝病毒

中医理论在疾病治疗过程中坚持"不治已病，治未病"的思想。在传染性疾病的防护中，尤其重视对传染性疾病的阻断和机体抗病能力的提升。

❶隔断消除感染源

在疫情防护中，中医理论重视隔断传染源，只有严格隔断消除感染源才能有效阻断乙肝病毒。

（1）居室消毒：乙肝患者的居室，除了日常自然通风外，房间可用84消毒液、0.2%过氧乙酸等高效消毒剂喷洒。[6]除此之外中医也有特色的室内消毒方法，具体操作如下。

药物烟熏法[17]：艾叶150 g，百部150 g，藿香100 g，佩兰100 g，石菖蒲30 g，苍术30 g，花椒20 g。

使用方法：除花椒外，其余六味切碎混合堆放，上边放花椒，从药堆下边点燃使起烟（不起明火），密闭门窗1小时，10分钟后药烟充满房间。此方法具有消毒和清新空气的双重功效。

（2）用具消毒：有乙肝患者的家庭其生活用品应"专人专用"，避免交叉感染。消毒方法如下。

① 高压蒸汽消毒法：采用蒸笼蒸煮或家用高压锅，待限压阀鼓起后20分钟，即可达到杀灭肝炎病毒的效果。

② 煮沸消毒法：在100℃的沸水中煮沸1分钟，能使乙肝病毒失去活力和传染性；煮至15—20分钟，可将各型肝炎病毒杀灭。

③ 日光暴晒法：凡不能蒸煮的物品，可直接采用本法，一般宜暴晒2小时以上。

④ 厕所：可用浓度为3%的漂白粉喷洒消毒，便具应浸泡1小时，患者的呕吐物及排泄物应用10%～20%双倍量的漂白粉充分搅拌均匀后放置2小时后清除即可。

⑤ 房屋地面、衣柜、门、窗、玩具等，可用浓度为0.2%的过氧乙酸喷洒或抹洗消毒，塑料制品可用75%的酒精棉球擦拭。[6]

❷ 预防性用药

《黄帝内经》提到"治未病"的思想，即采取相应的措施，把握中医脏腑整体观"先安未受邪之地"，以阻断病邪的传变。因此，如果人体免疫力低且所处区域乙肝病毒肆虐，可采用相关预防性用药，可有效阻断病邪。

积极接种乙肝疫苗：据WHO官方数据显示，乙肝疫苗对预防乙肝病毒的有效性高达95%。为预防乙肝，新生儿在出生后必须接种乙型肝炎疫苗，以此隔断母婴垂直传播的途径；[18] 医务工作人员、经常接触血液的人群以及乙肝阳性者的家庭成员等高危人群，应去医院检查乙肝五项，看自身是否需要接种疫苗。

❸ 预防性食疗

中医格外重视饮食对疾病的预防作用，一旦暴发乙肝病毒疫情，人们可进行预防性食疗。可有效预防乙肝病毒的食物如下。

（1）马兰：味道清淡，日常可做野菜凉拌食用。中医认为马兰是一味清热解毒的良药，马兰连根用水煮沸饮用，有抗乙肝的效果。

（2）白山云芝：一种天然的抗乙肝食物。不仅对人体无毒副作用，还能增强人体免疫力，提高乙肝治愈率。

（3）苦荬菜：具有明显的抗病毒作用，是预防和治疗乙肝的天然蔬菜。

除此之外常用的药食兼用的植物，如蒲公英、金银花、野菊花、藿香、佩兰等均有抗病毒作用。因此平时多吃这类食物，可增强免疫力，预防乙肝发生。

❹ 预防性针灸

针灸对传染性疾病有预防保健的作用，它是一种安全、没有不良反应的疗法，在疾病防治过程中患者接受度较高。针灸治疗在施治过程中要保障一人一针，避免医源性传播。

（1）耳穴压丸法：用王不留行籽贴压，取肝、脾、胃、胆等穴，每日按压三次，每次3—5分钟。可有效增强机体抗病能力，对预防肝病有很好的效果。

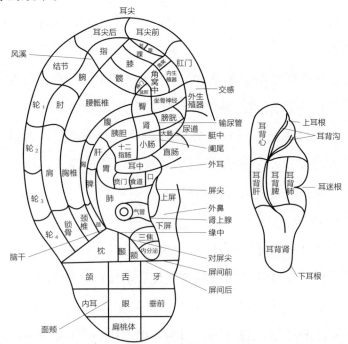

（2）艾灸法：取关元、足三里、三阴交，用艾炷灸每次3～5壮，每日一次，能增强人体免疫力，对预防传染性疾病有很好的疗效。

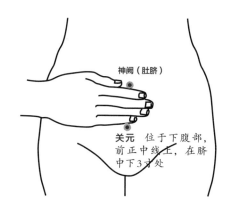

神阙（肚脐）

关元　位于下腹部，前正中线上，在脐中下3寸处

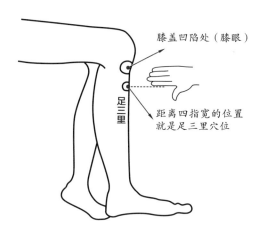

膝盖凹陷处（膝眼）

足三里

距离四指宽的位置就是足三里穴位

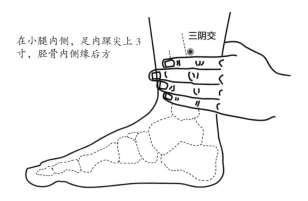

在小腿内侧，足内踝尖上3寸，胫骨内侧缘后方

三阴交

（二）既病防变，治疗截断乙肝

在中医理论指导下，中医综合考虑不同阶段乙肝患者的疾病特点，为防止转变为肝硬化或肝癌，中医辨证论治及时截断。[19]

❶ 辨证论治，及时截断

（1）气分肝病：气分肝病多见于乙型肝炎的早期和中期，根据其不同脉证可分为肝胆湿热、肝气抑郁和肝郁脾虚三个类型。

① 肝胆湿热型：临床表现两胁胀痛，脘腹痞满，恶心不食，厌恶滑腻，或见身目黄染，小便短赤，大便黏腻，臭秽不爽，舌苔黄腻，脉弦滑数。治当清热利湿，方用茵陈蒿汤加减。

② 肝气抑郁型：主要表现为两胁及胃脘胀痛，不思饮食，气郁不伸，脉弦，舌淡红苔白。治疗当疏肝解郁，方用柴胡疏肝散加减。

③ 肝郁脾虚型：本型临床表现见有胸胁胀痛、精神抑郁、闷闷不语等肝郁症状的同时，兼可见腹部胀满、纳呆不食、口淡乏味、四肢乏力，舌淡苔白、脉缓等脾虚之症。治以疏肝解郁、健脾和中，方用逍遥散加减。

（2）血分肝病：血分肝病多见于乙型肝炎晚期或肝硬化。根据病情又可分为肝肾阴虚、脾肾阳虚和瘀血阻络三种类型。

① 肝肾阴虚型：主要临床表现为肝区刺痛、五心烦热、头晕耳鸣、两目干涩、腰膝酸软，口干舌红绛少苔，脉弦细数而有力；或见鼻衄龈衄，或胸部、面部及颈部蛛丝缕缕，或见两手掌发红（肝掌）。治当滋补肝肾，方用柴胡鳖甲汤加减。

② 脾肾阳虚型：主要临床表现为两胁及胃脘胀满、畏寒肢冷、少腹及腰膝冷痛、食少便溏，舌淡苔白，脉沉缓无力。治当温阳行气，用附子理中汤加减。

③ 瘀血阻络型：主要临床表现为肝脾肿大，面色晦暗黧黑，或颈见蛛丝缕缕，肝掌潮红；女子行经腹痛，经水色暗有块；舌淡暗紫或有瘀

斑，脉见沉细而涩。治当活血化瘀、软坚散结，方用血府逐瘀汤加减。

中医辨证施治与现代医学的各项试验室检测指标结合，进行药物配伍。[20]

抗病毒：板蓝根、贯众清热解毒；玄参、紫草凉血解毒；土茯苓化湿解毒。

增强免疫力：黄芪、白术、当归、枸杞、何首乌、冬虫夏草等可有效增强人体免疫力。

降转氨酶：垂盆草、山豆根和五味子等，降酶的功效显著。

抗肝纤维化：用桃仁、红花、丹参、山慈菇、地龙、鳖甲、土元等中药以活血化瘀软坚。

❷ 根据规律，预防传变

（1）乙肝病毒携带者的治疗：首先乙肝病毒携带者需要每6个月复查一次肝脏功能、病毒DNA以及甲胎蛋白，查看是否有传染性。若乙肝病毒携带者出现食欲不振、疲劳乏力、恶心呕吐以及肝区不适等症状，提示病情变化，极有可能转变为乙型病毒肝炎，根据患者症状及时就医，尽早预防疾病转变。

（2）乙肝患者失治误治，会发展成肝硬化，少数可发展为肝癌。因此叮嘱患者及时就医，做好定期检测，是预防乙肝传变的重要措施。

（三）治病防损，养护阻断乙肝病毒的损伤

在乙肝患者治疗过程中，除了对患者日常生活起居的调养外，更应注意阻隔病邪，以此帮助患者早日恢复。

（1）保持居住环境卫生，定期严格消毒生活用品，专人专用，防止传染。

（2）日常生活起居有规律，适当运动，可提升人体抗病能力。

（3）注重调畅情志，对患者应辅以心理干预，缓解紧张和压力等不良情绪。

（4）注重监测：乙肝患者要定期监测病情的各项指标。

（四）病愈防复，促进康复

中医理论认为：若疾病康复期护理调养不当，正气亏虚，则邪气留恋，会转为迁延性或慢性病变。所以，针对传染性乙肝康复后的调护应重视瘥后防复。

❶ 预防复感

乙肝患者康复期抗病能力弱，乙肝病毒具有强烈传染性，其传播又包含多种途径。因此，乙肝患者康复期为防止疾病复发，应截断传播途径，保障个人饮食卫生，居室定期消毒，注意起居调摄，才能帮助病患及早康复。

❷ 预防食复

中医独具特色的饮食调养法，非常有利于患者康复调理。《素问·平人气象论》指出："人以水谷为本"。因此全面膳食、合理搭配、注意饮食禁忌才有利于肝脏功能的恢复。具体的饮食禁忌如下。

（1）忌食辛辣：过食辛辣易引起消化道生湿化热，湿热夹杂，肝胆气机失调，消化功能减弱。

（2）忌饮酒：酒精主要在肝脏内代谢，损害肝细胞，使肝细胞坏死，有碍肝功能的恢复，因此肝炎患者需戒酒

（3）忌乱用补品：过用滋补之品，滋补不当，脏腑功能失调，使得肝炎病情反复。

（4）忌高铜饮食：铜易在肝脏内积聚，肝功能不全的患者自身不能很好地调节体内铜的平衡，因此乙肝患者应少吃海蜇、乌贼、虾、螺类等含铜多的食品。

❸ 运动康复

著名医家孙思邈倡导"养性之道，常欲小劳，但莫大疲"。也就是说，要掌握好活动的度，适当运动，才能长寿。因此劳逸结合运动适

宜可振奋人体正气，也可利于病患康复。日常生活中乙肝康复期患者可以通过中医养生功法调畅脏腑经络气机，经常练习太极和八段锦，对乙肝康复期的恢复百利而无一害。[21]

❹ 心理康复

中医理论重视情志在脏腑功能的调节作用，尤其是有许多乙肝患者即使临床已治愈，由于相关脏腑气血阴阳的功能尚未恢复平衡，所以仍然会有急躁易怒或抑郁等情志问题。此时应注意心理调摄和康复，放松身心，多参加快乐的活动，或从事书画等活动，保持乐观情绪，忌恼怒、悲观、焦虑等。中医认为郁怒伤肝、肝气郁结不舒可致疾病反复，不利于病患康复。

总之，在乙肝的防治中，首先要积极接种乙肝疫苗，根据乙肝病毒多种传播途径做好自我保护，未病先防，隔断传染源；确诊乙肝后，要根据疾病发展规律，辨证论治，既病防变，截断传变；乙肝治疗过程中既要治病防损，也应悉心养护调理，阻断疾病损伤；乙肝患者康复期，要瘥后防复，定期监测疾病相关指标，起居有常，合理饮食，避免食复和劳复，加强运动和心理调摄，促进康复。

（于佳慧）

参考文献

［1］ 李凡，徐志凯. 医学微生物学［M］.8 版. 北京：人民卫生出版社，2015：262-277.

［2］ 甲肝：高感染率的传染病［J］.农民文摘，2005：40.

［3］ 王艺博，孙小雨，徐艳玲，等.甲肝病毒及其疫苗研究现状［J］.中国生物制品学杂志，2018，31（03）：315-318.

［4］ 吴超.接种甲肝疫苗预防甲肝流行的策略研究［J］.中外医疗，2018，37（20）：19-21

［5］ 病毒性肝炎防治知识要点［J］.江苏卫生保健，2018（10）：50-51.

［6］ 陈学旻,索迎春,范玉英,等.次氯酸钠医院消毒效果评价［J］.佳木斯医学院学报,1995（01）：28-29.

［7］ 吉利.家庭日常消毒法［J］.金秋科苑,2000（05）：40.

［8］ 吴颖，李捷.甲型肝炎疫苗专利技术综述［J］.山东化工，2019，48（17）：101-102，123.

［9］ 胡科.甲型肝炎的食疗预防方法［J］.现代农业，1988（05）：42.

［10］ 谢荣.甲肝的中医治疗［J］.山东医药，1989（06）：30.

［11］ Lozano R, Naghavi M, Foreman K, et al.*Global and regional mortality from 235 causes of death for 20 age groups in 1990 and 2010: a systematic analysis for the Global Burden of Disease Study* 2010［J］. The Lancet, 2012, 380（9859）：2095-2128.

［12］ 张明香.乙肝病人的症状分类和治疗［C］.第九届全国疑难及重症肝病大会论文集.吴阶平医学基金会、全国疑难及重症肝病攻关协作组、北京医药科学技术发展协会、首都医科大学肝病转化医学研究所：全国重型肝病及人工肝血液净化攻关协作组，2017：1495-1498.

［13］ 王明芹，付华，冯基.乙肝相关性肝癌抗病毒治疗研究进展［J］.临床医药文献电子杂志，2020，7（02）：193，198.

［14］ 董岩青.乙型病毒性肝炎的预防控制措施与分析［J］.世界最新医学信息文摘，2016，16（44）：296.

［15］ 孙卫，曹爽，彭珂，等.中医药治疗慢性乙型肝炎的研究进展［J］.中医临床研究，2019，11（29）：139-141.

［16］ 康燕能、王敏、林辉瑶、等.慢性乙型肝炎中医证型与客观指标相关性研究概况［J］.陕西中医，2018，39（07）：983-985.

［17］ 沈丽英，戚好文，赵淑华，等.医院感染和中药消毒效果的研究［J］.第四军医大学学报，1990（05）：329-332

［18］ 郑敏.乙肝的症状及预防［N］.大众健康报，2019-12-25（14）.

［19］ 中华中医药学会内科肝胆病学组，世界中医药联合学会肝病专业委员会，中国中西医结合学会肝病分组.慢性乙型肝炎中医诊疗专家共识［J］.临床肝胆病杂志，2011.

［20］ 李幸仓.乙型病毒性肝炎的中医辨治规律［J］.陕西中医函授，2002（02）：11-12.

［21］ 何浩，张玉亮，严义忠，等.乙型肝炎后肝纤维化的中医防治［J］.新中医，2003（04）：75.

［第二十三讲］

乙脑的中医药防治与康复

传染病作为笼罩人类社会的一朵乌云，久久无法散去。从过去到现在，甚至未来，传染病都是人类社会必须面对的重大挑战。然而在20世纪50到60年代，也有一种可怕的疾病肆虐中华大地，使人们惶恐不安，严重时期病死率甚至超过了40%。当时的政府、卫生部还特别规定一旦发现这种病例，一般公立医院、私人开业医师以及普通群众，都必须立即报告卫生行政机关，把患者送入传染病治疗机构进行专门的隔离治疗，同时对发病所在地进行严格消毒，以防蔓延。这个可怕的疾病就是流行性乙型脑炎。流行性乙型脑炎（以下简称乙脑），常流行于夏、秋季，主要分布于亚洲，多发于儿童青少年。[1]这是一种由蚊子传播的烈性传染病，叮咬过患者或病畜的蚊虫再叮咬健康人时，将一种嗜神经性病毒传染入人体内，使大脑神经系统受到侵害，出现高热、剧烈头痛、呕吐、意识障碍、抽搐等症状，病死率高，部分病例留有精神失常、失语、痴呆、偏瘫、智力减退等后遗症。目前尚无特效的抗乙脑病毒药物。

类似流行性乙型脑炎的病例，我国古代医学文献上早有记载，称之为"暑瘟"，或名"伏暑""暑风""暑厥"，汉代及其以前的《黄帝内经》《难经》以及张仲景所著的《伤寒杂病论》中均有提及。根据中医理论和临床经验，乙脑属于中医温病范畴。流行性乙型脑炎夏季多发，《素问·热论》云："先夏至日者为病温，后夏至日者为病暑。"《增订叶评伤暑全书》云："忽然手足搐挛，厉声呻吟，角弓反张，如中恶状，为暑风。"这些记载与乙型脑炎的主要症状发热、剧烈头痛、抽搐、昏迷相似。在暑瘟、暑厥的治疗中，中医学秉承治未病的思想，更注重提前预防和防治传变及复发。

一、未病先防，防护隔断乙脑

疫病来源已久，关于"疫"，最早可以在先秦文献的记载中看到。《周礼·春官》中有："遂令始难欧疫。"中医在与疫病战斗的几千年中也深深地认识到了预防、隔断疫病的重要性，并总结出许多行之有效的方法。

（一）隔断消除感染源

蚊子不只是乙脑的传播媒介，还是乙脑病毒的长期宿主，所以乙脑的预防中，对于蚊虫的预防至关重要。除了适当进行室内室外环境消毒外，灭蚊防蚊、注意勤通风也十分重要。

❶ 室外防护

室外是蚊虫生命活动场所，所以人们在室外做好蚊虫防护是十分重要的。

（1）远离蚊虫：如建筑工地、废旧收购点、垃圾场等对于室外蚊虫经常活动的环境场所，可以选择专门灭蚊剂进行灭蚊。如在农村则要注意牲畜圈的卫生，清除周围杂草垃圾，定期喷洒灭蚊药物。

（2）驱避剂：驱避剂是驱赶蚊子而往身上涂抹的药物，[2]可使用常见的花露水、风油精等，涂抹于裸露的皮肤处，如手臂、脸颈、小腿等，一般4小时内有效，时效过后应重新涂抹进行防护。

（3）中药驱虫：可在家门口、经常活动处或屋内悬挂艾草、菖蒲，因为这两种草药具有特殊的芳香气味，可以起到驱蚊虫、祛病辟秽、清新空气的作用。

❷ 室内防护

多发蚊虫季节如秋季，应经常保持室内卫生，做好蚊虫防护工作，如悬挂蚊帐，使用驱避剂以及定期进行蚊虫喷杀等。此外，中医也有一些简单可行的方法。

（1）药物熏蒸：室内可用橘皮、青蒿、艾叶点燃熏蒸。现代研究证明艾烟对引起不同的传染性、流行性疾病的多种细菌、真菌和病毒都有抑制作用，确有防病、预防瘟疫的作用，而且这三味药点燃后也具有驱虫功效。

（2）种植植物[3]：室内可种植薄荷、茉莉花、天竺葵、七里香、驱蚊草、逐蝇梅等盆栽，可以起到驱除蚊虫、洁净空气的作用。

❸ 个人防护

可用苍术、藿香、佩兰、艾叶、豆蔻、菖蒲、冰片、硫黄、橘皮、小茴香、薄荷、香茅、丁香、樟脑各3～5g，研碎，放于透气性较好的香囊中，挂于室内或身上，每10到15天更换一次，也能有效驱除蚊虫、清洁自身环境，达到预防感染的目的。

（二）预防性用药

中医认为，正气存内，邪不可干。在某种程度上，乙脑容易感染体弱者，而且中医认为本病属于温病范畴，其病名为"暑温""湿温""瘟疫""疫痉"等。因此，如果所在地区或环境周围出现乙脑患者，需要预防者可以进行预防性用药，补益正气、清热祛湿，辟除邪气侵害。

❶ 冬春风寒当令季节

用防风、紫苏、徐长卿各6g，甘草3g，水煎温服（饭后），每日两次，连服3天；或服用中成药玉屏风散，提高免疫力。

❷ 夏时暑湿当令季节

可服用藿香正气液化湿和中，也可以选用背部膀胱经及督脉循经刮痧清热泻火祛湿，从而起到预防乙脑的作用。

❸ 如时邪疫毒盛行

可服用中成药板蓝根、复方板蓝根颗粒、连花清瘟颗粒；[4]或用蟋蟀草、大青叶、板蓝根各15 g，水煎温服（饭后），分三次服。若医疗条件有限可用黄皮叶、龙眼叶、野菊花、板蓝根各15 g，水煎服，每周服3天，每天服一次。

（三）预防性食疗

中医素有药食同源之说，因此，所在地区或环境周围出现疫情，也可以进行预防性食疗。[5]

❶ 青蒿饮

用鲜青蒿50 g，白糖25 g。把青蒿洗净、打碎，放入大杯内，冲入开水，盖好，浸泡3—5分钟即成，频频饮服。可清暑退热，预防乙脑。

❷ 凉拌绿豆芽

用绿豆芽250 g，大蒜、食盐、香油、味精、酱油、醋适量。先把绿豆芽洗净，放入沸水中约3分钟，捞出加入适量食盐调味；然后把大蒜去皮洗净，拍烂切碎，待绿豆芽凉后，将蒜泥、香油、味精、酱油、醋一并放入拌匀即成。可清热祛暑解毒，预防乙脑。

❸ 二叶豆豉翠衣汤

用大青叶、鲜荷叶、淡豆豉各9 g，西瓜翠衣（洁净的西瓜皮）15 g，白糖、清水适量。将前四味药清洗干净，一起放入砂锅煎汁，调入白糖即可。可辛凉透表解毒，预防乙脑。

❹ 绿豆薄荷饮

用绿豆100 g，薄荷12 g，白糖30 g。先把绿豆、薄荷洗净，然后把绿豆放入锅内，加水，武火煮沸，放入薄荷，再煎煮3分钟（过煎而汤不呈碧绿色者无效）；最后用纱布过滤取汁，加入白糖放冷饮用，频频饮服。可清热祛暑、疏风解表，预防乙脑。

❺ 双根西瓜盅

西瓜1个（约250 g），鲜茅根60 g，鲜芦根100 g，鲜荸荠、山楂糕条、糖莲子、鲜荔枝各50 g，雪梨30 g，白糖300 g，罐头银耳、清水适量。将西瓜洗净皮，横切其六分之一作盖，并将西瓜切开之盅口上下削成锯齿形，挖出瓜瓤待用；瓜瓤、山楂条、荸荠分别切成小粒，莲子对剖开，雪梨切片，荔枝去核切成小块；鲜茅根、芦根洗净，水煎取汁300毫升，加白糖溶化后入莲子、瓜瓤、荸荠、雪梨煮沸；再入山楂丁，起锅，与银耳一并倾入西瓜盅内，加盖入冰箱放置1—2小时。可清热祛暑解毒，预防乙脑。

（四）预防性艾灸

艾灸很早就被应用于疫病的防护，用艾条点燃后艾灸大椎穴、足三里以及腹部的关元、气海、神阙，每次2分钟或半小时，每周2次，可提升正气、温通阳气，有提高身体免疫力、加强体质、抵抗病毒的预防作用，而且艾灸可以驱蚊隔断传播媒介，进一步预防乙脑。

（1）大椎穴位于第七颈椎棘突下的凹陷中，是六条阳脉交汇的地方。艾灸大椎穴可以调补人体的阳气、提高免疫力，起到祛除邪气、缓解头痛及增强身体抵抗力的作用。

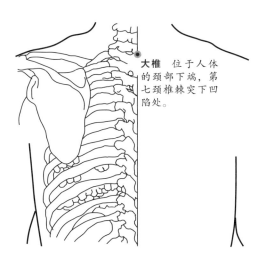

大椎 位于人体的颈部下端，第七颈椎棘突下凹陷处。

（2）足三里穴位于外膝眼下四横指、胫骨边缘。艾灸足三里穴有调节机体免疫力、增强人体抵抗力的作用。

（3）神阙穴位于肚脐中央、气海穴位于脐下1.5寸、关元穴位于脐下3寸，此三穴都为保健灸常用穴，可提高机体免疫力，增强人体抵抗力。

（五）乙脑疫苗

如今，我国全部省份已普及接种乙脑疫苗，乙脑疫苗自2007年12月被纳入国家扩大免疫规划，在6岁以下儿童中可免费进行接种。

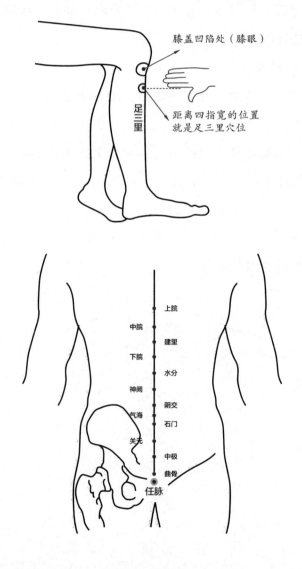

二、既病防变，治疗截断乙脑

1956年石家庄发生乙脑大流行，死亡率达30%。中医蒲辅周老先生用白虎汤治疗，果然应用以后临床效果非常好，死亡率降到10%以下。蒲老先生治疗167例乙脑患者没有1例死亡。1957年北京和唐山地区又发生乙脑流行，医疗人员应用白虎汤治疗效果不佳。他们请教蒲辅周老先生。蒲老说今年湿气重，需在白虎汤方里面加一味燥湿的中药——苍术。这样又解决了问题，把死亡率从30%又降到10%以下。这充分说明了中医辨证在治疗乙脑中的优势。那么中医是如何认识乙脑的呢?

中医认为乙脑属于温病范畴，病因病机为温热毒邪，入侵人体，里热炽盛，从卫、气分而传变，深入营分，内陷心包，化火生风，再入血分，形成严重的阴血耗损及暑伤肝肾的复杂症候。在治疗截断上以清热解毒、芳香化湿为基本法则。

（一）辨证施治，及时截断

中医认为，乙脑的传变符合温病学家总结的卫气营血的传变规律，如清代温病大家叶天士在《外感温热论》中所述："卫之后方言气，营之后方言血，在卫汗之可也，到气才可清气，入营犹可透热转气，入血就恐耗血动血，直须凉血散血。"这段文字阐述了温病的传变规律，以及在不同温病阶段的治疗方法。所以在截断乙脑时，要根据温病发生发展的规律性及表里、内外、浅深不同层次进行有针对性的治疗，可在轻症时（卫、气分）截断传变。[6]

❶ 卫分证

邪在卫分，多见发热（体温在38℃以下）、微恶寒，常伴有头痛、少汗、咽痒咽痛、咳嗽，舌苔薄白、舌尖边红，脉浮数。婴幼儿可有指纹鲜红。可用桑菊饮或维C银翘片治疗，预防向里传变。

兼夹暑湿：因乙脑为暑邪，暑邪多夹湿。如有头重体倦、肢体酸痛、胸闷泛恶、纳呆腹泻、口淡不渴等症状，可合用藿香正气水。也可以选择背部膀胱经及督脉循经拔罐疗法辅助治疗，可起到解暑清热、芳香化湿等作用。

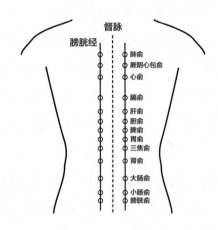

❷ 气分证

邪在气分，多见发热（体温在38℃～39℃）、微恶寒或不恶寒、头痛，或有烦躁不安、神志恍惚，伴恶心、口渴、喜饮、少抽搐；或有颈强，舌质红、苔薄白或薄黄，脉浮数或洪数。婴幼儿可有高热抽搐，指纹红紫。可用白虎汤和银翘散加减或中成药柴石退热颗粒、抗病毒口服液、连花清瘟胶囊治疗，预防向里传变。

兼夹症：

（1）胸闷、脘腹胀满湿重者，可合用藿香正气水。

（2）若有逆传心包症状，嗜睡者，加清开灵注射液、醒脑静注射液，针刺水沟（人中）、劳宫、太溪。

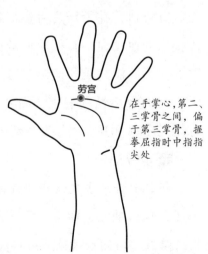

在手掌心,第二、三掌骨之间,偏于第三掌骨,握拳屈指时中指指尖处

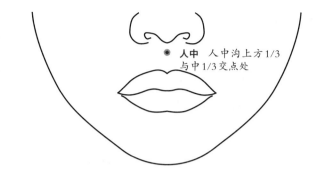

（3）痰盛，呼吸急促，苔白滑，脉沉迟有力者，加苏合香丸化服；痰盛气粗，舌红苔黄垢腻，脉滑数者，加至宝丹化服。

（4）壮热不退者，加安宫牛黄丸化服，也可在服药的基础上配合采用大椎穴刺血拔罐、点刺十宣。

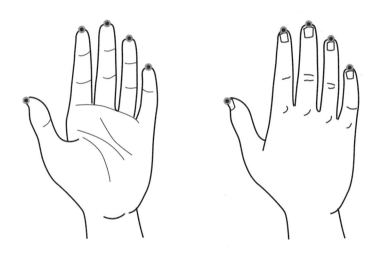

十宣 十指尖端，距爪甲游离缘约0.1寸

三、治病防损，养护阻断乙脑

乙脑患儿常因惊厥、意识障碍、脑水肿、肺部感染等而导致通气功能异常及通气/血流比例失调，出现缺氧表现，[7]因此，应该及时进行细致周到的护理调养，可以说细心护理是治疗乙脑的关键之一。

（一）高热护理

❶ 物理降温

室内宜阴凉通风，要降低室温并保持室内安静，室温在30℃以下，用冰袋、冰枕、冰帽冰敷头部，酒精擦浴或冷盐水及冰水灌肠。两侧颈部、腋下、腹股沟大血管处置冰袋，持续冷敷。物理降温时，注意经常翻动并勤换冰块、冰袋，避免着凉、防止冻伤，尤其是耳、阴囊、枕部，用纱布包裹保护，但纱布不宜过厚，以免影响降温效果。

❷ 体温测量

定时测量体温，及时了解体温变化。一般每2小时测体温1次，根据病情需要及时测量体温；体温下降后，仍需采取综合措施，使体温维持于37℃～38℃为最佳，尽量避免体温大幅度的波动。

（二）抽搐护理

发现有躁动不安、高热、双眼直视、表情发呆、肌张力增高、瞳孔缩小等表现者，是抽搐的早期表现，要及时报告医生，同时注意保持抽搐幼儿呼吸道通畅，警惕因抽搐造成胃内容物反流而窒息。另外，幼儿发生抽搐时常咬伤唇舌，应让幼儿头侧位，用压舌板包以纱布放在口腔上下磨牙之间以防咬伤；床旁加护栏处用床单遮盖，避免躁动时撞伤。

（三）心理护理

乙脑患儿病情发展迅速，特别是重症幼儿，患者情绪容易异常紧张，所以要辅以心理干预，缓解紧张和压力。[8]昏迷患儿的心理护理也特别重要，为了恢复幼儿意识，尽量采用呼唤式护理，多呼唤幼儿姓名、抚摸幼儿的皮肤，增加刺激元素，结合相应的肢体康复功能锻炼（后面部分将提到），促进患儿的大脑功能和肢体功能恢复。

（四）其他护理

按计划认真做好皮肤、口腔、眼睛的护理，同时做好生活护理。昏迷幼儿每2小时翻身1次，受压部位及骨隆突处用30%～50%酒精按摩，供给足够的营养及水分，并注意大小便通畅。

四、病愈防复，防治后遗症，绝断乙脑

中医在临床实践中发现患者经过治疗接近临床痊愈时，往往存在邪气虽除、正气已伤的状况，甚至还会有余邪未尽的情况存在，如果不注意调理，容易复发；乙脑部分患者还会有精神失常、失语、痴呆、偏瘫、智力减退等后遗症。因此基于中医学治未病思想要重视乙脑的瘥后防复，注意饮食和起居的调摄。如病后仍有后遗症更应加强护理，防止压疮和继发性感染的发生；进行语言、智力、吞咽和肢体功能锻炼的同时还可结合理疗、针灸、推拿按摩等治疗。

（一）预防食复

预防"食复"是中医疫病瘥后防复的重要举措。[9]如果不注意饮食的调理，食用过多油腻荤腥等食物，容易导致疾病复发或变生他症。正如吴又可于《瘟疫论》中所说："时疫有首尾能食者，此邪不传胃，切不可绝其饮食，但不宜过食耳……强与之，即为食复。"这段文字阐述了禁肉类、禁过食可防食复，但为尽快恢复为热邪所伤之元气，促使机体康复以除余邪又必须适量进食，因此食物种类的选择及数量的控制既要适量以防食复，又要富含营养以恢复元气。

如乙脑初愈，但余热有可能仍未尽去，而此时脾胃虚弱，胃气胃阴未尽恢复，此时如果饮食不节，过多食用荤腥寒凉或难以消化的食物，容易伤及脾胃。因此，乙脑新愈，要注意食用一些清淡易消化的食物，避免寒凉荤腥，而且注意不要饮食过饱。

我们也可以通过中医食疗，进行有针对性的调理。[5]

❶ 草菇汤

用鲜草菇250 g，大蒜15 g，食油、食盐适量。先把鲜草菇洗净、切片，大蒜去皮、洗净、切片；再把锅烧热，倒入食油，待油熟后，

放入食盐、草菇、大蒜煎炒后，加水适量，煮熟即成，佐餐食用。功效是清热祛暑，补脾益气。适用于恢复期余热未尽、正气已伤者，其表现为：低热多汗，心烦不寐，食欲不振，舌质红少苔。

❷ 香蕉根蜜糖汁

鲜香蕉根1 000 g，蜜糖适量。将新鲜香蕉根去皮，清洗干净，捣烂后绞成汁，加入适量清水烧开后，加入蜜糖适量即可。功效是清热生津、益气养阴。适用于恢复期余热未尽、气阴两伤者，其表现为：低热烦躁，食欲不振，口干口渴，舌淡红，舌苔少甚至剥脱。

❸ 炒苦瓜

用苦瓜250 g，食油、食盐适量。将苦瓜剖开去瓤，洗净切片后，把锅烧热，放入食油，待油熟后，放入食盐、苦瓜片，炒熟即成，佐餐；功效是清热解毒祛暑。适用于乙脑恢复期余热未清，兼有暑湿。其表现为：低热烦躁、乏力、食欲不振、胸脘痞闷、舌苔白腻或微黄腻。

（二）预防劳复

中医在临床中发现乙脑瘥后多存在正气未复、余热未清，如果病后过度劳累，容易导致患病或留下后遗症，按照治未病学说属于瘥后劳复。因此，乙脑临床痊愈后，一定要注意起居的调养，不要过度从事体力劳动和脑力劳动，应该逐渐加大活动量。

（三）调摄情志

乙脑病情严重、症状剧烈。痊愈后，往往身心疲惫，身体和心理耐受力都比较差，此时一定要保持心情愉快，避免压力过大，避免不良情绪过于剧烈或持续时间过长。

（四）后遗症康复

世界卫生组织（WHO）估计，目前全世界每年乙脑发病约50 000例，其中约1/3病例死亡，存活者中20%～40%留有神经麻痹和心理改变等严重后遗症。中医治疗"暑瘟""伏暑""暑风""暑厥"早有记载，如叶氏结合前人经验，在《温热论》中提出了卫气营血四个阶段的证候，与现代医学急性传染病的潜伏期—前驱期—症状明显期—衰竭期—恢复期的演变过程大致一样，其中不乏对其后遗症的认识和诊治。因此有针对性地治疗后遗症和进行后遗症的康复非常重要。[10]

❶ 推拿按摩

推拿按摩疗法有行气活血、疏通经络、强壮筋骨、滑利关节等作用，对乙脑后遗症患者有一定疗效。

（1）开天门：天门位于两眉间中点起直上至发际成一直线状。用拇指交替自下而上直推。

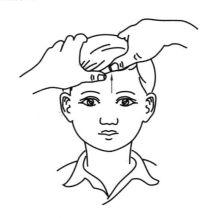

（2）推坎宫：坎宫眉头沿眉棱股成一横线状。用两拇指自眉头分推至眉梢。

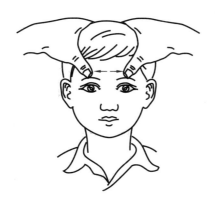

（3）揉太阳：太阳穴位于眉梢与眼外角之间向后1寸凹陷处。向耳的方向为泻，向眼的方向为补。也可用推法，向耳的方向直推，名"推太阳"。

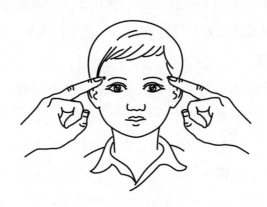

（4）揉百会：百会位于头顶正中线与两耳间连线的交点处。用指腹做揉或按法。

（5）推脊柱：上起大椎穴，下至尾骨之间的一条直线。用示、中指指腹直推，由上而下。也可以用按法、揉法。

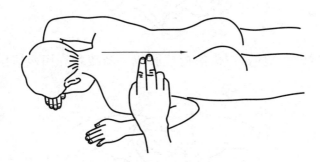

（6）上肢、下肢：可揉捏上肢、推拿上肢，也可在下肢肌群两侧进行反复推拿按摩。

❷ 功能锻炼

功能锻炼对乙脑后遗症患者是一项积极有效的治疗措施，不仅可使功能障碍的部位向健康转化，而更重要的是增加机体同疾病做斗争的能力，发挥患者在战胜疾病中的主攻作用。

（1）吞咽功能锻炼：对于有吞咽困难的患者，应首先进行吞咽锻炼及治疗。根据患者不同情况和爱好，采用流食、糊状食物和软食，耐心细致地喂食。

（2）语言智力锻炼：后遗症痴呆患者多伴有失语，当智力开始好转时，即应开始语言和智力的训练。应从简单语言开始，如叫患者的名字，引其回忆；对发音困难者可作张口动作示意，逐渐锻炼患者发音。

（3）肢体功能：对于有不同程度的肢体运动障碍的患者，在应用针灸等其他疗法同时，应尽早进行肢体锻炼。瘫痪严重者可先从推拿按摩开始（如图所示），逐步进行肢体被动运动，运动一段时间后，开始主动锻炼。

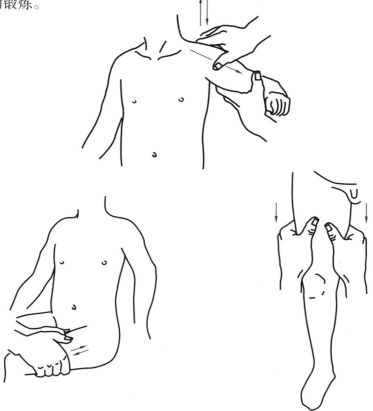

❸ 针刺穴位

此种康复方法简单易行，疗效良好，应用广泛，适用于乙脑各种恢复期和后遗症，但需有专业中医师操作或治疗，无中医学背景的人切勿自行操作。

（1）吞咽困难：针刺天突、内庭、廉泉、合谷、颊车穴。

（2）面部瘫痪：地仓透颊车、眉梢透阳白、四百透迎香、鱼腰透眉梢，均可配下关、合谷、太阳、后溪、廉泉穴，每次可用1到2组透穴及远端配穴。

（3）失语：针刺哑门、廉泉、通里、合谷、涌泉、神门、百会、大椎穴。

（4）震颤：手三里、间使、合谷、阳陵泉、大椎、安眠穴。

（5）上肢瘫痪：肩髎透极泉、曲池透少海、合谷透后溪。

（6）下肢瘫痪：阳陵泉透阴陵泉、昆仑透太溪、环跳、承扶穴。

❹ 雾化吸入

雾化吸入[11]是临床上经常使用的一种治疗手段，它可以改善肺的通气功能、稀释痰液、清除炎症。创造性地把中药雾化，通过雾化吸入这种方式，运用于乙脑恢复期和后遗症期，扩大了雾化吸入的运用范围，改变了乙脑恢复期中药给药途径的困难，收到了良好的效果。地黄饮子出自《黄帝素问宣明论方》，其功能为滋肾阴、补肾阳、开窍化痰，主要治疗"舌强不能语、足废不能用、口干不欲饮"等症状的"瘖痱症"。

地黄饮子处方：干地黄6g，巴戟天6g，山茱萸6g，石斛5g，天竺黄5g，贝母5g，胆星5g，竹沥5g，五味子5g，官桂3g，白茯苓5g，麦冬5g，石菖蒲5g，远志5g，生姜2g，大枣2枚，薄荷1g。配制方法：上方兑水500毫升，文火慢煎1—2小时，过滤取纯药汁约100毫升。雾化吸入时，先在雾化器外连接一段螺纹管，再接雾化器吸入口含嘴或面罩即可。遵医嘱进行雾化吸入，每次时间为5—20分钟，每天1次，10次为1个疗程。

总之，在乙脑的防治中，首先要做到未病先防，注意环境卫生和个人防护，尤其是防蚊灭蚊、远离猪等牲畜、远离病毒传播媒介和传染源；在乙脑发病地区要做好防护，可预防性用药、食疗、艾灸等。乙脑发病后，要既病防变，根据疾病发展的规律及时治疗，截断传变；在治疗过程中，也要治病防损，及时进行调养护理，阻断疾病损伤，减少治疗的不良反应，以及预防并发症和后遗症；治愈后，更要瘥后防复，加强康复调理，注意适当的身心调摄，注意饮食和起居，避免食复和劳复，绝断疾病复发。如有后遗症则可根据疾病的表现及时治疗，如针灸推拿及功能锻炼，做到及时治疗、及早康复。

（王若冲）

参考文献

［1］李兰娟，任红.传染病学［M］.北京：人民卫生出版社，2013：86.

［2］曾晓芃，张勇，李秋红，等.秋蚊猛于虎 科学灭蚊不再苦［N］.健康报，2019-08-24（4）.

［3］徐文忠，刘淼.安全驱蚊，芳香中药办法多［J］.中医健康养生，2017，7：32-33

［4］湖北中医学院附属医院.中西医结合防治流行性乙型脑炎［M］.1972：14.

［5］余力.治疗流行性乙脑食疗谱［J］.东方药膳，2017，07：1.

［6］黄素洁，敬娇娇.当代名老中医治疗乙脑辨证施治规律探讨［J］.光名中医，2015，30（1）：1-3.

［7］马海秀.幼儿流行性乙型脑炎的护理要点［J］.中国实用神经疾病杂志，2012，15（10）：94-95.

［8］徐朝华.重度颅脑损伤患者昏迷期实施呼唤式护理的体会［J］.中国实用护理杂志，2006，22（7）：28.

［9］李可建，李冬梅.预防食复机理探讨［J］.中国中医基础医学杂志，2001，

　　　　　　7（9）：10-11.

［10］　湖北中医学院附属医院.中西医结合防治流行性乙型脑炎［M］.1972：
　　　　　　201-210.

［11］　韩元启.地黄饮子雾化吸入在乙脑恢复期的应用［J］，中国医药导报，
　　　　　　2008，5（1）：79.

尖锐湿疣的中医药防治与康复

2003年底，香港歌手梅艳芳因宫颈癌离世，使得"宫颈癌"再次走进大众的视野。谈到宫颈癌，大家一定会想到尖锐湿疣，因为二者都是由人乳头瘤病毒（human papillomavirus，HPV）导致的。[1]那么，尖锐湿疣会恶变成癌吗？其实不然。这是因为HPV是双链环状的DNA病毒，根据其感染的组织不同可分为皮肤型和黏膜型：皮肤型HPV主要感染手和脚的基底上皮细胞，通常引起跖疣和扁平疣；黏膜型HPV主要感染内在组织，如呼吸道、生殖器上皮等。此外，HPV病毒又可分为高危型HPV和低危型HPV，前者与宫颈癌的发生相关，后者与尖锐湿疣的发生有关。[2]虽然是同一病毒引起，但由于亚型不同，所以尖锐湿疣不会发展成宫颈癌。

尖锐湿疣是临床常见的性传播疾病，潜伏期较长，一般为2—3个月，长者可达1年。尖锐湿疣主要发生在18至50岁的中青年人群，好发在肛门、会阴或生殖器，亦可见于直肠、尿道内。临床主要表现为分泌物增多、瘙痒、疼痛、出血、异臭或患者自行发觉疣状赘生物。本病主要有三种传播途径：

（1）性传播：性关系的直接接触传染是主要途径；

（2）间接传播：通过接触被污染的物品间接传染；

（3）围产期传播：患有生殖器尖锐湿疣的孕妇可能在分娩时通过

产道感染新生儿，导致婴幼儿患皮肤疣、喉头疣、食道疣等。

一旦患病，将对患者的生存质量与身心健康造成极大的影响。对于本病，临床常用微波、电凝、激光、手术等方法治疗，但是复发率较高，且目前尚无特效的抗病毒治疗手段。[3]

尖锐湿疣属于中医"臊疣""瘙瘊"的范畴，《诸病源候论》将本病称为"湿涡疮"。中医认为本病是由身体正气不足或房事不洁，感受毒邪，毒邪蕴聚，酿生湿热，湿热下注皮肤黏膜而产生赘生物。《灵枢·经脉篇》云："虚则生疣"，意思是正气虚，不能鼓邪外出，邪气搏结于皮肤发为疣赘。正虚邪恋，故缠绵难愈，反复发作。《诸病源候论·湿涡疮》云："肤腠虚，风湿搏于血气生涡疮"，意思是说机体正气不足，肌肤腠理不能卫外，使得风邪和湿邪交互聚集于血气之中，使机体气血失于调和，故生本病。因此，机体正气不足是发生尖锐湿疣的内在原因；感染病毒是发生本病的外在原因。所以，提升人体的正气，提高免疫力，预防尖锐湿疣的发生更为重要，这更符合中医"治未病"的思想。

一、未病先防，防护隔断尖锐湿疣

中医认为尖锐湿疣主要病机为正气不足、湿邪致病，因此，从提高正气、祛除湿邪的角度入手，总结出许多可行的防护方法。

（一）隔断消除感染源

预防从字面上理解就是预先防备，中医叫作治未病。尖锐湿疣是通过性接触感染HPV病毒引起的。虽然说尖锐湿疣的危害很多，但是可以预防的，是可以做到预先防护的。

（1）首先要从源头预防，杜绝高危性行为和婚外性生活，对自己对家人负责。

（2）注意个人卫生。衣服要勤换勤洗，贴身衣物和外穿衣物分开洗，自己和家人的衣物也要分开洗。可以先用滴露等消毒液浸泡衣物，然后再清洗。由于紫外线具有杀菌作用，洗好的内裤等贴身衣物要放在有阳光且通风的地方晾晒，不要放在卫生间等阴凉的地方晾干。

（3）环境消毒。中医认为尖锐湿疣与湿邪有密切的关系，因此居室内烟熏苍术和艾叶等芳香辟秽、燥湿解毒的中药也可以起到一定的预防作用。

（二）预防性用药

中医认为"正气存内，邪不可干；邪之所凑，其气必虚"。这句话的意思是说人体正气充足，外邪侵犯人体也不会生病。比如同样是流感的高发季节，有的人会得病，有的人正气充足、抵抗力强就不会生病；反之，得病的人肯定是正气不足的。此外，尖锐湿疣与湿邪具有密切的关系，所以预防尖锐湿疣可以从补充正气和燥湿祛邪两个方面选用药物。

（1）补充正气：玉屏风散是补充正气的良药，由防风、黄芪、白术组成，具有补充正气、固护肌表的作用。此外，亦可用黄芪3 g，白术3 g泡水代茶饮。[4]

（2）燥湿祛邪：中医认为湿性重浊，易侵袭人体下焦（腹部自胃下至二阴的部分）。二妙丸由苍术和黄柏组成，专门用来清利下焦湿邪。亦可用白术6 g，黄芪3 g，荷叶3 g，泡水代茶饮。

（3）专病专药：所谓专药，是对某一病症针对性很强的药物。某味药对某病有特效，称之为专病专药。薏苡仁擅长利湿排毒，是尖锐湿疣这个病的专药。因此，可以选用炒薏苡仁30粒，清洗去掉灰尘，睡前放在保温杯中，加入开水，浸泡一夜（约8小时），第二天起床后空腹饮用。

（三）预防性食物

有一些食物也具有补气、燥湿的作用，因此多食用此类食物也可以起到一定的预防尖锐湿疣的作用。

（1）补气食物：黄豆、白扁豆、鸡肉、鹌鹑肉、泥鳅、香菇、大枣、桂圆、蜂蜜等食物均有补气的作用，在食用这类食物的同时也要少食具有耗气作用的食物，如槟榔、空心菜、生萝卜等。

（2）祛湿食物：赤小豆、绿豆、空心菜、苋菜、芹菜、黄瓜、丝瓜、葫芦、萝卜、冬瓜、藕、金橘等均有祛湿的作用。同时，应少食羊肉、狗肉、鳝鱼、韭菜、生姜、芫荽、辣椒、酒、饴糖、胡椒、花椒、蜂蜜等甘酸滋腻之品，以及火锅、烹炸、烧烤等辛温助热的食物。应戒除烟酒。

（3）专病食物：薏苡仁是药食同源之品，除了可以作为尖锐湿疣的专药，亦可作为专病的食物。薏苡仁400 g，清水洗净后浸泡8小时，与200 g粳米放入电饭煲中加水同煮，煮熟后即可食用。薏苡仁利湿排毒，粳米固护脾胃，二者相合可以增强健脾祛湿排毒之效。此外，可以食用茯苓饼达到预防的目的。

（四）预防性艾灸

艾灸足三里穴、丰隆穴、关元穴，每次10分钟，每周2次，可以达到行气通络、温经通脉、提高机体免疫力的作用，但是阴虚体质者慎用。

（1）足三里穴：位于外膝眼下四横指，胫骨旁开一横指。足三里穴是胃经的合穴，艾灸此穴具有调理脾胃之气、增强机体免疫力的功效。

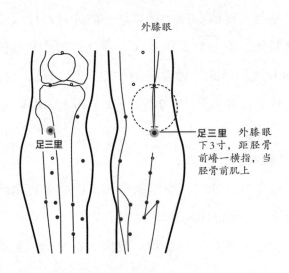

（2）丰隆穴：位于人体的小腿前外侧，外踝尖上8寸（示指、中指、无名指合并在一起为2寸），距胫骨前缘二横指（中指），被称为"化痰要穴"。艾灸此穴可以温化痰湿，预防湿邪的产生。

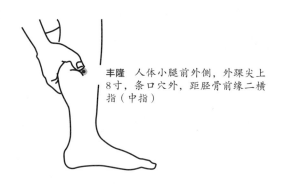

丰隆 人体小腿前外侧，外踝尖上8寸，条口穴外，距胫骨前缘二横指（中指）

（3）关元穴：位于肚脐下四横指，它为先天之气海，是养生吐纳吸气凝神的地方。古人称为人身元阴元阳交汇之处，老子称之为"玄之又玄，众妙之门"。艾灸此穴可以培元固本、补益下焦，提高机体免疫力，临床常用来治疗泌尿生殖系统疾患。

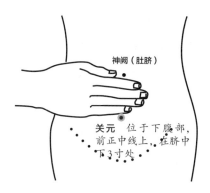

神阙（肚脐）

关元 位于下腹部，前正中线上，在脐中下3寸处

（五）隔断消除感染源

尖锐湿疣的传播途径主要通过性接触传播，同时有研究表明HPV亦可通过感染者及其性伴侣的手传播，因此勤洗手和安全套的正确使用尤为重要。此外，接触感染者的衣物、生活用品等也有可能感染本病，但是加热可以破坏HPV，因此高温消毒物品亦可消除感染源。

二、既病防变，治疗截断尖锐湿疣

中医"治未病"的思想包含了"未病先防"和"既病防变"两个方面的内容。前面我们介绍了尖锐湿疣的预防，那么如果已经患有尖锐湿疣，中医如何治疗呢？接下来我们就介绍一些中医治疗截断尖锐湿疣的有效方法。

（一）口服药物治疗

（1）萆薢渗湿汤[5]加减：萆薢10 g，苍术10 g，黄柏10 g，生薏苡仁30 g，土茯苓30 g，丹皮10 g，通草10 g，泽泻10 g，马齿苋30 g。每日1剂，水煎服。本方具有清利湿热解毒的功效，适用于皮损潮湿红润，或有包皮过长，或有白带过多，或有肛周其他皮肤病，常伴口苦、口黏、口渴不喜饮，大便黏滞不畅、小便黄，舌苔黄腻、脉弦数者。

（2）取疣方[6]：马齿苋60 g，败酱草15 g，紫草15 g，木贼15 g，生薏苡仁30 g，香附10 g，煅龙牡各30 g。每日1剂，水煎服。本方具有清热解毒的功效，适用于疣体增大迅速，或合并梅毒、淋病等性病有明确的不洁性交史，自觉轻痛或瘙痒或无自觉症状，舌脉亦正常者。

（3）益气除湿解毒汤[7]：生黄芪10 g，马齿苋30 g，龙胆草10 g，木贼草10 g，猪苓10 g，莪术10 g。每日1剂，内服2次，每次100 ml。本方具有益气除湿解毒的功效，适用于乏力、阴部潮湿、疣体增长快、口苦，或伴有易出汗、腹胀、心慌、尿频、大便黏滞不爽、小便淋漓不尽、记忆力下降、口臭等症状，舌苔黄腻、舌体胖大有齿痕者。

（4）皂甲汤[8]：皂针15 g，白藓皮15 g，土茯苓15 g，红楼15 g，金钱草15 g，白花蛇舌草15 g，鱼腥草15 g，败将草15 g，地骨皮15 g，甲珠12 g，苍术12 g，黄芩12 g。水煎服，每日1剂，每日2次。

本方具有除湿解毒、散结破瘀的功效，适用于会阴部多发冠状突起，表面糜烂、渗流污浊液体、有恶臭味者。

（二）外用药物治疗

由于尖锐湿疣生长在皮肤黏膜表面，用外治法可以直接作用于患处，有利于药物的吸收。因此，这里主要介绍一些简便易行的外治方法。

❶ 熏洗

中药外用熏洗法是通过药物直接作用于局部而起作用，因此患处与药液接触一定时间后，可改善局部血液循环及组织渗透性，促进药物的吸收，改善局部免疫反应。

（1）消疣洗剂[9]：白鲜皮30 g，蛇床子30 g，大青叶30 g，马齿苋30 g，土茯苓30 g，三棱30 g，莪术30 g，枯矾40 g，苦参40 g，鸦胆子20 g。水煎后先熏10分钟，之后坐浴20分钟，每日2次。瘙痒严重者加防风、白芷；湿邪重者加五倍子；局部皮肤潮红者加蒲公英、黄柏。

（2）三白百蓝洗剂[10]：白芷10 g，苍术10 g，黄柏10 g，金银花10 g，板蓝根30 g，土茯苓30 g，百部50 g，艾叶15 g。水煎取汁趁热熏洗，待温度适中再浸泡患部30分钟，每日2次。

（3）三草洗剂[11]：鱼腥草30 g，夏枯草30 g，仙鹤草30 g，苦参20 g，蛇床子20 g，白鲜皮20 g，仙灵脾20 g，土茯苓20 g，苍术20 g，百部18 g，荆芥18 g，防风18 g，蝉蜕18 g，半枝莲18 g。水煎取汁外用，每日1剂，每剂水煎2次：第一次水煎400 ml，坐浴熏洗；第二次浓煎100 ml，取汁用无菌纱布湿热外敷患处皮肤，每次3分钟。两次时间共20分钟。每次洗浴后用50%鸦胆子油膏外涂患处。

（4）苦参汤[12]：苦参30 g，白花蛇舌草30 g，蛇床子30 g，双花30 g，黄柏30 g，鸡冠花30 g，败酱草30 g，夏枯草30 g，荆芥12 g，防风12 g。水煎2次相合后取汁坐浴，每日2次，治疗期间禁止同房。

❷ 贴敷

（1）平疣散[13]：硼砂60 g，苍术60 g，黄柏60 g，大黄60 g，红花15 g，冰片9 g，鸦胆子30 g，青黛9 g，板蓝根30 g，大青叶30 g，香附15 g，木贼15 g。取1剂，制成散剂，用1 000 ml沸水冲开，待凉后坐浴。每日1剂，每日3次，每次30分钟。

（2）苦参、川椒、薏苡仁、露蜂房、莪术、板蓝根、白矾各125 g[14]，煎浓液涂局部，每日3次。

（3）消疣灵[15]：外阴用碘附消毒后，将消疣灵涂在患处，涂药面积超过患处，隔日1次。

（4）鲜无花果的汁[12]：取鲜无花果颈部的乳白色汁液涂擦疣体及基底部，注意不要触及周围的正常皮肤，每日1次。

（5）青黛散[6]：清洗会阴部后，将青黛散扑在疣体上，保持干燥清洁，每日1次。

（6）复方鸦胆子制剂（商品名：派特灵）[16]：清洗会阴部后擦干，用干净的棉签蘸取复方鸦胆子制剂反复涂抹疣体2分钟，每日1次。

三、治病防损，养护阻断尖锐湿疣

在治疗尖锐湿疣的过程中，无论是疾病本身，还是平时的生活习惯，都有可能损伤机体。有研究表明，部分尖锐湿疣患者会伴有焦虑抑郁情绪。因此，对于尖锐湿疣的患者而言，治疗与调养同样重要。

（1）生活起居：起居应有规律，不要过度劳累，避免长时间暴露在空调房中，以免损伤正气。饭后宜缓行百步，不宜食后即睡。作息应有规律，应劳逸结合，保持充足的睡眠时间。

（2）情志调摄：保持乐观、开朗的情绪，积极进取，节制偏激的情绪，及时消除生活中不利事件对情绪的负面影响。多参加有益的社会活动，多与别人交谈、沟通。以积极进取的态度面对生活。

（3）洁身自好：首先，治疗期间禁止性生活；其次，痊愈后，避免多个性伴侣，且性生活时要使用安全套，避免再次感染；此外，一旦感染，一定要夫妻同治；最后，要注重个人卫生，勤洗手、勤洗澡、贴身衣物勤换洗。

四、病愈防复，促进康复

临床中治疗尖锐湿疣的方法有很多，如激光、冷冻、聚焦超声、微波、干扰素、熏洗、坐浴等，但是该病的最大特征是容易复发，复发率高达30%，这严重损害了患者的身心健康。中医药在预防尖锐湿疣的复发方面具有巨大的优势，因此这里介绍一些临床效果显著的预防本病复发的方法。

（1）托里消毒散[17]：党参10 g，黄芪10 g，白术10 g，茯苓10 g，白芍10 g，当归10 g，川芎10 g，金银花10 g，白芷5 g，甘草5 g，桔梗5 g，皂刺5 g。祛除疣体后用本方水煎服，每日1剂，煎煮250 ml分2次口服，连续使用2个月。

（2）黄芪甘草颗粒[18]：微波治疗后口服黄芪甘草颗粒，每日3次，每次1包，连续使用30天。

（3）木香汤[19]：木贼30 g，香附30 g，板蓝根30 g，山豆根30 g。在激光治疗后可用本方煎浓汤，每日1剂，熏洗2次，每次熏洗20分钟，连续使用2周。

（4）黄芪20 g，大黄60 g，苍术60 g，黄柏60 g，木贼15 g，香附15 g，红花15 g，大青叶30 g，板蓝根30 g，鸦胆子30 g，青黛9 g，冰片9 g。[20]高频电刀切除疣体后，用上方水煎30分钟，取汁先熏后洗，每日2次，连续21天。

（5）康复新液[21]：激光治疗后用康复新液湿敷创面，每日2次，每次20分钟，连续8周。康复新液为美洲大蠊干燥虫体的乙醇提取物制成的溶液，有活血散瘀、解毒消疳、利尿消肿的功效，可以促进血管增生，改善局部微循环，消除炎性水肿，促进纤维组织和上皮细胞的再生，加速机体病损组织修复，通过直接吞噬作用来对抗病原物质。

（6）艾灸[22]：激光治疗后，用2%新洁尔灭消毒伤口后，用艾灸创面，每次8分钟，每日2次，共30次。

（7）调摄情志：由于尖锐湿疣为性病，多数患者担心他人知道后会受到歧视，往往会出现焦虑抑郁的情绪。对于这部分患者，应该及时消除不良情绪，保持心情愉快，防止郁闷不乐而致气机不畅。可通过听一些抒情柔缓的音乐来调节情绪。

（8）健身功法：中医认为"正气存内，邪不可干"，意思是说如果人体正气充足，邪气就没有办法侵袭人体，就不会生病。因此，除了服用上述药物和调畅情志外，锻炼身体、提高人体的正气同样重要。中医有很多强身健体的功法，八段锦就是其中的一种。八段锦起源于宋代，至今已有八百多年的历史了。古人把这套动作比喻为"锦"，意思是说五颜六色，美而华贵！八段锦通过八组动作，不仅可以放松全身90%以上的肌肉，还可以调理五脏和六腑的气机，最终达到强身健体的目的。

总之，在尖锐湿疣的防治中，要特别注意"洁身自好"！首先要未病先防，注意个人防护，隔断传染源。一旦患上尖锐湿疣，要积极治疗且夫妻同治，治疗期间避免性生活，贴身衣物要勤换勤洗。尖锐湿疣治疗过程中，也要治病防损，保证充足的睡眠，饮食清淡，调畅情志，不可有报复社会的心理和行为。尖锐湿疣治愈后，更要瘥后防复，加强康复调理，注意情绪的调整、使用安全套等防护措施，注重个人卫生，避免疾病复发。

（戴　宁）

参考文献

［1］ Zheng H, Ding M. *The precision prevention and therapy of HPV-related cervical cancer: new concepts and clinical implications*［J］. Cancer medicine, 2018, 7（10）.

［2］ 薛凤霞，刘宏图，刘朝晖.女性下生殖道人乳头瘤病毒感染诊治专家共识［J］.中国实用妇科与产科杂志，2015，31（10）：894-897.

［3］ Brianti P, Flammineis E D, Mercuri S R. *Review of HPV-related diseases and cancers*［J］. New Microbiologica, 2017，40（2）：80.

［4］ 王琦.体质类型与生活调理［J］.现代养生，2009（9）：25-29.

［5］ 庞卫阳.局部激光联合中药内服治疗复发性尖锐湿疣18例［J］.江苏中医药，2011，43（04）：43.

［6］ 高淑芳.中医对尖锐湿疣的诊断及治疗［J］.内蒙古中医药，2013，32（33）：46-47.

［7］ 李元文，都金辉，张丰川.益气除湿解毒汤治疗复发性尖锐湿疣疗效观察［J］.中国临床医生，2003（10）：60-61.

［8］ 贝熙章.自拟皂甲汤治疗尖锐湿疣200例［J］.陕西中医，2001（09）：532.

［9］ 朱峰.消疣洗剂治疗肛周尖锐湿疣49例［J］.实用中医药杂志，2001（11）：30.

［10］ 闵大炳.三白百兰洗剂治疗尖锐湿疣28例［J］.四川中医，1995（05）：45.

［11］ 李西云.三草洗剂治疗幼女尖锐湿疣［J］.中医外治杂志，2001（05）：31.

［12］ 朱丽君，郭述泰.无花果合苦参汤治疗尖锐湿疣21例［J］.中医外治杂志，2001（04）：53.

［13］ 张宇翔，王东.东岳方"平疣散"外治治疗肛周尖锐湿疣的临床体会［J］.光明中医，2015，30（11）：2287-2288.

［14］ 陆原，卢传坚，李鸣九，等.尖锐湿疣的中药治疗概况［J］.山西中医，1999（02）：50-52.

［15］ 江希萍.消疣灵治疗女性外阴尖锐湿疣30例［J］.中医杂志，1996（09）：533.

［16］ 朱才勇，孙爱娟，甄英.复方鸦胆子制剂治疗尿道口尖锐湿疣72例的体会［J］.皮肤病与性病，2019，41（06）：812-813.

［17］ 宫少波，杜锡贤.托里消毒散及其汤剂预防尖锐湿疣复发的疗效对比观察

［J］.实用中西医结合临床，2007（05）：29-30.

［18］ 陈其华，阳涛，杨赛，等.黄芪甘草颗粒剂抗尖锐湿疣（CA）复发临床观察［J］.中国艾滋病性病，2009，15（05）：537.

［19］ 徐楠，胡小利，覃兆伟，等.尖锐湿疣复发的防治进展［J］.医学综述，2013，19（09）：1604-1606.

［20］ 李宾玲，张晶晶，任凤兰.中医药治疗尖锐湿疣的研究进展［J］.河南中医学院学报，2006（03）：86-88.

［21］ 刘科峰，轩俊丽，臧馥兰.康复新液外用预防尖锐湿疣术后复发的疗效观察［J］.四川医学，2013，34（09）：1444-1445.

［22］ 莫丹.中医艾灸联合激光治疗肛周尖锐湿疣的持续有效率观察［G］.兰州：2015.

［第二十五讲］

艾滋病的中医药防治与康复

艾滋病是获得性免疫缺陷综合征（acquired immunodeficiency syndrome, AIDS）的中文简称，由感染人类免疫缺陷病毒（human immunodeficiency virus, HIV）引起，临床主要表现为免疫系统损伤和机会性感染。该病毒侵袭人体免疫系统——破坏人体对感染的自然防御，从而导致免疫系统功能逐渐低下，最终功能衰竭。艾滋病是HIV病毒破坏机体免疫功能后出现的一系列病理综合征，其临床表现多样化，主要为多病原体的复合感染，95%以上的患者最终将死于各种机会性感染或肿瘤。一个人感染上HIV后，潜伏期短者数月，长者十余年，一般为5—6年。在潜伏期内，感染有HIV的人，可以无任何临床症状，活动如常，称为艾滋病病毒感染者或携带者。HIV主要存在于传染源的体液中，传播途径主要有三种：经性接触（包括不安全的同性、异性和双性性接触）；经血液及血制品（包括共用针具静脉注射毒品、不安全规范的介入性医疗操作、文身等）；经母婴传播（包括宫内感染、分娩时和哺乳传播）。[1]目前还没有能够治愈艾滋病的药物，现代医学主要治疗方法是采用多种抗病毒药物联合治疗的HARRT疗法，能在某种程度上缓解艾滋病患者的症状和延长患者的生命。

中医历代文献中没有艾滋病病名记载，根据艾滋病的发病过程和特征，艾滋病应属于中医的"疫病""瘟疫""伏气温病""虚劳"等范畴。从病机上看，本病属于本虚标实之证，本为正气虚弱，标为毒邪内侵。正虚则易为邪气所感，毒邪从外而入伏于血络，内伏营分，而成本病发病之源。"毒虚致百病"可见多脏染病、症见多端的复杂病位及症状，"虚"为其病因病机之实质，"毒"为其直接致病因素。总的来说，艾滋病的发病就是正虚与邪实互为因果而形成的恶性循环。疫毒传染、邪毒内伏体内，气血阴阳虚衰、脏腑虚损而百病丛生，乃是目前中医学对艾滋病共有的认识。

一、未病先防，防护隔断艾滋病

（一）隔断消除感染源

艾滋病病毒的传播途径非常明确，通过血液传播、性传播和母婴传播；其次，艾滋病病毒在体外环境下很脆弱，很容易被杀死，因此艾滋病病毒不通过空气、食物、水等一般日常生活接触传播。另外，艾滋病病毒不能在蚊虫体内生存，不能通过蚊虫叮咬传播。因此，艾滋病的传播主要与人类的社会行为有关，可以通过规范人们的社会行为而被阻断，是能够预防的。切断艾滋病的传播途径，是预防和控制艾滋病的重要方式。下列日常生活接触不会感染艾滋病：

（1）食物、饮水、空气；

（2）公共场所的一般日常生活接触，如在同一个教室上课，各种公共交通工具的座位、扶手，办公室的办公用品，工厂车间的工具，以及影剧院、商场、游泳池等场所的接触；

（3）礼节性亲吻；

（4）礼节性拥抱；

（5）双方手部皮肤完好时的握手；

（6）公用马桶、浴缸；

（7）蚊虫叮咬；

（8）纸币、硬币、票证。

应采取的预防措施主要包括：

（1）洁身自好，正确使用安全套，进行安全的性行为；

（2）不以任何方式吸毒；

（3）不轻易接受输血和血制品（如必须使用，要求医院提供经艾滋病病毒检测合格的血液和血制品）；

（4）不与他人共用针头、针管、纱布、药棉等用具；

（5）不去消毒不严格的医疗机构或其他场所打针、拔牙、穿耳朵眼、文身文眉、针灸或手术；

（6）避免在日常救护时沾上受伤者的血液；

（7）不与他人共用有可能刺破皮肤的用具，如牙刷、刮脸刀和电动剃须刀。

（二）预防性用药

现代医学中，艾滋病的预防用药分为两类：暴露前预防（pre-exposure prophylaxis, PrEP）和暴露后阻断（post exposure block, PEB）。PrEP 是使用抗逆转录病毒药物治疗高危、HIV 阴性患者，以预防未来的 HIV 感染。PEB 是对可能接触 HIV 的 HIV 阴性者进行抗逆转录病毒治疗。接触可分为职业性（occupational postexposure prophylaxis, oPEP）或非职业性（nonoccupational postexposure prophylaxis, nPEP）接触，非职业性接触与性或静脉注射药物接触有关。通过暴露前预防及暴露后阻断的措施不断增加，从而降低 HIV 感染的可能性。

二、既病防变，治疗截断艾滋病

根据患者感染后的症状、体征的不同，可以将 HIV 感染的全过程分为急性期、无症状期和艾滋病期。中医药的治疗中，以扶正固本、解毒祛邪为治疗总则。艾滋病病程虽长，但在被 HIV 感染到病情发展到后期，疾病处于一个正邪抗争的动态过程，虚实夹杂。所以在治疗原则上是先去邪实而后补正虚还是通过扶正以祛其邪，把握邪正关系在中医诊治艾滋病中至关重要。初期以驱邪之力大于扶正，中期扶正祛邪并重，后期扶正为主、祛邪为辅。按照2004年1月国家中医药管理局制定的《中医药治疗艾滋病临床技术方案》，作为中医施治的参考标准。

❶ 急性期

此期治疗的原则是尽快透邪外出，消除急性感染的症状。

（1）风热型：症见身热、头痛、咽痛、微恶风、咳嗽痰黄稠、自汗出，脉浮数，舌苔薄白或兼黄。

治法：辛凉解表。

方药：银翘散加减。

组成：连翘、银花、苦桔梗、薄荷、竹叶、生甘草、荆芥穗、淡豆豉、牛蒡子。

中成药：板蓝根冲剂、VC银翘片。

（2）风寒型：症见恶风、恶寒明显，头痛剧烈，发热汗不出，周身肌肉疼痛，脉浮紧，舌苔薄白。

治法：辛温解表。

方药：荆防败毒散加减。

组成：羌活、独活、柴胡、前胡、枳壳、茯苓、荆芥、防风、桔梗、川芎、甘草。

中成药：川芎茶调散、正柴胡饮。

❷ 潜伏期（无症状期）

此期的治疗原则是尽量增强机体的免疫功能，调整全身的功能状态，使正邪处于平衡状态，尽量延缓发病时间。

（1）气血两亏型：平素体质虚弱，面色苍白，畏风寒，易感冒，声低气怯，时有自汗，舌质淡，脉虚弱或细弱。

治法：气血双补。

方药：八珍汤或归脾汤加减。

组成：当归、川芎、白芍药、熟地黄、人参、白术、茯苓、甘草、黄芪、龙眼肉、酸枣仁、远志。

中成药：人参归脾丸。

（2）肝郁气滞火旺型：平素性格内向，情感脆弱，情绪易抑郁。得知自己感染HIV后，更是焦虑恐惧，胸胁胀闷，失眠多梦，不能控制自己的情绪，甚至产生轻生念头。妇女可有月经不调，乳房少腹结块，查体可较早出现淋巴结肿大。舌苔薄白，脉弦。

治法：疏肝理气。

方药：柴胡疏肝散加减。

组成：陈皮、柴胡、川芎、香附、枳壳、芍药、甘草、当归、白术、茯苓。

中成药：丹栀逍遥丸。

（3）痰热内扰型：平素饮食不节，或嗜食辛辣厚腻，易于心烦急躁，口苦吞酸，呕恶嗳气，失眠，目眩头晕，舌苔腻而黄、脉滑数。

治法：化痰清热，理气和中。

方药：温胆汤加减。

组成：半夏、陈皮、茯苓、枳实、竹茹、甘草、生姜。

❸ 艾滋病期

此期的治疗原则是减轻患者的症状，提高生存质量，延长生命，减少死亡率。以下见主症两项、次症三项或见主症三项、次症一项者即可确定为该证型。

（1）热毒内蕴，痰热壅肺

主症：咳嗽、喘息、痰多色黄、发热、头痛。

次症：胸痛，口干口苦，皮疹或疱疹，或大热、大渴、大汗出，日晡潮热。

舌脉：舌红苔白或兼黄，脉浮数或弦数。

治法：清热解毒，宣肺化痰。

方药：清金化痰汤合麻杏石甘汤加减。

组成：半夏、杏仁、陈皮、瓜蒌仁、黄芩、枳实、茯苓、麻黄、生石膏、甘草。

中成药：羚羊清肺散、二母宁嗽丸。

艾滋病机会性感染之上呼吸道感染，肺炎（包括PCP）初、中期可参考此型论治。

（2）气阴两虚，肺肾不足

主症：低热盗汗，五心烦热，干咳少痰，痰稠黏难咳出，乏力。

次症：口干咽燥，午后或夜间发热，或骨蒸潮热，心烦少寐，颧红，尿黄，或面色白、气短心悸，头晕，咳嗽无力、咳痰困难或夹血丝，或恶风、多汗，皮肤受风后起痒疹如粟粒或成片状。

舌脉：舌质干红，少苔，脉细数。

治法：补肺益气，滋肾养阴。

方药：生脉散合百合固金汤加减。

组成：人参、麦冬、五味子、熟地、百合、甘草、生地、贝母、白芍、元参、桔梗。

中成药：生脉饮口服液或胶囊、养阴清肺丸。

艾滋病呼吸系统机会性感染（包括PCP）之后期可参考此型论治。

（3）气虚血瘀，邪毒壅滞

主症：乏力气短，躯干或四肢有固定痛处或肿块，甚至肌肤甲错，面色萎黄或黯黑。

次症：口干不欲饮，午后或夜间发热，或自感身体某局部发热，或热势时高时低，遇劳而复发或加重，自汗，易感冒，食少便溏，或肢体麻木甚至偏瘫，或脱发。

舌脉：舌质紫暗或有瘀点、瘀斑，脉涩。

治法：益气活血，化瘀解毒。

方药：补中益气汤合血府逐瘀汤加减。

组成：黄芪、桃仁、红花、当归、生地黄、川芎、赤芍、牛膝、桔梗、枳壳、甘草、人参、橘皮、升麻、柴胡、白术。

中成药：血府逐瘀口服液或胶囊、补中益气丸。

艾滋病见周围神经炎、带状疱疹后遗症、脂溢性皮炎等可参考此型论治。

（4）肝经风火，湿毒蕴结

主症：疱疹、口疮不易愈合。

次症：皮肤瘙痒或糜烂、溃疡；或小水疱疼痛、灼热，或发于面部躯干，或发于口角、二阴；口苦，心烦易怒。

舌脉：苔腻质红，脉滑数。

治法：清肝泻火，利湿解毒。

方药：龙胆泻肝汤加减。

组成：龙胆草、黄芩、栀子、泽泻、车前子、当归、生地黄、柴胡、生甘草、白鲜皮、地肤子。

中成药：龙胆泻肝丸、皮肤病血毒丸或防风通圣丸，冰硼散、锡类散、湿毒膏外涂患处。

艾滋病见带状疱疹、单纯性疱疹、脓疱疮、脂溢性皮炎、药疹等可参考此型论治。

（5）气郁痰阻，瘀血内停

主症：瘰疬肿块，抑郁寡欢，病情常随情绪而变化，善太息，按之不痛或轻痛，胸胁胀满。

次症：梅核气，或大便不爽，妇女可见月经不畅或痛经或兼血块。

舌脉：舌淡红、苔薄白，脉弦。

治法：利气化痰，解毒散结。

方药：消瘰丸合逍遥丸加减。

组成：海藻、昆布、牡蛎、玄参、半夏、陈皮、连翘、贝母、川芎、茯苓、桔梗、当归、柴胡、白术、芍药。

中成药：内消瘰疬丸、牛黄解毒片。

艾滋病出现的卡波西肉瘤，或淋巴瘤紫色丘疹和结节，或颈部淋巴结核等可参考此型论治。

（6）脾肾亏虚，湿邪阻滞

主症：腹泻便溏，脘闷食少。

次症：大便如稀水，间歇发作，或持续不断而迁延难愈；或泄泻清稀，甚则如水，腹痛肠鸣，恶寒发热，泻下急迫；或腹痛，大便不爽，粪色黄而臭，肛门灼热，烦热口渴，小便短黄；或泻下粪臭如败卵，得泻而痛减，伴不消化之物，脘腹痞满，嗳腐酸臭；或大便时溏时泻，时发时止，日久不愈，水谷不化，稍进油腻等难消之物或凉食则发，食少腹胀，面色萎黄；或五更泄泻，甚则滑泄不禁，迁延反复，形寒肢冷，腰膝酸软，腹痛绵绵，下腹坠胀，脱肛；或恶心、呕吐、食欲不振，腹痛腹胀，泄泻频多，经久不愈；或伴腰酸腿软，消瘦痿弱，毛发疏落，耳聋耳鸣。

舌脉：舌淡苔白或黄腻或厚腻秽浊，脉沉细或滑数或濡缓。

治法：和胃健脾，利湿止泻。

方药：参苓白术散加减。

组成：党参、白术、茯苓、桔梗、砂仁、白扁豆、山药、薏苡仁、黄连。

中成药：参苓白术丸、葛根芩连微丸、四神丸。

艾滋病以消化道为主的各种慢性疾病可参考此型论治。

（7）元气虚衰，肾阴亏涸

主症：消瘦脱形，乏力身摇，水谷难入。

次症：四肢厥逆，神志似清似迷，冷汗淋漓，或喘脱息高；耳鸣重听，齿摇发脱，排尿困难，鸡鸣泄泻，下利清谷或洞泄不止；或口腔舌面布满腐糜；或面色苍白，疲惫腰酸，两耳不聪，小便频数，夜尿增多，甚至失禁；女子月经不行，带下清稀或子宫脱垂；口干咽燥，声音嘶哑。

舌脉：舌苔灰或黑或舌光剥无苔，脉沉弱或虚大无力或脉微欲绝。

治法：大补元气，滋阴补肾。

方药：补天大造丸加减。

组成：人参、白术、当归、熟地黄、山药、泽泻、茯苓、枸杞、山茱萸、紫河车、菟丝子、鹿胶、龟胶。

中成药：参麦注射液合六味地黄丸或左归丸。

艾滋病晚期恶病质可参考此型酌情治疗。

三、治病防损，养护阻断艾滋病

（一）心理干预

艾滋病患者不但承受着身体病患的痛苦，大都还要面临来自社会及家庭歧视的巨大精神压力，往往伴随有恐惧、焦虑、自卑、敏感多疑等心理特征，因此首先心理调适尤为重要。患者或亲友应帮助进行心理调节，使心境平和，才能气血调畅、肝气舒达、脾胃健运，患者紧张、焦虑的情绪得以缓解，战胜疾病的信心也得以增强，在疾病治疗方面能达到事半功倍的效果。对于重症患者必要时可寻求专业心理疏导，缓解压力和恐惧。

（二）饮食适宜

首先食量要因人、因病制宜，过多则易消化不良，损伤脾胃；过少则摄入不足，营养匮乏。艾滋病患者应少食多餐。饮食冷热要适当，由于艾滋病患者脾胃一般较弱，中医认为属脾胃虚寒者较多，所以大多数病例应给予温食热饮；此外，病情较重者应选易消化之食品及流质半流质，多吃易消化之蒸煮类食品如：蒸鸡蛋、面条之类。

四、病愈防复，促进康复

艾滋病患者由于免疫功能下降，常出现抵抗力不足、厌食、疲乏、腹泻、发热等多种症状，精神上则表现为绝望和恐惧等。这些症状严重干扰了患者的正常生活，使其生存质量下降。在阶段性药物治疗之后，要结合一些康复手段，方能更好地改善患者生存质量。

❶ 运动康复

有关运动对免疫功能影响的试验研究表明，适量运动训练能增强免疫功能，而大强度的运动训练抑制免疫功能。有氧运动可以通过抑制交感神经兴奋性，调节应激激素和神经递质的分泌，从而提高机体的免疫力。适当的体育锻炼可以使免疫细胞数量增加。[2]运动对艾滋病病毒感染者的影响途径为心理和免疫效应，艾滋病病毒感染者经运动训练后，机体功能紊乱减少，症状减轻，CD4＋细胞增加，免疫功能得到提高，精神状态和生存质量得到改善。规律的有氧运动可有效地促进IgA的免疫保护。[3]因此，可依据个体情况，给患者制定个人运动处方（包括运动形式、运动时间、运动强度）进行康复运动。像八段锦、太极拳等，都是适合的运动方式，需要持之以恒，但不要过劳。

❷ 心理康复

研究表明，心理护理干预能够对艾滋病患者免疫功能恢复起到有效促进作用。正性情绪可增加机体免疫力，反之则削弱机体免疫力。

如果心理障碍不加以克服，则患者始终处于一种低沉、消极的心理状态，以致加速病情的发展。[4]患者除了寻求专业心理疏导以外，还可以采用正念冥想训练等方法。

正念冥想是一组以正念技术为核心的冥想练习方法，主要包括禅修、内观、正念减压疗法和正念认知疗法。近年来正念冥想训练作为一种心理干预方法逐渐被应用于临床。关于正念冥想训练技术在艾滋病患者的应用报道还不多见，但有一些研究显示，正念冥想有助于治疗慢性疼痛、焦虑、抑郁症复发、失眠症、癌症等心身疾病，对健康人群的不良情绪也有很好的调节作用。[5]具体方法如下[6]:（1）选择坐姿，放松身体（5分钟）。关闭所有移动设备，保持安静，找到一个最放松且稳定的姿势，可以双膝交叠，脚心向上或盘腿坐，可以坐在地上，也可以选择坐在枕头或坐垫上，闭上眼睛。注意保持脊柱挺直，头与脊柱保持一致，以一种放松的方式完成，不能过于僵硬。（2）将注意力集中在呼吸上（10分钟），深吸气进入腹部，再缓慢呼气，吸气时感觉吸气，呼气时感觉呼气。（3）身体扫描（10分钟），一边呼吸一边转移注意力到身体上，找出身体稍微感觉紧张、不适之处，观察它、接受它，一边呼吸一边感受这种感觉，然后缓慢将注意力从那个部位移开。（4）注意力重新回到呼吸上（5分钟），用呼吸放松整个身体，从头到脚，每次呼吸更加平静、更加深入，自然放松，呼气时缓慢睁开双眼。此方法开始时可在专业心理咨询师指导下进行，熟悉后可自我练习。

❸ 外治康复

外治疗法辅助治疗艾滋病的报道近年来日渐增多，艾灸、耳穴贴压、沐足疗法等，安全有效，作为辅助性的艾滋病治疗及康复手段具有一定的价值。

艾灸具有散寒通络、回阳固脱、消瘀散结等功效，对于艾滋病患者的虚损具有一定的补益作用，可以提高机体免疫力，尤其在针对艾滋病相关腹泻方面有较好的效果，在此方面已有研究显示疗效显著。[7]可选用主穴神阙、关元、双侧足三里，给予温和炙，艾条点燃后距穴位皮肤4～5 cm，以微热不痛为度，时间约20分钟，以皮肤潮红为度。每日炙治1次，10天为一疗程。

耳穴按压是通过对耳郭上穴位进行刺激从而防治疾病的一种疗法，其临床治疗范围广泛，操作方便，已应用于艾滋病的防治。如针对艾滋病患者由于心理压力比较大，存在睡眠障碍的现象较多，可采用耳穴王不留行籽按压皮质下、胃、肝、心等穴位配合心理干预。

综上，面对艾滋病的蔓延，中医药可以充分发挥其优势，与现代医学一起，投入到人类与艾滋病的抗争中。近年来，中医药治疗艾滋病的文献研究、临床研究、实验研究都表明中医药在治疗艾滋病机会性感染、改善患者生活质量、提高机体免疫功能、减轻和缓解化学药物治疗的毒副作用等方面有着独特的优势。在采用HARRT疗法的同时，使用中医中药的方法，能提高患者机体免疫力，降低病死率和HIV相关疾病的发病率，改善患者生活质量。

（关　静）

参考文献

[1] 中华医学会感染病学分会艾滋病丙型肝炎学组.中国艾滋病诊疗指南（2018版）[J].新发传染病电子杂志，2019，4（2）：65-84.

[2] 王雪芹，郝选明.运动与免疫研究进展[J].中国运动医学杂志，2012，31（12）：1127-1133.

[3] Martins R A, Cunha M R, Neves A P, et al. *Effectsofaerobic conditioning on salivary IgA and plasma IgA, IgG and IgM in older men and women* [J]. Int J Sports Med, 2009, 30（12）：906-912.

[4] 杜廷海，靳华，李长波，等.论艾滋病康复单元建设[J].中医学报，2014，11（11）：1551-1552.

［5］ 薛红莲，郝毅.心理干预对宫颈癌患者负性情绪及生活质量的影响［J］.实用临床医药杂志，2016，20（20）：198-199.

［6］ 杨雪岭，张冉，周永安.正念冥想训练对门诊癌症患者负性情绪的影响［J］.中华行为医学与脑科学杂志，2011，20（2）：154-155.

［7］ 许前磊，许向前，李青雅，等.艾滋病相关腹泻中医药诊疗方案的制定［J］.中国全科医学，2015，18（20）：2378-2380.